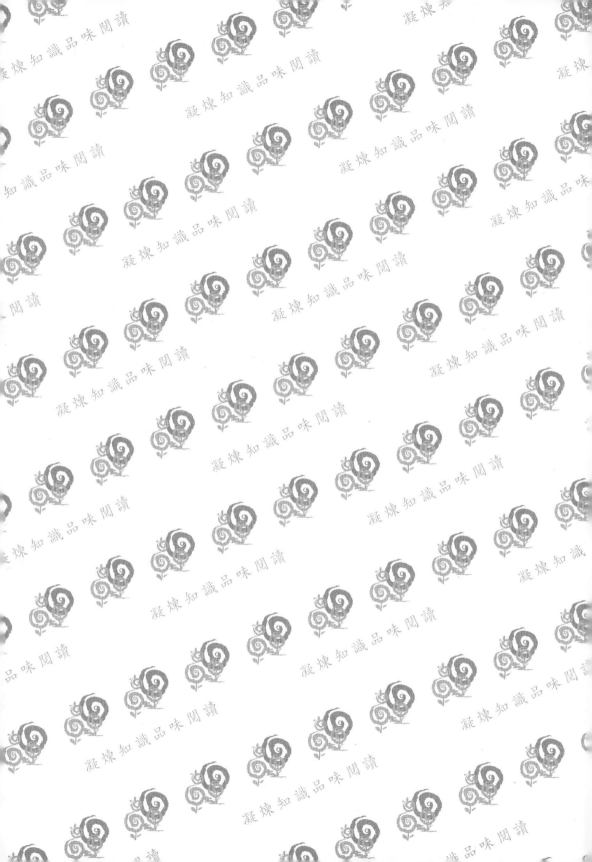

圖解

五南圖書出版公司 印行

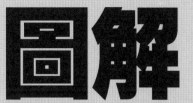

藥事行政與法規

第二版

閱讀文字

理解內容

觀看圖表

圖解讓

藥事法規

更簡單

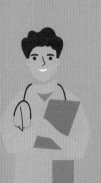
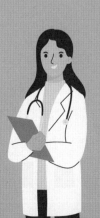
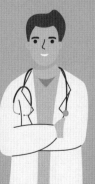
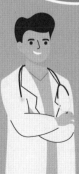
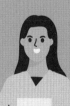

序

序

　　藥事行政與法規主要探討藥物在管理、經濟與社會科學角度的相關問題，及其適用的法律，對公共政策、藥事執業及藥學發展，有非常重要的影響力。藥事行政與法規是一個跨領域的學科，舉凡藥物製造、藥師服務、健保制度、公共衛生政策、藥品市場等，皆是藥事人員必須熟知的範疇。

　　這個學科不僅是藥師資格考試的重要考科，也是藥事人員執業的重要規範，可惜藥學生一方面對於法律的常識不足，另一方面對法律條文常會有莫名的恐懼，而忽略這個學科。本書將藥事行政與法規拆解成一百多個小單元，藉由插圖與附表，加深學習印象與學習樂趣，適合藥學、醫學、生物科技等相關科系學生閱讀。

　　本書系統介紹藥事相關行政與法規的基本內容，全書依「專門職業及技術人員高等考試藥師考試命題大綱」編寫，共分衛生行政管理法規體系、藥師業務及執業管理、藥局藥商藥物業務及管理、管制藥品管理及藥物濫用防治、化粧品衛生管理、藥害救濟與罕見疾病防治、全民健康保險等七大部分，內容亦依命題大綱細分 23 章，共計 133 小節。主要內容包括藥政管理、藥品調劑、藥事照護、優良製造規範、藥物查驗登記、臨床試驗、不法藥物、醫藥分工、藥物安全監視、支付制度等。

序

CONTENTS 目錄

五、化粧品衛生管理、查驗登記及廣告管理

第16章　化粧品衛生管理

第17章　化粧品查驗登記及廣告管理

六、藥害救濟與罕見疾病防治

第18章　藥害救濟

第19章　罕見疾病防治

七、全民健康保險與藥事作業

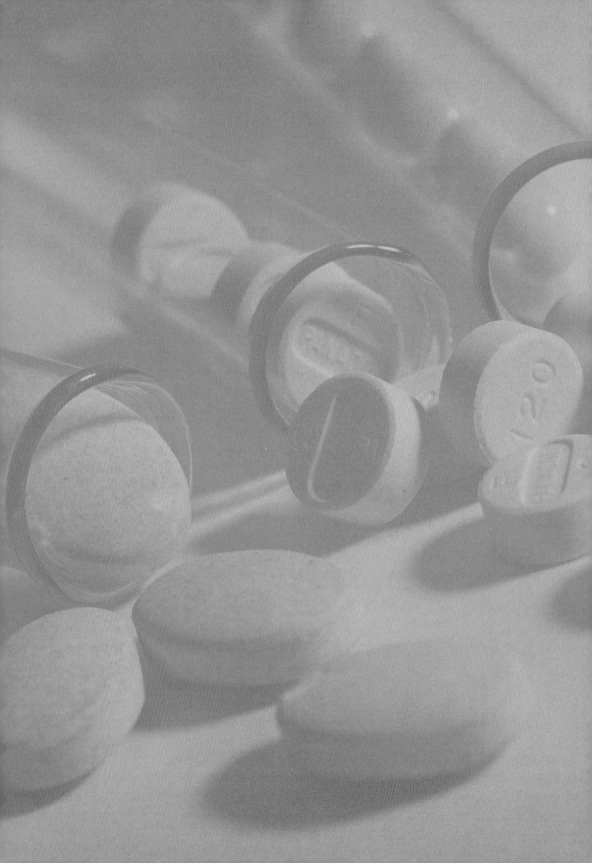

一、

衛生行政管理法規
體系概要

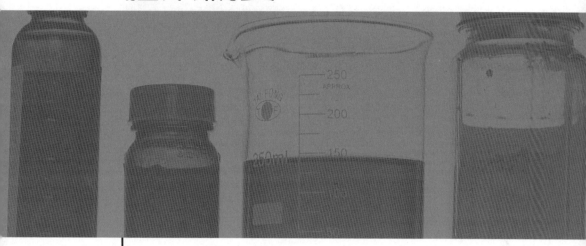

1-1 基本法律概念

　　法律是社會的規範，用意在透過公權力來維持社會秩序。社會若缺乏秩序，則人類生活便無以發展，所以，秩序乃法律之首要目的。人類社會生活日趨複雜，基於人類社會生活需要，各種法律因應而生，並各具其特殊目的與內容。

　　法律有廣義與狹義之分，廣義之法律係指制定法與非制定法，狹義之法律指制定法。制定法有《憲法》、法律、命令；非制定法有判例、學說、法理、習慣、解釋。

　　法律通常必須經過立法程序制定出來，公告周知後，才能有效施行，在我國，要由立法院通過，再經總統公布，才能成為有效施行的法律。

　　法律由掌握立法公權力（國會）的機關通過，並交由掌握行政公權力（如警察局、衛生局）的機關執行，或藉由掌握司法公權力（如法院）的機關仲裁，並以強制執行為手段，保障民眾合法權益。

　　法律是利用文字表達出立法者希望人民做或不做的行為，所以法律包含了人民應做或不應做的行為以及相對應的後果兩部分，也就是說典型的法律規範，原則上包含兩個組成部分，分別是法律要件以及法律效果。

　　每一種法律都有其社會目的，但除了這種個別目的之外，尚有一種廣泛為法律整體所追求之目的，即實現正義。所謂「正義」，旨在根據法律事實，對相同的法律事件，做相同的處置；對不同的法律事件，做不同的處置，以達公平原則。

　　所謂「事實」，即指確有其事，其事可發生於過去、現在或未來（預謀行為）。一旦法律與事實相結合，必形成相互間的關係。此種關係稱為「法律關係」；此種事實，稱為「法律事實」；換言之，法律事實就是發生法律關係的原因，二者結合所發生的結果，稱為「法律效力」。法律效力，就民事而言，即權利義務的發生、變更或消滅；就刑事而言，即為罪刑的構成；就廣義的行政而言，即發生各有關法律所規定的效力。

　　通常法律事實肇因於法律主體（自然人或法人）的行為（包括作為或不作為），與其他的法律個體（可能是法律主體或法律客體）產生「法律關係」，進而延伸出法律效力。

　　法律的制裁是國家對於違反法律規定者所給予的懲罰，是法律效力的具體表現，依據法律之不同，法律制裁可分為刑事制裁、民事制裁、行政制裁以及國際制裁等四種。

　　行政制裁是指國家對於違反行政法規或行政處分所給予的制裁。此種制裁所依據的法律為「行政法」，所以又稱為「行政法上的制裁」。由於制裁的對象不同，又可分為對公務人員的制裁、對行政機關的制裁，以及對一般人民的制裁。

典型的法律條文結構：法律要件＋法律效果

法律	《刑法》第271條第1項	《大眾捷運法》第49條第1項
法律要件 ＋ 法律效果	殺人	旅客無票或持用失效車票乘車
	死刑、無期徒刑或十年以上有期徒刑	除補繳票價外，並支付票價五十倍之違約金

法律應具備的條件

條件	說明
法律必須具備明確性	法律必須規範明確，法治國家為了保障人民（被統治者）權利，而必須藉由「法」明確的規定政府（統治者）的權限，俾使人民有可能預測國家行為的發展。
法律必須具備安定性	法律不得輕易變更，此乃民主國家之法律不外保障人民的權利與規範政府體制，使政府（統治者）在法律的規範下行動，而不致流於專制。為使法律對統治者的行為產生規範作用，法律應當具備安定性，讓統治者不能輕易變更，俾使統治者與被統治者皆能習於法律規範，進而養成遵循法律的精神。
法律必須具備可行性	法律必須能夠履行，此乃法律之內容如何完美無缺，如果無從落實於人類實際生活，亦屬無用。

法律之特性

普遍性	持續性	適應性
法律為人類生活的共同規範，其功能在維護人類共同生活的安寧秩序。因此在法律體系之範圍內，均一體適用而受其拘束。	法律之存在應有持續性，以便人民遵循，除非有不得已之情況，如社會需要有新的變動而法律做適當的調整，否則不可率予廢止或變更。	有法律斯有社會，法律是針對著社會而存在，所以一切的法律，必隨著社會生活的內容變化而有不同。

1-2 權利與義務

義務與權利其實是一體兩面，國家為維持生存和發展，人民必須分擔各種義務，否則國家一旦面臨危亡，人民的權利亦無法續存。憲法除了保障人民的自由權利，也規定人民對國家應盡的義務，人民如未履行義務，國家可強制履行或制裁。

（一）權利與義務關係

1. 權利本位論：在權利和義務的關係中，權利只是義務存在的根據和前提，義務應來自於權利。

2. 義務中心論：在權利與義務的關係中，義務顯得更為重要，法律要穩定秩序，就必須平均分配義務。有些學者強調，禁忌、義務的出現和發展，是人類社會有序化的標誌，嚴格的法律規則主要由義務規範構成。

3. 權利義務本位論：權利與義務都是法本質的體現，兩者同時產生、存在、相互依存、不可分割相互作用與轉化等。權利與義務密不可分，有權利就有義務，反之亦然。

民主國家的公民資格不僅僅是國籍或是國民的性質；公民的資格已成為一種職責，它帶來某些權利與責任，因此，公民資格的獲得與保障，對任何民主國家的國民而言，均成為相當重要的課題。我國人民乃指具有中華民國國籍的人民；公民則是具有中華民國國籍、年滿二十歲、且居住於臺灣地區三要件的人民。

公民之基本權利與政治權利，包括生命權、生存權、人身自由權、政治平等權與受益權等。

（二）人民的基本義務

1. 服從憲法規定的義務：義務，是指人民在法律範圍內，對於國家應盡的責任，而國家對於違法者可以採取適當的制裁。所謂的義務，是指國家對於人民在法律上所課之作為或不作為之拘束。我國人民之基本義務：納稅、服兵役、受教育。

2. 遵守法律規範的義務：屬於非明定的義務，遵守法規範之義務，乃人民之抽象義務，國家以強制力擔保基本義務之履行，政府大致係以行政執行、行政秩序罰與刑事處罰為之。

行政執行係指當人民不履行或違反其公法上義務時，由國家（政府）運用強制力使義務主體實現與履行義務之狀況。行政秩序罰乃係指針對違反較輕微行政義務行為，所科以之處罰。違反此種行政義務之行為人，稱之為行政犯。事處罰則指，對於較嚴重之違反基本義務者，施以刑事處罰之手段，當然依刑事處罰之任何規定，均應符合罪刑法定原則。

權利本位論

在法律方面	權利只是法律限制，而限制的目的是為了權利能夠得到實現。
對於義務而言	權利是目的，是處於主導地位的核心。
對於權利而言	義務是手段，是權利的引申。

公民之基本權利與政治權利

項目	說明
生命權	由出生的權利、死亡的權利、免於飢餓的權利、反對種族滅絕和集體屠殺的權利等四種權利所構成。
生存權	在人的生命與生活中之各種權利，包括人的政治、經濟、文化、教育等各方面的權利。
人身自由權	即身體自由，任何公民的人身不受非法拘禁、逮捕、搜查以及侵害的自由。
政治平等權	就憲法的意義而言，是為了取消人為的不平等，講求立足點的平等。
受益權	人民得請求國家在維持及美化個人生存方面給與必要種種利益之權利，要求國家「作為」，且受益權與集體主義相呼應。人民以積極的地位，要求國家採取某種作為，而享受利益的權利。

我國人民的四大基本權利

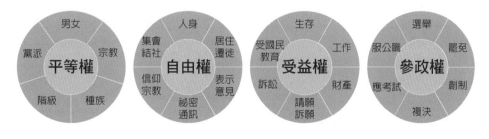

1-3 法律責任、位階、制定的程序

　　法規形成的來源或形式，包括：對法規內容的影響、構成法規內容的成分、法規制定的依據，稱為法源。成文法源（直接法源），又稱為「形式意義的法律」，指憲法、法律、條約、命令、自治規章。由立法機關（民意機關）所制定者，稱為法律，由行政機關基於法律授權或法定職權所發布者，稱為命令。

　　法律有成文法和不成文法之分。不成文法源（間接法源），又稱為「實質意義的法律」，指習慣法、判例、解釋、法理、學說、道德、外國法制。由司法院大法官會議所作成者，稱為解釋，由法院所作成者，稱為裁判。

　　廣義的成文法律：憲法、立法院通過的法律和行政機關制定的法規命令。狹義的成文法律：由立法院通過，並經總統公布的法律。就法律位階來說，依序為憲法、法律、命令。憲法位階最高，具有最高效力及優越性，法律及命令不得牴觸憲法。

（一）法的內容

　　1. 憲法：是國家根本大法，為所有法律的根據，任何法律和命令，違反法律者無效。

　　2. 法律：廣義泛指憲法、立法院通過總統公布的法律及行政機關制定的規章而言，與一般所謂的「法制」、「法規」者。狹義的法律則專指立法院通過，總統公布的法律而言。依《中央法規標準法》第2條：「法律得定名為法、律、條例或通則」。狹義的法律包含行政法、《刑法》、《刑事訴訟法》、《民法》、《民事訴訟法》、國際法等。

　　3. 命令：是指行政機關依據職權或法律，或上級機關的委任，所發布的規章而言。依《中央法規標準法》第3條之規定：「各機關發布之命令，得依其性質稱規程、規則、細則、法、綱要、標準或準則。」其效力均相同。

（二）法律的位階（水平的面向）

1. 特別法優於普通法

　　「普通法」是對於一般的人、地、事加以規範的法令。「特別法」：是針對特定的人、地、事制定的法令。

　　普通法與特別法並存時，應優先適用特別法；普通法與特別法的區分，乃是依照法律效力所及的範圍為標準而作的分類；兩法律之間，雖有普通法與特別法的關係，但如特別法的規定有所不足時，仍應依照普通法的規定予以補充適用。

2. 後法優於前法

　　又稱為「新法優於舊法」。以兩種法律公布施行時間的先後為標準，公布施行的時間在後的，為國家以後所決定的意思，表示其已將先前的決定更改，這時適用後來公布施行的新法，而不適用先前已公布施行的舊法。

成文法（制定法）vs. 不成文法（非制定法）

區分	定義	實施國家
成文法	1.國家依一定的程序制定、公布與施行的法律。 2.具有形式的條文，通常稱為「法典」。 3.如：《憲法》、《民法》、《刑法》等。	歐陸各國、日本、臺灣 （大陸法系）
不成文法	1.未經立法程序制定，不具法典形式。 2.由司法機關認可具有法律效力，於裁判時加以援引適用。 3.如：習慣、法理、判例。	英國、美國 （英美法系）

公法 vs. 私法

分類	內容	相關法律
公法	規定權力服從關係、統治關係者	《憲法》、《刑法》、《民事訴訟法》、《刑事訴訟法》及《行政訴訟法》
私法	規定平等關係、非統治關係	《民法》

法律位階金字塔圖

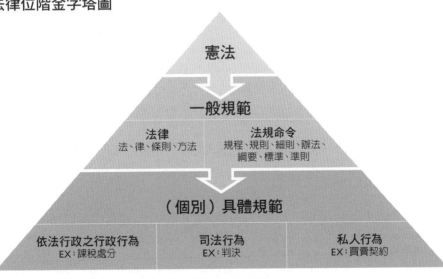

法律位階理論：純粹法學派 Kelsen 依效力高低分成這種金字塔狀

1-4 法律的類別

1. 公法與私法

公法採依法行政原則，因此，公法行為應遵守行政程序法的法定程序。私法採私法自治原則。公法案件原則上應以行政爭訟程序（針對不當的行政處分，可提起訴願及行政訴訟）或刑事訴訟程序加以救濟。私法案件，如發生權利義務方面的爭執，可提起民事訴訟。

2. 母法與子法

以法律產生的相互關係作為區分標準。一種法律根據他種法律而產生者，其所出之法為子法，所從出之法為母法。

3. 普通法與特別法

普通法：凡以概括方法規定一定之事項，適用於全國一般之人、事、時、地的法律皆屬之，例如《民法》、《刑法》。**特別法**：凡以概括方法規定一定之事項，適用於全國特定之人、事、時、地的法律皆屬之，例如《少年福利法》、《教師法》。

4. 原則法與例外法

原則法與例外法若規定於同一條文中，即所謂「但書」規定。

5. 實體法與程序法

實體法：乃針對法律的權利歸屬、義務負擔等事項加以規範的法令，例如《民法》、《刑法》等。但實體法中非必全無程序法者，例如《民法》總則第 25 條至 65 條有關法人的相關規定，即屬程序法。**程序法**：乃規定如何實現實體法規範內容的法律，如《民事訴訟法》、《刑事訴訟法》等。然程序法中並非全無如何實現實體法關係之規定，例如《票據法施行細則》第 3 條規定：「票據上之金額，以號碼代替文字記載，經使用機械辦法防止塗銷者，視同文字記載。」即屬實體法之規定。

6. 國內法與國際法

國內法：乃指規範一國之領域內，所有關於個人間、團體間或團體與個人間的法律關係。**國際法**：又稱「國際公法」，乃指一般國際社會所共同承認並遵行的法則（以「習慣」及「條約」為其主要淵源），且為規範國際社會內國家間的法律關係。

7. 強行法與任意法

強行法：即法律之規定因涉及公益或公共秩序，不容許當事人自由選擇，而必須絕對適用。**任意法**：即法律之規定，不涉及公共秩序或公共利益，故容許當事人依自己意思決定適用與否。

強行法分為以下兩種：① 強制法規，又稱「命令規定」，乃強制當事人為某種行為之規定，如人民有納稅的義務（《憲法》第 19 條）。② 禁止法規，乃禁止當事人為某種行為之法規，如公務員不得經營商業或投機事業（《公務員服務法》第 13 條第 1 項前段）。

8. 嚴格法與衡平法

嚴格法：乃指法院或其他適用法律者，對法律所規定的事項，必須嚴格硬性的適用，且無斟酌伸縮之餘地。**衡平法**：乃指法院或其他適用法律者，對法律所規定的事項，得斟酌事理以為裁判。

公法與私法的區別學說

區別學說	公法	私法
利益說	規範公共利益的法律	規範個人利益的法律
舊主體說	法律關係一方為行政主體或國家機關	法律關係的主體權全屬私人者
權力說	規範上下隸屬關係的法規	規範平等關係的法規
應用說	不許私人任意拋棄的法規	私人得自由拋棄的法規
新主體說	係公權力主體或其機關所執行的職務法規，其賦予權力或課予義務的對象僅限於公權力主體或其機關，而非任何人，如刑法限司法機關所執行審判之依據為公法	以法規對任何人皆可適用，而發生權利義務之關係者為私法，民法則為任何人皆可適用而發生之權利義務關係為私法

母法與子法的區別

區別	說明
時間有前後	母法的制定時間恒在子法之前。
效力有強弱	子法乃依據母法或附屬母法而存在，故母法失效，子法便隨同失效；但子法失效，母法未必因子法失效而受影響。
內容有繁簡	通常母法作原則性規定，子法作具體性規定。

特別法的種類

人的特別法	事的特別法	時的特別法	地的特別法
指適用於特定人的法律，如《兒童福利法》，該法所適用之兒童，指未滿十二歲之人（《兒童福利法》第2條）。	指適用於特定事項的法律，如《藥事法》第1條規定：「藥事之管理，依本法之規定」。	指適用於特定時期的法律，如《臺灣地區與大陸地區人民關係條例》僅適用於「國家統一前」（《臺灣地區與大陸地區人民關係條例》第1條）。	指適用於領域內特定地區的法律，如《臺灣省各縣市消防局組織規程準則》只適用於臺灣省，而不適用於臺灣省以外的區域。

1-5 法律的適用原則

人類創造法律的目的，是要透過法律來解決人類團體生活中的一切問題。但法律制定完成之後，不過白紙黑字，並不會自動發揮其效用（徒法不能自行），而是經由人的適用，才能讓靜態的法律起實質的作用，進而達到立法所預期的目的。

法律適用係指將抽象的法律規定，適用具體的社會現象，即對某種具體事實引用法律條文，使生某種法律效果之過程所以，對於某種具體事實，引用法律條文，以便演繹某種法律效果之過程，便是法律適用。

簡單的說，即係對個別具體之社會事實，引用抽象之法律規定，使之產生一定之法律效果，是謂法律的適用。《中央法規標準法》關於法規之適用，其相關的規定有：

1. 特別法優於普通法，前特別法優於後普通法： 依照《中央法規標準法》第 16 條：「法規對於其他法規所規定之同一事項，而為特別之規定者，應優先適用之。其他法規修正後，仍應優先適用。」

2. 法規修正後之適用或準用： 依照《中央法規標準法》第 17 條：「法規對於某一事項，規定適用或準用其他法規之規定者，其他法規修正後，適用或準用修正後之法規。」

3. 從新從輕（優）原則： 依照《中央法規標準法》第 18 條：「各機關受理人民聲請許可案件，適用法規時，除依其性質應適用行為時之法規外，如在處理程序終結以前，據以准許之法規有變更者，適用新法規。但舊法有利於當事人，而新法規未廢除或禁止所聲請之事項者，適用舊法規。」

4. 法規適用之停止或恢復： 依照《中央法規標準法》第 19 條：「法規因國家遭遇非常事故，一時不能適用，得暫停適用其一部或全部。法規停止或恢復適用之程序，準用本法有關法規廢止或制定之規定。」

確定事實之方式

一般法律條文須先透過解釋方法確定其真義，屬於法律解釋之問題，事實之確定以證據為基礎，但證據之尋求往往不易，法律乃有凡主張有利於己之事實者，應負舉證責任之規定：

1. 推定

法律的推定，是指對於某種事實之存在或不存在，因無顯明之證據，基於公益需要、簡化法律關係，而就事實存在或不存在先為之假設規定。

2. 視為（擬制）

為法律上不動的推定，是指基於公益上之需要，對於某種事實之存在或不存在，依據法的政策，而為之擬定，不容許以反證推翻，法文中會使用「視為」之字樣。

3. 法定證據

即指關於事實之確定，以法律定其證據者，稱之。

法律與事實所呈現出來的關係四種型態

型態	說明
適法行為	即法律主體之行為所表現出的事實（依法行使權利、履行義務），符合法律的規範。
放任行為	即法律主體之行為所表現出的事實，雖與法律的規範有關，惟法律認為以不予干涉為宜。
違法行為	即法律主體之行為所表現出的事實，違反法律的規範；此時，便發生法律上的制裁效力。
脫法行為	即法律主體以迂迴方式，以避免違反法律的強制規定，而達到其不法目的的行為。

法規範的結構表

	構成要件部分	法律效力部分
法例說明	規定具體生活事實被抽象化以後的內容，並成為法律效力部分的前提。	規定構成要件部分成立而產生的抽象結果。
《刑法》第272條	殺直系血親尊親屬者。	處死刑或無期徒刑。
《刑法》第184條	因故意或過失，不法侵害他人權利者。	負損害賠償責任。

行政機關適用法律的原則

原則	說明
主動適用法律原則	通常行政機關本於依法行政原則，應主動適用法律，無待人民請求，此乃不同於司法機關之被動適用法律。
自由裁量應依法律原則	通常在法律所許可的範圍內，或不牴觸法律的前提下，行政機關得就其職權所掌事項，為自由裁量處分。
層級指揮監督原則	行政機關適用法律時，須受上級機關的指揮監督。
得發布命令以適用法律原則	行政機關在適用法律時，得因時因地制宜，訂定如規程、規則、細則、辦法、綱要、標準或準則等，具有法規性質的命令，以落實法律所欲達成的目的。

1-6 行政法律的原則

行政法律的原則如下：

1. 明確性原則：基於法安定性原則，乃要求國家權力之行使，尤其是公布法規範時應力求明確。對於干涉人民權益之行為尤其必須有法律授權，且此項授權之法律必須充分明白規定授權之內容、標的、目的及範圍。行政行為亦須明確（《行政程序法》第5條）。

2. 平等原則：相同事實應予相同處理。行政行為，非有正當理由，不得為差別待遇（第6條）。

（1）禁止恣意原則：行政機關僅得基於實質觀點而為決定與行為，且行政機關之任何措施與該措施所處理之事實狀態之間，必須保持適度關係。

（2）行政自我拘束原則：行政機關於作成行政行為時，如無正當理由，應受其行政慣例之拘束，應具備下列條件：A. 有行政慣例之存在；B. 行政慣例本身必須合法；C. 必須行政機關享有決定餘地，包括行政裁量、不確定法律概念之判斷餘地、自由行政等範圍。

3. 比例原則：行政行為，應依下列原則為之：

（1）採取之方法應有助於目的之達成。

（2）有多種同樣能達成目的之方法時，應選擇對人民權益損害最少者。

（3）採取之方法所造成之損害不得與欲達成目的之利益顯失均衡（第7條）。

4. 誠實信用原則：行政行為，應以誠實信用之方法為之，並應保護人民正當合理之信賴（第8條）。

5. 信賴保護原則：禁止負擔性法律、命令或自治法規有溯及既往之效力。亦即對於過去業已終結之事實，禁止事後作成使關係人更為不利之規定（第8、117、119、120、126條）。

6. 期待可能性原則：所有國家行為（包括立法行為），對人民而言，必須有期待可能性。在具體個案中適用期待可能性原則，應就行政行為所達成之公益與關係人值得保護之利益加以衡量，並斟酌憲法的價值，予以判斷（第111條）。

7. 禁止不當結合原則：行政行為與人民之給付間無實質的內在關連者，不得互相結合。行政契約及行政處分之附款均禁止不當結合。

8. 不溯及既往原則：「程序從新、實體從舊」，例外採從新從優原則：《中央法規標準法》第18條規定，各機關受理人民聲請許可案件適用法規時，除依其性質應適用行為時之法規外，如在處理程序終結前，據以准許之法規有變更者，適用新法規。但舊法規有利於當事人而新法規未廢除或禁止所聲請之事項者適用舊法規（限於授益、給付行政）。

9. 重視公益原則：國家或其他公法人之機關所為之行為，不論以公法方式或私法方式為之，必須以達成公益為目的，而非以某種特殊利益為目的，始稱合法。

法律原則

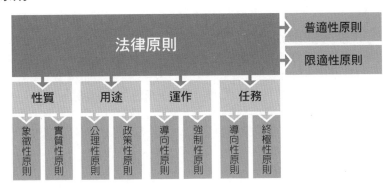

依法行政原則

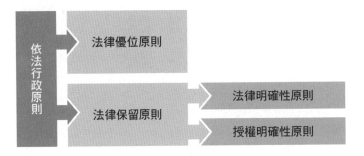

比例原則

比例原則	意義		指當公權力的行使涉及人權限制時,其所欲達成的「目的」和所採行的「手段」之間,應有適當的對應比例。
	內涵	適當性	指公權力手段應該要能達成目的,如果無法達成目的,那麼該手段就不具適當性。
		必要性	指檢視公權手段是否無可取代因而有其必要性。當確定所採用的手段確實可以達成所追求的目的時,仍須進一步檢視該手段是否對人民權利侵害最小。
		衡量性	指實行公權力所造成人民權利的損害,與欲達成之目的產生的利益,兩者之間是否相稱。

1-7 行政處分

（一）行政處分的要素

現代國家之行政，不但行政主體多元化（如國家、地方自治團體、公法人等），行政行為樣式亦多樣化與複雜化（如行政命令、行政契約、行政指導等），但是，在此種多樣之行政行為中，仍以行政處分為最典型與最重要之行為形式。

行政處分指行政機關就公法上具體事件所為之決定或其他公權力措施，而對外直接發生法律效果之單方行政行為。如符合《行政程序法》第 92 條第 1 項規定者，為行政處分。其要素如下：

1. 行政機關： 僅有行政機關得做成行政處分，如係內部單位則否。如非行政機關作成，非行政處分。

2. 處理公法事件，行使公權力： 行政機關乃在於依據公法法規，行使其各該法規所行使之公權力。

3. 行政處分係對具體事件所為： 行政處分係對於具體事件所為者。具體事件之判斷，應分為二層面。其一，事件相對人，依處分作成時為判斷，應為特定而非一般。其二，就事件被質本身言，應為具體而非抽象。如相對人不特定、事件抽象者，應為法規命令。

4. 具有對外性： 行政處分係行政機關對外部之人民所為之行政行為。故若行政機關僅對內部所為，並非行政處分，應屬內部行為。

5. 直接發生法律效果（規制性）：行政處分乃對於人民直接產生法律效果為目的而作成。更進一步言，行政處分具有「規制性」，由行政機關對人民設定法律效果。如作成時，行政機關不具有對人民發生法律效果的目的，則為事實行為。如作成時，行政機關本欲對人民產生法律效果，惟該法律效果並不具有規制性，乃係基於與人民地位而作成者，應屬公法上意思表示。

6. 單方行政行為： 行政處分係行政機關單方面對人民做成，無須以人民之同意作為成立要件。如需以人民之同意方得成立的雙方行為，應屬行政契約。

（二）行政處分之存續力：

1. 形式存續力： 對人民而言，有效行政處分經過救濟期間而未提起救濟，或已窮盡通常之救濟管道，該行政處分即確定，行政處分即生形式的確定力。

2. 實質存續力： 對行政機關而言，實質存續力非因時間經過而發生，而是於行政處分形式上確定後，就該法律關係，行政機關決定是否亦須承認該行政處分為判斷。

行政處分的要素：形式與實質意義行政機關

項目	法規	說明
形式意義行政機關	《程序法》第2條第2項規定	「本法所稱行政機關，係指代表國家、地方自治團體或其他行政主體表示意思，從事公共事務，具有單獨法定地位 之組織。」
實質意義行政機關	《程序法》第2條第3項規定	「受託行使公權力之個人或團體，於委託範圍內，視為行政機關。」 即一般所稱「受委託行使公權力。」

行政處分應記載事項

事項1	處分相對人之姓名、出生年月日、性別、身分證統一號碼、住居所或其他足資辨別之特徵；如係法人或其他設有管理人或代表人之團體，其名稱、事務所或營業所，及管理人或代表人之姓名、出生年月日、性別、身分證統一號碼、住居所。
事項2	主旨、事實、理由及其法令依據。
事項3	有附款者，附款之內容。
事項4	處分機關及其首長署名、蓋章，該機關有代理人或受任人者，須同時於其下簽名。但以自動機器作成之大量行政處分，得不經署名，以蓋章為之。
事項5	發文字號及年、月、日。
事項6	表明其為行政處分之意旨及不服行政處分之救濟方法、期間及其受理機關。

行政命令與行政處分之特徵

類別 ＼ 特徵	內容	相對人	持續性
行政命令	一般、抽象	不特定	反覆實施
行政處分	具體、確定	特定	一次完成
一般處分	具體、確定	不特定或得特定	一次完成（但物的處分完成後，相關者之權利義務可能反覆發生）

1-8 行政處分的救濟

行政救濟係指一般人民因行政機關違法或不當的公權力措施，使其權益直接遭受侵害，而向國家請求予以糾正、排除或填補損害的方法或制度。我國關於行政救濟之制度，主要以訴願及行政訴訟制度為主。

訴願： 人民因中央或地方機關，違法或不當行政的處分，或對人民的申請案件逾法定期限未作處理，致其權利或利益損害時，請求該機關或其上級機關審查該行政處分是否合法，並為決定的救濟制度。

行政訴訟：指請求行政法院予以審理的行政事件而言，而行政訴訟得用以請求行政法院撤銷違法的行政處分（即撤銷訴訟），或命令行政機關為特定之行政處分（即課予義務訴訟），或確認行政處分為無效或已消滅的行政處分為違法，或確認特定法律關係的存在或不存在（即確認訴訟），或命被告為或不為特定行為（即給付行政）。

學理上有將行政救濟分為兩階段者，第一次救濟，是對於不法狀態的排除，例如請求撤銷違法之行政處分等；第二次救濟，是對不法行為所造成的損害請求賠償，例如請求國家賠償案件等。

分類上亦可將行政救濟區分為兩種，分別為程序救濟與實體救濟，程序救濟是指訴願、行政訴訟等程序；而實體救濟是指損害賠償、損失補償等實質彌補措施。

行政處分經訴願後，因有瑕疵而遭撤銷，而所謂瑕疵行政處分，分為違法及不當兩種。違法行政處分，通常指該處分不合法、欠缺合法要件或不符依法行政原則，簡言之即為違反法律要求；不當行政處分，則通常指該處分雖未違法，但在客觀上不合目的性。

受藥事法規行政處分的當事人得以下列方式提起救濟：

1. 訴願： 依本法規定處罰之罰鍰，受罰人不服時，得於處罰通知送達後十五日內，以書面提出異議，申請覆核。但以一次為限。科處罰鍰機關應於接到前項異議書後十五日內，將該案重行審核，認為有理由者，應變更或撤銷原處罰（《藥事法》第99條第1及2項）。

2. 異議。

3. 行政訴訟： 受罰人不服前項覆核時，得依法提起訴願及行政訴訟（第99條第3項）。

4. 申復： 依本法申請藥物查驗登記、許可證變更、移轉及展延之案件，未獲核准者，申請人得自處分書送達之日起四個月內，敘明理由提出申復。但以一次為限。中央衛生主管機關對前項申復認有理由者，應變更或撤銷原處分。申復人不服前項申復決定時，得依法提起訴願及行政訴訟（第99-1條）。

訴願決定之結果

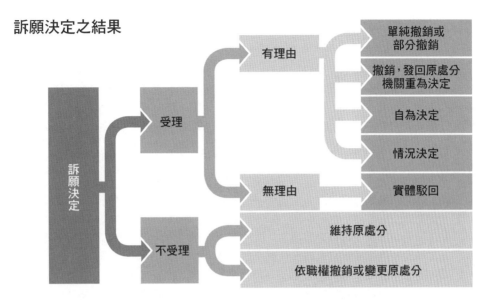

瑕疵行政處分之分類

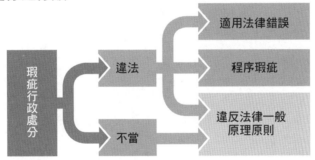

行政救濟程序圖

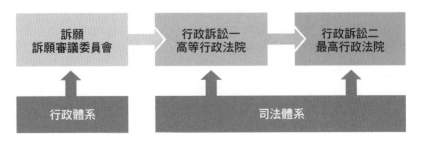

1-9 刑事法律的原則

　　具體刑事案件須藉由公平程序的進行，始得發覺其構成的真實實體，刑事訴訟其目的在發現實體真實與確保法治國原則之貫徹踐履，因之《憲法》中對基本人權（人身自由、生命、財產、隱私）之程序保障（《憲法》第 8 條）及法律保留原則、比例原則（《憲法》第 23 條），乃至於刑事被告地位之基礎三原則：「不自證己罪、有疑唯利被告（罪疑唯輕）、無罪推定」，基於《憲法》優越性而成為刑事訴訟法之最高指導方針。

　　1. 無罪推定原則：指「未經審判證明有罪確定前，推定被控告者無罪」。當代表國家行使公權力的檢察官窮盡舉證以證明被告犯罪事實之能事後，如果仍不能讓法院產生被告係有罪之確信時，法院即應宣告被告無罪，而不得以任何理由濫刑入罪，如《刑事訴訟法》第 155 條：證據之證明力，由法院本於確性自由判定。但不得違背經驗法則集論理法則。無證據能力未經合法調查知證據，不得作為判斷之依據。

　　2. 審檢分立原則：犯罪之訴追與審判應分由檢察官及法院掌理，檢察官有犯罪之追訴權，法官有犯罪之審判權，檢察官採配置制，檢察官對於法院獨立行使其職權，犯罪之訴追與審判應分由檢察官及法院掌理。

　　3. 不告不理原則：在彈劾主義之下，法院乃居於被動之審判地位，須在追訴機關起訴之後，法院始介入審判；縱犯罪事證明確，但無追訴機關的起訴，法院仍不可就此加以審理。

　　4. 當事人對等原則：當事人對等的內涵，包含下列二者：（1）機會對等，當事人雙方在訴訟上的權利是對等一致的，但有特別保護被告的部分，如《刑事訴訟法》第 288 條之 1 第 2 項、第 290 條。（2）地位對等：原告與被告之攻擊、防禦能力均相對等，亦稱為武器對等原則，而《刑事訴訟法》第 27 條及第 35 條之規定，係為充實被告及自訴人的能力。

　　5. 法律保留原則：國家欲實施強制處分並進而干預人民的基本權利，必須有法律授權依據，並亦謹守法律設定之要件限制，否則即屬違法侵害人民基本權利之行為。

　　6. 直接審理原則：唯有經過法院直接審理，即「出於審判庭」之證據，才能當作裁判之依據，審判者對於所審理案件之事實及證據均須親自體驗。

　　7. 言詞審理原則：即要求以言詞陳述或問答形式而顯現於審判庭之訴訟資料，始可作為法院裁判之基礎，換言之，無論陳述起訴要旨、證據調查、訊問被告等，均須以言詞表達。

比例原則的具體內涵

具體內涵	說明	舉例
適合性原則	國家機關為達某一特定公法目的所採行之手段，必須適合或有助於目的之達成。	以拘提為手段可達到使被告到庭應訊之目的。
必要性原則	僅當不能選擇其他同樣有效且對基本權利限制更少的方法時，採行該手段方可被視為必要的。	原則上經合法傳喚無正當理由不到場而為拘提被告之前提。
狹義比例原則	限制基本權利之手段的程度，不應超過達成目的所需之範圍，且因其限制所造成之不利益，亦不得超過其所欲維護之利益。	被告僅係竊取100元之輕微犯罪，卻為防止串證而予以拘提羈押。

刑事訴訟法的目的

目的	說明
實體真實之發現	刑事訴訟法係為了於踐行刑事訴訟程序後，而獲得一正確之裁判，故發現真實即為其前提要件。
法治程序與人權保障	應不容許不擇手段、不計代價，來追求發現真實之目的，因程序正當之保障亦係刑事追訴程序中所不可忽視的，故應以法治程序之遵循為其界限，以落實人權保障。
法和平性	刑事裁判應具有宣示刑事法律爭端已經結束的意義，而產生確定法律狀態且禁止再起爭端的功能，基此法安定性的考量，應避免一罪重複處罰，確定的裁判，必須具有禁止再行爭執的效力。

直接審理原則

形式直接性原則	實質直接性原則
法官應親自調查證據，以形成心證，不得由他人代為。	法院應盡量運用最接近事實之證據方，亦即嚴禁法院以間接之證據方法代替直接之證據方法。禁止法院任意轉換證據方法，如供述證據調查程序受到限制，即法院不可逕以訊問筆錄代替證人之訊問。

1-10 法律行為

法律行為的成立必須具有下列條件：

1. 必須是出於人們自覺的作為和不作為。無意識能力的幼年人、瘋癲、白痴，以及一般人在暴力脅迫下的作為和不作為，都不能被視為法律行為。

2. 必須是基於當事人的意思而具有外部表現的舉動，單純心理上的活動不產生法律上的後果，如雖有犯罪意思而無犯罪行為的，不能視為犯罪，也不能視為法律行為。

意思表示是法律行為不可缺少的核心構成要素。如果法律行為能夠產生主體預期的後果，按照當事人的意思安排他們之間的權利義務關係，當事人必須要能夠自主作出意思表示，而且這種意思表示能夠依法在當事人之間產生拘束力。法律行為與事實行為的根本區別即在於當事人是否做出了意思表示且這種意思表示是否能夠產生拘束力。

在一些事實行為中，當事人也可能對其行為後果有一定的意思但沒有表達於外（如先占），也有的對其行為後果有一定的意思而且也表達於外了（如自助），但由於不符合法律行為的本質要求而不能發生相應的法律效力，只是產生了法律直接規定的法律後果，因此並不被認為是意思表示。可見，在事實行為中，意思表示是不被考慮的。

3. 必須為法律規範所確認、而發生法律上效力的行為。不由法律調整、不發生法律效力的，如通常的社交、戀愛等不是法律行為。實際上，合法性僅僅是法律行為的效力判斷要件（標準），而非其本質構成要件。在確定法律行為的效力時必須要強調合法性要件，即「不違反法律、行政法規的強行性規定和社會公共利益或社會公共道德」。這樣，既嚴格確立了法律行為的生效要件，又嚴格區分了其效力規則（生效要件）與成立規則（構成要件）。

《民法》規定的無效法律行為包括：

1. 違反強制或禁止之規定者，但其規定並不以之為無效者，不在此限（第71條）。

2. 有背於公共秩序或善良風俗者（第72條）。

3. 不依法定方式者，但法律另有規定者，不在此限（第73條）。

4. 乘他人之急迫、輕率或無經驗，使其為財產上之給付或為給付之約定，依當時情形顯失公平者，法院得因利害關係人之聲請，撤銷其法律行為或減輕其給付（第74條）。

5. 表意人與相對人通謀而為虛偽意思表示者，其意思表示無效。但不得以其無效對抗善意第三人（第87條）。

法律行為的分類

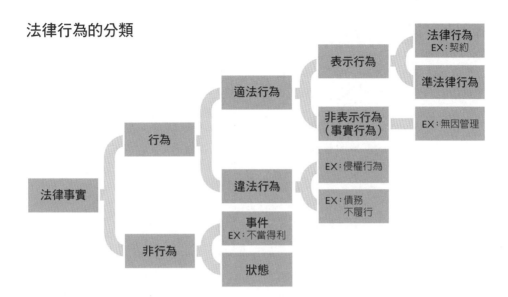

法律行為與意思表示

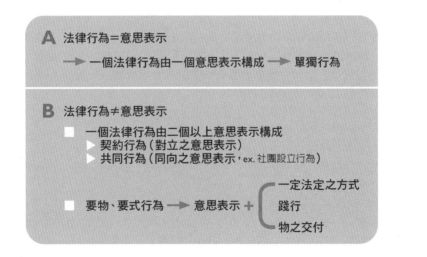

1-11 衛生行政組織

　　我國衛生行政組織原分為「中央、省（市）、縣（市）」3級，配合民國88年《地方制度法》公布施行後，衛生行政組織簡化為「中央、直轄市及縣（市）」2級，在中央，衛生福利部為我國最高衛生及社會福利行政機關，負責全國衛生及社會福利行政事務，並對各級地方衛生及社會福利機關有業務指導、監督和協調的責任。

　　行政院衛生署於內部原設有醫事處、護理及健康照護處、國際合作處、企劃處等4處，另有衛生教育推動委員會、資訊中心、科技發展組、健保小組、長期照護保險籌備小組、醫院管理委員會、法規委員會等任務編組單位。

　　所屬機關則包括：中央健康保險局、疾病管制局、國民健康局、食品藥物管理局、中醫藥委員會、全民健康保險監理委員會、全民健康保險爭議審議委員會、全民健康保險醫療費用協定委員會、20家署立醫院、6家署立療養院及1家署立胸腔病院。

　　另外，衛生署捐助設立財團法人國家衛生研究院、財團法人醫藥品查驗中心、財團法人醫院評鑑暨醫療品質策進會、財團法人藥害救濟基金會及財團法人器官捐贈移植登錄中心。

　　自民國102年7月23日起衛生福利部正式成立，由原衛生署署內21個單位與任務編組、5個所屬機關，加上內政部社會司、兒童局、家庭暴力及性侵害防治委員會、國民年金監理會，以及教育部國立中國醫藥研究所等單位組成，重新規劃為9司（綜合規劃司、社會保險司、社會救助及社工司、保護服務司、護理及健康照護司、醫事司、心理及口腔健康司、中醫藥司、長期照顧司）6處（祕書處、人事處、政風處、會計處、統計處、資訊處）及疾病管制署、食品藥物管理署、中央健康保險署、國民健康署、社會及家庭署、國家中醫藥研究所等6個所屬三級機關（構），另設有26家部立醫院與13家社會福利機構。

　　衛生福利部業務涵蓋醫療服務、預防保健、全民健康保險、疾病防治、衛生食品、福利服務、社會救助、社會保險等層面。

　　地方衛生主管機關：

　　1. 直轄市衛生局：臺北市政府衛生局、新北市政府衛生局、臺中市政府衛生局、臺南市政府衛生局、高雄市政府衛生局。

　　2. 各縣、市（區）衛生局：17個縣市衛生局。

　　3. 鄉、鎮、市衛生所：各縣市的鄉鎮皆設有，共計372家，隸屬各縣市衛生衛生局，執行基層衛生業務，工作人員包含：醫師、護理人員、醫檢人員、衛生稽查人員、保健員等。

　　4. 山地、離島、偏遠村落衛生室或保健站：為顧及山地、偏遠或離島等處醫療衛生的需求，設有衛生室照顧當地居民，衛生室編制雖無醫師，但有護士或保健員，醫療可靠巡迴醫療，必要時可進行通訊醫療，以補其不足。

衛生福利部組織系統圖

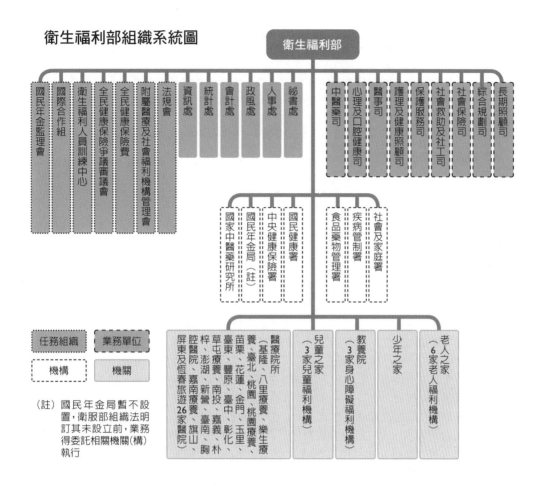

102 年度中央衛生經費編列分布圖

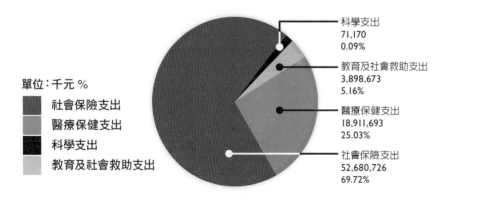

1-12 藥政管理主管機關

對於西藥管制的相關事務，目前係由食品藥物管理署統籌辦理。然而在其業務之細項劃分上係本於中央與地方分權的原理，其中有關藥政法規與制度研修、藥害救濟業務、藥物查驗登記、藥物許可證管理及藥物廣告審查等事務，由於涉及藥物使用之源頭把關，若有疏失將造成重大社會問題，因此，交由行政資源較豐富之中央衛生主管機關即食品藥物管理署辦理。

而藥商登記及藥事人員執業管理、市售藥物之稽（抽）查（驗）及不法藥物與違規藥物廣告的查緝等地方衛生行政事項，由於係屬藥政業務之末端，又其管理標的分散各地方，是以交由因地制宜之直轄市或縣市政府衛生局辦理。

衛生福利部食品藥物管理署依《衛生福利部組織法》第 5 條第二款規定成立，職司食品、西藥、管制藥品、醫療器材、化粧品（以下簡稱產品）管理、政策及相關法規之研擬與執行，產品查驗登記、審查與審核，業者生產流程之稽查與輔導，產品檢驗研究與科技發展，產品風險評估與風險管理，產品安全監視、危害事件調查及處理，以及消費者保護措施之推動。設置企劃及科技管理、食品、藥品、醫療器材及化粧品、管制藥品、研究檢驗及風險管理等 7 個業務組，北、中、南 3 個區管理中心。

藥品組業務掌理如下：1. 藥品管理、政策及相關法規之研擬。 2. 藥品之查驗登記與其許可證變更、移轉、展延登記之審查，及許可證之核發、換發、補發。 3. 藥品安全監視、評估及業者輔導。4. 藥品人體試驗之審查及監督。5. 罕見疾病及特殊緊急需要藥品之管理。6. 藥典之修訂及編撰。7. 其他有關藥品管理事項。

醫療器材及化粧品組業務掌理如下：1. 醫療器材、化粧品管理、政策及相關法規之研擬。 2. 醫療器材、化粧品之查驗登記與其許可證變更、移轉、展延登記之審查，及許可證之核發、換發、補發。 3. 醫療器材、化粧品安全監視、評估及業者輔導。 4. 醫療器材人體試驗之審查及監督。 5. 特殊緊急需要醫療器材之管理。 6. 其他有關醫療器材及化粧品管理事項。

管制藥品組業務掌理如下：1. 管制藥品管理、政策及相關法規之研擬。 2. 管制藥品使用與登記證照之核發及相關同意書之核發、管理。 3. 管制藥品流向申報資料之審查、建檔及管理。4. 管制藥品之教育宣導、調查、通報、預警及成效評估。5. 第一級、第二級管制藥品之輸入、輸出、製造及販賣業務督導。6. 其他有關管制藥品事項。

直轄市、縣（市）政府衛生局藥政業務職掌
——以臺北市政府衛生局（藥物食品管理處）為例

護照管理業務	藥師、藥劑生、營養師等執業執照之核發、登錄、繳銷等管理
	藥商、藥局及營養諮詢機構許可執照之核發、登錄、繳銷等管理
	藥師、藥劑生等執業管理（含無照處理）
產業輔導業務	藥商、藥局業者等之管理
	藥商、藥局業者等之營業及衛生之輔導
	藥物製造業之GMP輔導
消費者保護業務	受理消費者有關藥物之消費申訴及檢舉案件
	建立藥物之安全消費檔案，提供正確之消費資訊
違規處理業務	藥物處分案件檢舉獎金之核發
	不法（違規）藥物（含管制藥品）之稽查取締及調查工作
	藥物濫用防制宣導工作
	管制藥品之管理計畫及彙整工作
	違規藥物廣告之監看、監錄取締及調查工作

資料來源：臺北市政府衛生局網站

食品藥物管理署組織圖

1-13 藥事人力

　　臺灣的藥事人力（包含藥師與藥劑生）在過去 20 年間都有顯著的成長。目前藥事人力與人口比例，從 1994 年每萬人 8.8 名成長至 2010 年每萬人 14.0 名，遠比經濟合作暨發展組織（OECD）的國家高出許多。然而隨著人口老化的速度逐漸加快，未來，藥師人力不一定會符合未來人口的需求。

　　依民國 100 年統計資料顯示，以臺北市最高 16.91%，五都合計達 65.77%，臺東縣、澎湖縣、金門縣及連江縣占比均小於 1%，顯示藥事人力高度集中於特定縣市。

　　逾半藥事人力集中於五都行政區（65.77%），東部外離島藥事人力相對較少、服務面積較大，醫療資源分布存有差異化。國際資料比較，WHO、OECD 及臺灣每萬人藥事人員數分別為 4.1、7.6 及 13.6 人，臺灣藥事人力資源相對充裕。

　　依民國 99 年統計資料顯示，每萬人口藥事人員數按鄉鎮市區分，4 成鄉鎮市區每萬人口藥事人員數在平均值之上。全國每萬人口藥事人員數之平均數為 9.1 人，368 個鄉鎮市區中有 145 個在平均之上，占率為 4 成。

　　前 25% 最佳鄉鎮市區之每萬人口藥事人員數在 11.9 人以上，前 25% 至前 50% 次佳鄉鎮市區之每萬人口藥事人員數在 7.4 人與 11.8 人之間，後 25% 至後 50% 鄉鎮市區之每萬人口藥事人員數在 4.2 人與 7.3 人之間，最後 25% 鄉鎮市區之每萬人口藥事人員數則在 4.2 人以下。

　　我國目前設有藥學系之大學校院共計 9 所，一般大學（含國防醫學院）7 所（臺大、北醫、中醫、高醫、國防、成大、陽明），科技大學 2 所（嘉南、大仁）；一般大學藥學系除早年有夜間學制外，目前均為日間部學士班，科技大學原包含四技、二技、五專、二專等多種學制管道，但專科學制部分已逐步退場，自 95 學年度起已不再核給專科學制藥學科／系招生名額。為符合現代社會需求，學界已對課程如何強化進行討論，並推動藥學系學制由 4 年制改革為 6 年制，期建立完整專業藥學教學體系。

　　每年畢業學生人數約 1 千人，考取藥師資格者每年都有差異，大約在 15～30%，但藥事人力足以滿足目前之需求。

　　新制醫院評鑑對於「藥劑部門組織分工完善、人力配置適當，足以完成對病人之藥事照護，且藥事人員皆有執業登錄」，對於藥事人力配置之評分略以：

　　1. 申請第一類評鑑者，每 50 床應有藥事人員 1 人，80 張門診處方以上應有藥事人員 1 人，每增加 100 張處方應增加 1 名，應有藥師 1 人以上。

　　2. 申請第二類評鑑者，每 50 床應有藥事人員 1 人，每 70 張門診處方至少 1 名藥事人員，特殊藥品處方每 15 張至少 1 名藥事人員。

　　3. 申請醫學中心評鑑者，每 40 床應有藥事人員 1 人，門急診每 70 張處方至少 1 名藥事人員，特殊藥品處方每 15 張至少 1 名藥事人員。

96-98 年醫院評鑑結果——有關藥劑部分

年度		96	97	98
500床以上	家數	10	12	11
	NA家數	0	0	0
	合格率（達成C以上）	90%	100%	100%
250-499床	家數	26	9	16
	NA家數	0	0	0
	合格率（達成C以上）	100%	100%	87.5%
100-249床	家數	19	16	24
	NA家數	0	0	0
	合格率（達成C以上）	100%	93.75%	95.83%
50-99床	家數	17	13	19
	NA家數	0	0	0
	合格率（達成C以上）	88.24%	100%	89.47%
49床以下	家數	64	76	91
	NA家數	0	0	0
	合格率（達成C以上）	92.19%	93.42%	96.70%
總計	家數	136	126	161
	NA家數	0	0	0
	合格率（達成C以上）	94.12%	95.24%	95.03%

資料來源：衛生福利部
近 3 年評鑑結果，整體而言，受評醫院於該項基準之合格率（達成 C 以上）約為 95%。

85-98 年間藥事人員核准給證數暨醫療院所執業人數

年 別	給證人數		執業人數	
	藥 師	藥劑生	藥 師	藥劑生
85	957	87	4,332	518
86	1,023	28	5,518	1,101
87	1,221	16	7,123	2,191
88	1,129	18	7,964	2,555
89	1,049	6	8,561	2,669
90	1,255	-	9,039	2,667
91	885	3	9,210	2,369
92	1,243	12	9,564	2,335
93	1,029	1	9,810	2,280
94	1,015	-	10,065	2,225
95	465	2	10,494	2,310
96	854	9	10,972	2,336
97	1,095	23	11,573	2,387
98	927	-	12,011	2,387

資料來源：衛生福利部

1-14 藥物管理整體政策

　　我國現行藥政管理，大致可以分成對於西藥及中藥管制。採取此分類之理由在於西藥與中藥在本質、使用及療程療效均有極大的差異，為求政策擬定、事務執行及權責劃分之明確性，屬於中央衛生主管機關的衛生福利部，對於上述二大藥政管理分類，分別在其組織架構下設有食品藥物管理署及中醫藥司分別執掌。

　　對於西藥管制，亦可藉由管制標的及技術之差異性，將其區分物的管制架構與人的管制架構來加以說明，其中物的管制架構即係針對藥物的管制，包括藥品、醫療器材、藥害救濟制度及不法藥物查緝等，而人的管制架構則是包括藥商及藥事人員管理（含藥商、藥師與藥劑生及藥局）等事務。

　　藥品（Pharmaceutical Products），係指用於預防、治療、診斷人的疾病，有目的地調節人類的生理機能，並規定有適應症、用法和用量的物質，包括藥材、中藥飲片、中成藥、化學原料藥及其製劑、抗生素、生化藥品、放射性藥品、血清、疫苗、血液製品和診斷藥品等。

　　藥品若是以其製造的階段區分，可分為原料藥及製劑，原料藥因為係專供製劑之製造用，故不直接供應與一般消費者，而僅提供給藥物製造業者。至於製劑，則係原料藥經過加工調製，所製成具有一定劑型及劑量之藥品。

　　又製劑在其上市前，依據其查驗登記的安全性基準不同，亦可被細分為需有用藥者疾病診斷考量之醫師處方藥品（再細分為限由醫師使用、需經醫師處方使用）、需經專業醫藥人員親自加以指示說明之醫師藥師藥劑生指示藥品，及一般消費者認知自己病情，不待醫買供治療疾病使用之成藥。至於固有成方製劑，由於其係具有醫療效能之傳統中藥，經中央衛生主管機關選定公告之方劑，用作申請查驗登記之處方依據。

　　藥物製造業者的產品主要為藥物，其專用於治療人類疾病，與人體生命健康息息相關，為重要的民生必須工業，而其發展也象徵一個國家的進步程度。

　　我國對於藥物製造業者的管制，主要的措施包括強制工廠應領有工廠登記證，其設備及衛生條件應符合規定。此外，藥物製造業者亦需面臨衛生主管機關不定時的查廠，以期確保藥物製造過程的安全性。

　　販賣業藥商，由於其營業範圍僅係與藥物之販賣有關，是以在管制上就未若製造業藥商嚴格，然而亦非完全無須管理。基本上，對於販賣業藥商的經營，藥事法仍然設有諸多的規定，例如在藥品販賣業者部分，得販賣的藥品就並非毫無限制。

我國藥政管理系譜

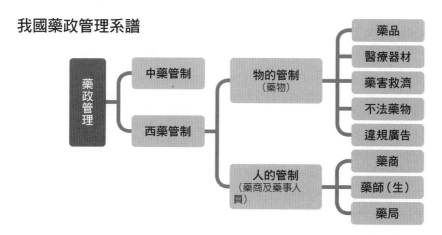

製劑分級管理模式之差異

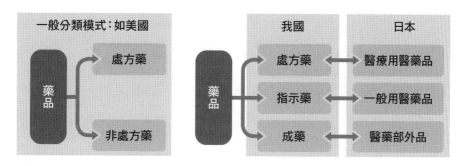

偽藥、禁藥與劣藥的處罰

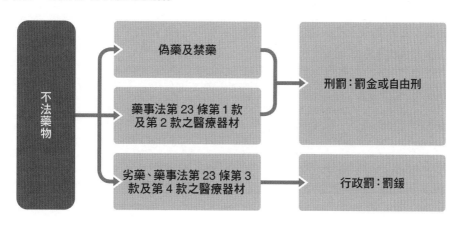

2-1 藥物的定義、分類

「藥」(drugs) 是指用於醫療的物，康熙字典曰：「藥，治病草」。除了藥外，一般人還會稱為「藥品」或「藥物」。現代國民在維護身體健康、疾病的預防及治療，皆與藥物息息相關。所謂藥物，簡言之即為具有療效且能治療疾病、減輕病患痛苦或預防人類疾病的物質，包含天然成分、化學合成物質以及生物製劑等。

依據世界衛生組織 WHO 對藥品之定義：「凡是能夠預防、減輕或消除病狀之發作，以恢復正常生理機能或增強體內某種機能，或用以協助病狀之診斷之物質」。

藥物的定義，依《藥事法》（民國 107 年 1 月 31 日）：藥物，係指藥品及醫療器材（第4 條）。藥品，係指下列各款之一之原料藥及製劑（第 6 條）：

1. 載於中華藥典或經中央衛生主管機關認定之其他各國藥典、公定之國家處方集，或各該補充典籍之藥品。

2. 未載於前款，但使用於診斷、治療、減輕或預防人類疾病之藥品。

3. 其他足以影響人類身體結構及生理機能之藥品。

4. 用以配製前三款所列之藥品。

製劑，係指以原料藥經加工調製，製成一定劑型及劑量之藥品。製劑分為醫師處方藥品、醫師藥師藥劑生指示藥品、成藥及固有成方製劑。成藥之分類、審核、固有成方製劑製售之申請、成藥及固有成方製劑販賣之管理及其他應遵行事項之辦法，由中央衛生主管機關定之（第 8 條）。

醫師處方藥品，係指經中央衛生主管機關審定，在藥品許可證上，載明須由醫師處方或限由醫師使用者（《施行細則》第 3 條）。

成藥，係指原料藥經加工調製，不用其原名稱，其摻入之藥品，不超過中央衛生主管機關所規定之限量，作用緩和，無積蓄性，耐久儲存，使用簡便，並明示其效能、用量、用法，標明成藥許可證字號，其使用不待醫師指示，即供治療疾病之用者（第9 條）。

固有成方製劑，係指依中央衛生主管機關選定公告具有醫療效能之傳統中藥處方調製（劑）之方劑（第 10 條）。

醫療器材，係用於診斷、治療、減輕、直接預防人類疾病、調節生育，或足以影響人類身體結構及機能，且非以藥理、免疫或代謝方法作用於人體，以達成其主要功能之儀器、器械、用具、物質、軟體、體外試劑及其相關物品。醫療器材，中央衛生主管機關應視實際需要，就其範圍、種類、管理及其他應管理事項，訂定醫療器材管理辦法規範之（第 13 條）。

藥品的分類

依主要來源區分	依製造流程區分	依使用限制區分	依保護方式區分
合成藥物、生物技術藥物、植物藥、動物藥等	原料藥與製劑	處方藥、指示藥、成藥、固有方劑	專利藥及學名藥

藥品的來源

來源	說明
發酵	抗生素類藥物（如盤尼西林、紅黴素、鏈黴素及四環黴素等），是利用各種菌種發酵而得。
化學合成	藥物最主要的來源，亦常取材於天然產物，利用類似的化學結構骨架，再略加修飾某些官能基，即可得到所要之藥物。
天然物	植物：很多藥物都是自植物的根、莖、葉、果中萃取而得。如毛地黃之葉子（digitoxin、digoxin）、罌粟之未成熟果實（morphine）、金雞納之樹皮（quinine）等。 動物：重要的藥物如胰島素、甲狀腺素、魚肝油、消化酵素、抗血清、雌激素、各種疫苗。
其他	礦物來源（瀉藥MgO、胃藥$NaHCO_3$）、基因工程。

藥品的定義

國家	定義
日本	收載於日本藥典；用於人或動物之疾病診斷、治療及預防之物質；能影響人或動物的構造及機能之物質。
歐盟	任何用於預防或治療人類疾病的物質，或是任何可以投予人體當中，用於醫療診斷或恢復、調整人體生理機能的物質。
WHO	凡是能夠預防、減輕或消除病狀之發作，以恢復正常生理機能或增強體內某種機能，或用以協助病狀之診斷之物質。
美國	可用來診斷、治療、預防或減輕疾病之物質，或記載於美國藥典可影響身體結構或功能之物質，惟食物或醫療器械則不能稱為藥。

2-2 原料藥、製劑

原料藥（藥品有效成分）指一種經物理、化學處理或生物技術過程製造所得具藥理作用之活性物或成分，常用於藥品、生物藥品或生物技術產品之製造。

簡言之，原料藥係由化學合成、植物提取或者生物技術製造，但病人無法直接服用的物質，一般須再經過添加輔料及加工製成而直接使用的藥物。雖原料藥係用於藥品生產，並非直接對一般民眾販賣，惟原料藥本身具有藥理之活性物或成分。

依據《藥事法》所訂之藥品定義，原料藥亦為藥品一種，故原料藥仍須依據藥事法規向衛生主管機關申請藥品查驗登記，進一步確保用於藥品生產之活性成分品質上具有安全性及有效性。依《藥事法》所稱藥品，係指原料藥及製劑（第6條）。

製劑，依據《藥事法》第8條第1項定義，係指以原料藥經加工調製，製成一定劑型及劑量之藥品。製劑即一般民眾所接觸到之藥品成品。製劑若以「劑型」觀之，則其種類繁多。劑型設計之考量，必須使藥品在人體中具有最好療效外，也需注意能讓患者方便使用及保存，尚需考慮使用時之安定性。

因此，即使同一活性成分之藥物仍可能依據使用目的與途徑，而製成不同劑型藥品。不同劑型在人體吸收、分布、代謝及排泄皆不相同且其保存保存、使用時之安定性亦不相同，故不同劑型藥品皆需查驗登記經科學審查後使可核准。

製劑分為醫師處方藥品、醫師藥師藥劑生指示藥品、成藥及固有成方製劑（第8條）。

醫師處方藥品，係指經中央衛生主管機關審定，在藥品許可證上，載明須由醫師處方或限由醫師使用者（《藥事法施行細則》第3條）。須由醫師處方之藥品，非經醫師處方，不得調劑供應。但下列各款情形不在此限（《藥事法》第50條）：

1. 同業藥商之批發、販賣。
2. 醫院、診所及機關、團體、學校之醫療機構或檢驗及學術研究機構之購買。
3. 依中華藥典、國民處方選輯處方之調劑。

須經醫師處方之藥品，由中央衛生主管機關就中、西藥品分別定之。

依《成藥及固有成方製劑管理辦法》（民國99年8月5日），成藥係指原料藥經加工調製，不用其原名稱，其摻入之麻醉藥藥品、毒劇藥品，不超過中央衛生主管機關所規定之限量，作用緩和、無積蓄性、耐久儲存、使用簡便，不待醫師指示即可供治療疾病之用者。成藥分甲、乙兩類。

固有成方係指我國固有醫藥習慣使用，具有療效之中藥處方，並經中央衛生主管機關選定公佈者而言。依固有成方調製（劑）成之丸散、膏、丹稱為固有成方製劑。

藥品分級

等級	成藥		指示藥	處方藥
	甲類成藥	乙類成藥		
級別	普通級藥品		輔導級藥品	限制級藥品
用藥安全性	較高		次高	須特別注意
藥效	緩和		中等	強烈
取得方式	民眾可自行購買使用		在醫師、藥師或藥劑生的指示下使用	經醫師開立處方，藥師調配後使用
取得地點	領有藥商許可證之商店	百貨、雜貨店或餐飲業	社區藥局、藥房、醫療院所	醫療院所
外包裝標示	1.「衛署成製第xxxxxx號」 2.「甲類成藥」或「乙類成藥」		1.「衛署藥製字第xxxxxx號」或「衛署藥輸字第xxxxxx號」 2.「經醫師、藥師、藥劑生指示使用」	1.「衛署藥製字第xxxxxx號」或「衛署藥輸字第xxxxxx號」 2.「本藥須由醫師處方使用」
範例	金十字胃腸藥、撒隆巴斯、紅藥水	綠油精、曼秀雷敦軟膏	普拿疼、感冒糖漿、保力達B、康貝特口服液、善存、寧適、沙威隆	福善美保骨錠、干安能、威而剛、柔沛、諾美婷

處方藥與指示藥之不同

	製造者	供應對象及供應方式	
		醫療機構、藥商（藥房）、藥局	病人取藥方式及範例
處方藥	1.製造業需領有製造業藥商許可執照。 2.聘專任藥師監製。 3.產品需查驗登記並領有許可證。	由西藥製造業或西藥販賣業供應處方藥。	1.於醫療機構內取藥。 2.持處方箋至藥局取藥。 註：如「醫用氧氣（液態）及氧氣（氣態）內容積大於10公升」、二氧化碳及氧化亞氮，歸類為處方藥，需經醫師處方給藥。
指示藥	同上。	由西藥製造業或西藥販賣業供應指示藥。	1.於醫療機構內取藥。 2.由藥局直接零售給病人。 3.由西藥製造業或販賣業藥商直接零售給民眾。 註：「醫用氧氣（氣態）1-10公升鋼瓶」歸類為指示藥管理，民眾及病患若有使用該藥需求，不需持醫師處方箋即可就近向醫用氣體販賣商或製造商購得。

2-3 毒劇藥品、管制藥品

藥品依規範管理目的不同，區分為毒劇藥品及管制藥品。

毒劇藥品，依據《藥事法》第 12 條規定，係指列載於中華藥典毒劇品藥表中之藥品；表中未列載者，由中央衛生主管機關定之。

管制藥品，依據《管制藥品管理條例》第 3 條規定，係指成癮性麻醉藥品、影響精神藥品及其他認為有管制之藥品。依其習慣性、依賴性、濫用性及社會危害性之程度，分四級管理。

管制藥品及毒劇藥品之販售，依《藥事法》：西藥販賣業者及西藥製造業者，購存或售賣管制藥品及毒劇藥品，應將藥品名稱、數量詳列簿冊，以備檢查。管制藥品並應專設櫥櫃加鎖儲藏。管制藥品及毒劇藥品之標籤，應載明警語及足以警惕之圖案或顏色（第 59 條）。

中藥販賣業者及中藥製造業者，非經中央衛生主管機關核准，不得售賣或使用管制藥品。中藥販賣業者及中藥製造業者售賣毒劇性之中藥，非有中醫師簽名、蓋章之處方箋，不得出售；其購存或出售毒劇性中藥，應將藥品名稱、數量，詳列簿冊，以備檢查。管制藥品並應專設櫥櫃加鎖儲藏。管制藥品及毒劇藥品之標籤，應載明警語及足以警惕之圖案或顏色（第 64 條）。

管制藥品及毒劇藥品之調劑，依《藥事法》：管制藥品及毒劇藥品，須有醫師之處方，始得調劑、供應。管制藥品應憑領受人之身分證明並將其姓名、地址、統一編號及所領受品量，詳錄簿冊，連同處方箋保存之，以備檢查（第 60 條）。

違反第 59 條規定，或調劑、供應毒劇藥品違反第 60 條第一項規定者（須有醫師之處方），對其藥品管理人、監製人，亦處以前項之罰鍰。

藥師對於醫師所開處方，祇許調劑一次，其處方箋應於調劑後簽名蓋章，添記調劑年、月、日，保存三年，含有麻醉或毒劇藥品者保存五年（《藥師法》第 18 條）。醫師除正當治療目的外，不得使用管制藥品及毒劇藥品（《醫師法》第 19 條）。

成藥中所含毒劇藥品之規定，依《成藥及固有成方製劑管理辦法》：成藥係指原料藥經加工調製，不用其原名稱，其摻入之麻醉藥藥品、毒劇藥品，不超過中央衛生主管機關所規定之限量，作用緩和、無積蓄性、耐久儲存、使用簡便，不待醫師指示即可供治療疾病之用者（第 2 條）。成藥中摻用毒劇藥品，如為中華藥典所載者，不得超過常用量三分之一（第 4 條）。中藥販賣業者調製（劑）固有成方製劑，應於其管理藥之中醫師監督下為之。但不含毒劇藥品者，可由確具中藥基本知識及鑑別能力人員自行調製（劑）之（第 10 條）。

每年購用第一級、第二級管制藥品製劑限量表（節錄）

藥品名稱	藥品單位	診所、藥局獸醫診療機構畜牧獸醫機構	購 用 限 量				
			醫 院				
			50床以下	51-150床	151-400床	401-800床	801床以上
阿片粉	公克	200	400	800	1,000	2,000	3,000
阿片酊	公撮	2,500	5,000	10,000	25,000	50,000	100,000
鹽酸嗎啡錠 10mg	粒	1,300	28,000	56,000	84,000	112,000	140,000
硫酸嗎啡長效膜衣錠30mg	粒	600	2,600	4,000	8,000	16,000	31,000

不同「物」對人體的影響

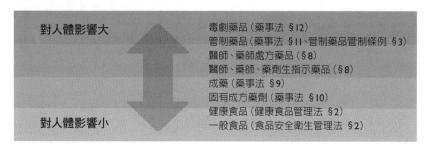

對人體影響大
毒劇藥品（藥事法 §12）
管制藥品（藥事法 §11、管制藥品管制條例 §3）
醫師、藥師處方藥品（§8）
醫師、藥師、藥劑生指示藥品（§8）
成藥（藥事法 §9）
固有成方藥劑（藥事法 §10）
健康食品（健康食品管理法 §2）
一般食品（食品安全衛生管理法 §2）
對人體影響小

毒劇中藥一覽表

品項	生藥名	品項	生藥名
生千金子	Euphorbiae Semen	生馬錢子	Strychni Semen
生川烏	Aconiti Radix	生藤黃	Garciniae Resina
生天仙子	Hyoscyami Semen	白降丹	Hydrargyrum Chloratum Compositum
生巴豆	Crotonis Semen		
生半夏	Pinelliae Rhizoma	芫花	Daphnis Genkwa Flos
生甘遂	Kansui Radix	洋金花	Daturae Flos
生白附子	Typhonii Rhizoma	砒石	Arsenolite
生附子	Aconiti Lateralis Radix	砒霜	Arsenicum
生南星	Arisaematis Rhizoma	斑蝥	Mylabris
生狼毒	Euphorbiae Ebracteolatae Radix	雄黃	Realgar
生草烏	Aconiti Kusnezoffii Radix	蟾酥	Bufonis Venenum

2-4 新藥、學名藥

依《藥事法》第 7 條規定，新藥係指經中央衛生主管機關審查認定屬新成分、新療效複方或新使用途徑製劑之藥品。其中新成分，係指新發明之成分可供藥用者；新療效複方，係指已核准藥品具有新醫療效能，或兩種以上已核准成分的複方製劑，具有優於各該單一成分藥品之醫療效能者；新使用途徑，係指已核准藥品改變其使用途徑者。

除《藥事法》前揭定義新藥，我國《藥品查驗登記登記審查準則》中就西藥之新劑型、新使用劑量、新單位含量等製劑，準用新藥規定。換言之，藥品其主成分、主成分組合、使用途徑或療效於查驗登記審查是第一次被核准，通過備查之藥品就是國內的新藥，而該藥品是否為處方藥或是否受專利權保護皆非新藥所需規範的。

專利藥（Brand Name Drugs）也就是受專利保護的藥品。由於新藥的研究，使人類得以遠離病痛，減少身體與生命遭受痛苦與威脅，可逐步改善生活品質，故藥廠對於新藥的龐大投資幾乎都以專利來保護其成果，特別是新成分新藥之研發經費更是驚人，因此幾乎所有的新成分新藥的原開發廠都有專利，所以專利藥也通常就是指原廠藥即新藥。

學名藥（Generic drugs），中國大陸稱為「仿制藥」，係指與國內已核准之藥品具同成分、同劑型、同劑量、同療效的製劑。原廠藥於其主成分的物品專利期限屆滿後，其他廠商得在不侵犯該專利藥的其他專利（如方法專利）下，生產相同「化學學名」成分之製劑，故稱「學名藥」。其特色是專利保護過期、品牌多、價格競爭、利潤較低。學名藥是經過生體相等性（Bioequivalence，BE）試驗證明其作用與專利藥品藥效相同的產品。

學名藥實質要件上要求與首家核准藥品的安全性及有效性應為一致，是以任何得可能造成安全性及有效性變化的改變（如劑型、劑量或適應症不同）因素，皆非學名藥。

依《藥師法》（民國 107 年 12 月 19 日）之規定，藥師調劑，應按照處方，不得錯誤，如藥品未備或缺乏時，應通知原處方醫師，請其更換，不得任意省略或代以他藥（第 17 條）。他藥，指不同成分、含量、劑量或劑型之藥品而言（《藥師法施行細則》第 14 條）。即不得以非學名藥代替。

美國食品藥物管理局（FDA）對新藥的認定與歸類

新藥之認定	
1	藥物主成分、溶劑、賦形劑、載體、包裝或其他部分之一部或全部為新物質
2	兩種或更多的老藥併用成複方製劑
3	變更已上市或核定之複方藥品內之藥物比例
4	新適應症
5	新劑型、新使用劑量、新單位含量及新使用途徑等

新藥（NDA）的歸類	
1	新分子
2	新酯、新鹽或其他非共價衍生物
3	新劑型
4	新複方
5	新製造者
6	新適應症
7	未核准之已上市藥
8	非處方藥之轉換

學名藥和原廠藥二者「相等」的內涵

項目	說明
化學相等	學名藥的劑型、主成分的純度、含量必須和原廠藥完全相同，其餘惰性組成物、外觀則無一定限制。
生物相等	同等劑量的學名藥和原廠藥分別投予同一人時，主成分到達作用部位的量必須相當。
療效／臨床相等	兩種藥品在同一人身上產生相同的臨床效用及／或毒性。

2010 年藥品許可證統計

	國產（%）	輸入（%）	總和（%）
新藥	493（30）	1156（70）	1649（100）
學名藥	20499（90）	2358（10）	22857（100）
原料藥	560（24）	1758（76）	2318（100）
總和	21552（79）	5616（21）	27168（100）
比例	～1:42:1.2	～1:2.3:1.5	～1:14:1.4

	國產	輸入	總和
處方藥	13449	3239	16688
非處方藥	7543	619	8162
總和	20992	3858	24850
比例	1.8:1	5.2:1	2:1

2-5 西藥、中藥

19 世紀末期隨著化學技術精進，越來越多藥品主成分是藉由化學合成而得，基於化學合成藥品的較容易純化及分析、可使用不同方式合成相同產品、可藉由化學方法修改產生新化學結構物質等優點，使得化學物質運用於藥品的比重越來越高，現今市售藥品幾乎都是以化學合成方式取得之「化學成分藥品」。

但是，化學合成藥品仍有其極限，故藥品主成分來源除化學藥品外，仍需透過其他方式來取得，最常運用的是從天然植物或其他非合成技術方式來生產，這些物質可能具有明顯之藥理或毒理反應，亦或該物質係存在於生物體內，惟物質本身可能化學結構複雜，亦或無法藉由化學方式產生該物質，需透過生物技術加以生產，故此類物質依據來源可分為「生物藥品」與「中草藥」兩類。

「生物藥品」係指依據微生物學、免疫學學理製造之血清、抗毒素、疫苗、類毒素及菌液等，約略分為基因工程藥品、疫苗類藥品、人用血漿藥品與過敏原藥品等四類生物藥品。

「中草藥」包含「中藥」與「植物藥」，其中「中藥」係指不包含業經高度純化，或經化學合成或修飾之：1. 典籍記載之傳統中藥，及 2. 民間使用或其他國家使用之草藥，經傳統或現代抽提方法獲得之藥品；「植物藥」則為「植物藥材」抽取所得之「植物抽取物質」，再經製造為「植物抽取成品」。

「生物藥品」與「中草藥」其來源或所含成分，較「化學成分藥品」為複雜外，「中草藥」因成分複雜且分析不易，故在藥品劑量確認及規範上，無法等同適用「化學成分藥品」之原理，故兩者在查驗登記法規分別與化學成分藥品有不同要求。本分類之實益乃在於依藥品主成分之來源之不同性質，使其在藥品查驗登記之要求文件、審查及標準的規範有所不同。

依《藥事法》藥品販賣業者（藥商），係指下列各款規定之業者（第 15 條）：

1. 經營西藥批發、零售、輸入及輸出之業者。

2. 經營中藥批發、零售、調劑、輸入及輸出之業者。

在管理方面，西藥販賣業者之藥品及其買賣，應由專任藥師駐店管理。但不售賣麻醉藥劑者，得由專任藥劑生為之。中藥販賣業者之藥品及其買賣，應由專任中醫師或修習中藥課程達適當標準之藥師或藥劑生駐店管理（第 28 條）。西藥販賣業者，不得兼售中藥；中藥販賣業者，不得兼售西藥。但成藥不在此限（第 51 條）。

列冊中藥商中藥販賣業務範圍包括：中藥材及中藥製劑之輸入、輸出及批發；中藥材及非屬中醫師處方藥品之零售；不含毒劇中藥材或依固有成方調配而成之傳統丸、散、膏、丹及煎藥（第 103 條）。

中藥與西藥的異同

	中藥	西藥
劑型	煎劑為主	散、片、注射劑
成分	粗提物	精製
來源	天然物	合成物
投藥途徑	經口	經口、注射
作用時間	慢	快

	中藥	西藥
藥理作用	複合、相乘作用	單一、相加作用
用量反應	不明確	明確
臨床效果	溫和	強大
副作用	少	多
停藥反應	少	多

藥物的定義

具醫療價值的各類物質

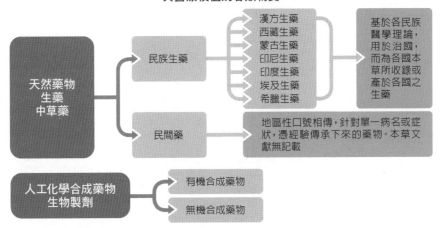

中藥的幾種名詞定義

名詞	定義
中藥	指在中國傳統醫藥理論指導採集、炮製、製劑、說明作用機理及指導臨床應用的藥物，也就是在中醫理論指導下用於預防、治療疾病及具有康復和保健作用的物質，都可統稱為中藥。
中成藥	指以中藥材為原料，在中醫理論指導下，按規定的處方和方法，加工製成一定的劑型、標明藥物作用、適應症、劑量、服法等，提供醫生或患者直接選用之符合藥品法規的藥物，也就是指中藥複方或單方使用的成品藥劑。
草藥	指廣泛流傳於民間，在正規中醫院診所中不普遍使用，為民間俚醫或百姓習用，無加工炮製等規範，也可稱為民間藥。
民族藥	指中國少數民族地區所習用的藥物，多少有摻雜中醫藥學和外國醫藥學的理論影響，經長期臨床實踐中逐漸發展形成具有該民族地區醫藥特色，並具有強調地區性的藥物特質，如藏藥、蒙藥、苗藥、傣藥等。也應可歸納屬於傳統中醫藥之一部分。
生藥	取自三大自然物，以其全形或一部分，就其原態或施以簡單加工而供用於醫藥者。

2-6 醫療器材的定義、分類

醫療器材的定義依《藥事法》，係用於診斷、治療、減輕、直接預防人類疾病、調節生育，或足以影響人類身體結構及機能，且非以藥理、免疫或代謝方法作用於人體，以達成其主要功能之儀器、器械、用具、物質、軟體、體外試劑及其相關物品（第13條）。

醫療器材的分類依《醫療器材管理辦法》（民國108年7月29日），依據風險程度，分成下列等級（第2條）：第一等級：低風險性。第二等級：中風險性。第三等級：高風險性。

醫療器材依據功能、用途、使用方法及工作原理，分類如下（第3條）：1.臨床化學及臨床毒理學。2.血液學及病理學。3.免疫學及微生物學。4.麻醉學。5.心臟血管醫學。6.牙科學。7.耳鼻喉科學。8.胃腸病科學及泌尿科學。9.一般及整形外科手術。10.一般醫院及個人使用裝置。11.神經科學。12.婦產科學。13.眼科學。14.骨科學。15.物理醫學科學。16.放射學科學。17.其他經中央衛生主管機關認定者。

目前臺灣醫療器材產業分為以下五大類：

1. 診斷與監測用醫療器材

（1）醫學影像，醫學影像裝置多屬產品開發階段，其產品為：超音波、X光攝影、內視鏡、磁振造影、螢光透視。

（2）身體物理測定器具：體溫計、聽診器、體重計、體脂計。

（3）血壓測定器具：脈搏計、數位血壓計、水銀血壓計。

（4）醫用監視裝置：腦波儀、生理監視器、心電圖計、心臟示波計。

2. 手術與治療用醫療器材

（1）放射治療設備：醫用直線加速器、鈷60治療機。

（2）吸呼與麻醉用器具：醫用呼吸器、氧氣治療器具。

（3）其他：植入式電刺激器、早產兒保育器、體外震波碎石裝置。

（4）手術器械：無動力手術器更、一般電動手術器械、超音波刀、高頻電刀。

（5）物理治療器具：電療器具、水療器具、熱療器具、機械治療器具。

（6）洗腎裝置：洗腎機、人工腎臟、洗腎導管及穿刺針。

（7）眼科及牙科器械：視力矯正器具、眼科手術器具、牙科相關器械

（8）心血管手術治療用裝置：氣球擴張控制系統、血管支架、心率調節器。

3. 輔助／修補用醫療器材

（1）身體各部位彌補物：義眼、義肢、人造血管、人工乳房、骨科彌補物。

（2）行動輔助器材：枴杖、助行器、機動病人用車、非機動病人用車。

（3）身體器官功能輔助器材：助聽器、心律調整器、心律去顫器、完全人工心臟。

4. 體外診斷器材

（1）檢驗儀器設備：生化檢測儀器、血液相關分析儀器、免疫分析儀器。

（2）其他檢驗相關設備：離心機及相關器材、理化分析切片儀器。

（3）檢驗試劑：儀器偵測式檢驗試劑、快速檢驗試劑、生物晶片。

5. 其他類醫療器材

（1）醫用家具：醫療氣墊床、消毒器、病床、檢診檯及其他檯具、手術燈。

（2）傷口護理器材：縫合材料、急救用品、包紮材料。

（3）個人保護器材：醫用手套、防護衣（鞋）、呼吸防護具。

（4）其他塑、橡膠紙類等製品：紙尿褲、衛生棉、矽（橡）膠奶嘴、衛生套。

臺灣之醫療器材管理模式

一等級（Class I）	二等級（Class II）	三等級（Class III）
醫療器材優良製造規範（GMP）（部分品項無須實施）	醫療器材優良製造規範（GMP）	醫療器材優良製造規範（GMP）
無須辦理查驗登記	查驗登記（部分品項無須辦理查驗登記）	查驗登記+ 臨床相關資料

醫療器材管理架構

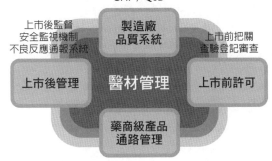

生產源頭控管
醫療器材製造廠品質系統
GMP / QSD

製造廠品質系統

上市後監督
安全監視機制
不良反應通報系統

上市前把關
查驗登記審查

上市後管理

醫材管理

上市前許可

藥商級產品通路管理

醫療器材管理核心目標與策略

核心目標	執行策略
保護消費者安全	加強消費者保護措施建構產品安全網
健全法規體系	建立現代化管理法規建立透明一元化審查體制延攬及培育審查人才
加速生醫藥產業發展	建置法規諮詢輔導機制培訓專業人才提升研發能量
加強國際交流合作	積極主動參與各項國際事物

醫療器材分類分級

Class I	如聽診器、醫用口罩、紗布、一般手術手動器械、彈性繃帶、壓舌板、機械式輪椅、矯正鏡片
Class II	如衛生套、衛生棉條、輸液幫浦、靜電器（電位治療器）、動力式輪椅、軟式隱形眼鏡及其保存用產品、注射針筒／針頭、血糖機、血壓計、電子體溫計、磁振診斷裝置、外科及皮膚科用雷射儀
Class III	如心臟瓣膜置換物、人工水晶體、眼科用準分子雷射系統、冠狀動脈支架、心律調節器、人工牙根、玻尿酸植入物

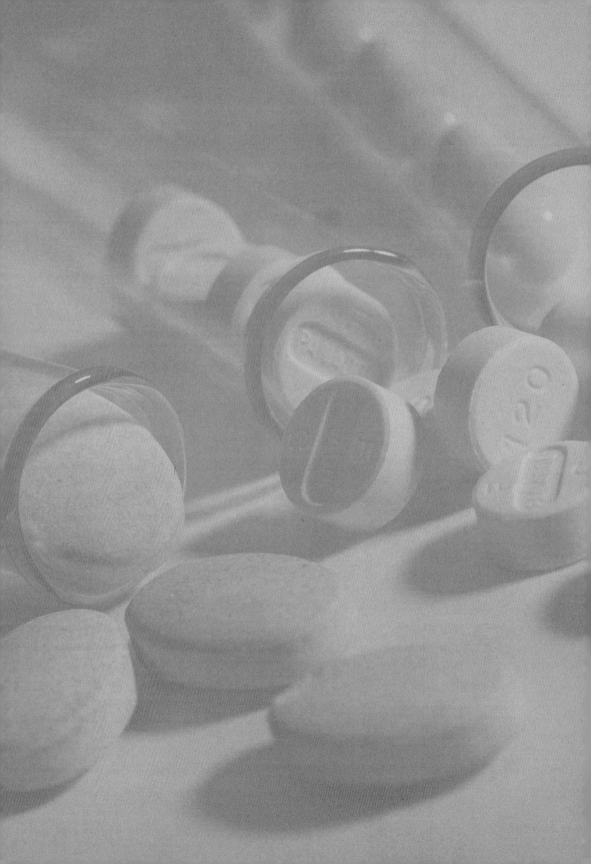

二、

藥師業務及執業管理

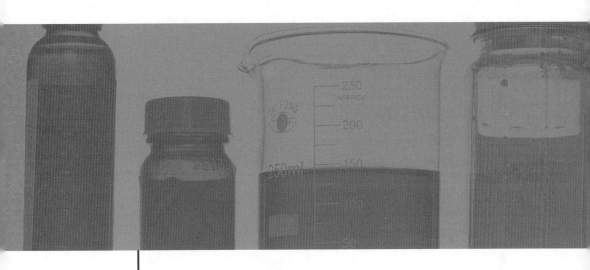

3-1 藥品調劑

　　廣義的藥品調劑包括處方調劑（憑處方箋調劑）、非處方調劑（無需處方箋也可調劑，如藥局銷售非處方藥），及其所包含的藥物資訊服務等在內的藥學技術服務。它涉及多項藥學領域的操作過程，一般包括收方、審方、配方（包括取藥、分裝、臨時處方藥劑的配製等）、包裝、核對、發藥和用藥指導等；狹義的藥品調劑是指按照醫師處方，專為某一患者配製的，並註明用法、用量的藥劑的調配操作。

　　調劑流程從接受處方開始、審核處方、調劑藥品、覆核及至交付藥品給病患為止，調劑是病患就醫的整個過程中，最後也最重要的一環，藥師身負重責大任。

　　根據英國某醫院統計一百萬張處方中有 178 件發生調劑錯誤（發生率為 0.018 %），在沒有進行雙重核對時發生率為 0.04 %，如有進行雙重核對則發生率降為 0.01 %。因此，營造安全的調劑作業環境及程序，來避免調劑錯誤的發生應有助於「用藥安全」之提昇。

　　根據英國一項收集 7,158 件調劑疏失案例的分析研究，從統計中發現錯誤的型態主要是藥物錯誤（23 %）、藥物劑量錯誤（23 %）、用藥指導錯誤（10 %）及藥物數量錯誤（10 %）。

調劑標準作業流程

1. 確認處方

　　（1）處方確認：確認處方的完整性、合法性、處方期限有效性。處方箋的資料是否完整；連續處方的調劑次數及有效期限。

　　（2）處方登錄：以電腦建立病人基本資料；登錄處方資料；建立病人藥歷檔；為防止未經授權者進入查閱或修改資料，應有資訊安全控管機制，檔案資料內容有異動時，應即時更新。

　　（3）用藥適當性評估：依據病人的基本資料、用藥史及醫師之診斷進行專業評估；若對醫師處方有用藥疑慮時，應與開立處方之醫師聯絡以確認處方，並留有紀錄。

2. 確認藥品

　　（1）藥品調配：依標準作業流程進行藥品調配。

　　（2）再次核對：調配完成應再次核對藥袋或藥品標籤之內容、藥品種類、數量與處方是否一致。

3. 確認病人

　　（1）交付藥品：交付藥品時應執行雙重檢核；交付之藥品如屬第一級至第三級之管制藥品，需依身分證明文件確認交付對象是否正確，再由領受人憑身分證明文件簽名領受。

　　（2）用藥指導：藥事人員宜運用適當方式（如口頭、書面及其他方式）進行用藥指導，並確認病人、家屬或其他照護者完全了解；說明藥品相關資訊，如藥名、主要適應症、用量、用法、頻次、途徑、療程、儲存環境及有效期限。（如：抗生素）；必要時保存指導紀錄。

導致調劑疏失的因素，可概分為下列幾項

因素	比例	說明
藥名看起來或唸起來相似	33 %	某些藥物常發生調劑錯誤，而某些藥物發生調劑錯誤的機率較低，但病人不慎服用卻會導致嚴重傷害。
工作量過大或是人過少	23%	因工作量大使得注意力無法集中，而遺漏工作細則。
工作人員缺乏經驗	20 %	對於作業規定不熟悉，容易遺漏工作細則而發生錯誤。
處方謄寫	14 %	醫療人員進行處方抄寫或輸入時發生錯誤，而導致藥師根據錯誤處方調劑錯誤；或是處方書寫不清楚，則容易造成藥師的解讀錯誤。
其他因素	10 %	多種劑型規格及包裝相似。成分相同但組合成分不同，有特殊單位換算。須再加工調配或臨時調配的處方。

藥品調劑作業

項目	作業標準
藥事人員於藥品調配或調製時應依處方指示，選擇正確藥物	● 確認不宜隨意更換廠牌之品項及取用正確的藥品品牌。 ● 若醫師未註明處方藥品不得替代，藥事人員得以與原處方藥品之同成分、同劑型、同單位含量之學名藥替代，並記錄之，必要時應通知原處方醫師。 ● 確認藥廠標示之藥品效期。
藥事人員依處方調配或調製藥品時，應避免藥品相互污染	不得以手與藥品直接接觸，身體之傷口必須以適當敷料覆蓋。
藥事人員應依藥品優良製造規範包裝藥品	● 選擇符合要求之適當種類及大小的容器。 ● 宜使用兒童安全包裝之包裝器材。 ● 應注意專業包裝藥品之包裝材料與貯存環境，並標示藥品名、單位含量及分裝或有效日期。
藥事人員應依藥師法規定，於藥品容器包裝上記明	● 藥局之名稱、地址、電話號碼。 ● 處方編號及調劑日期。 ● 病患姓名、性別。藥品商品名。 ● 藥品單位含量與數量。 ● 清楚的劑量、頻次、途徑與簡短的用藥指示。 ● 藥品使用期限。 ● 調劑者姓名。
藥事人員於交付藥品，應再次核對	● 標籤內容、藥品種類、數量與處方指示是否一致。 ● 輔助標籤內容是否正確。

3-2 藥品優良調劑作業

　　《優良藥品調劑作業規範》（民國 93 年 11 月 25 日）係衛生福利部依《藥事法》第 37 條第 1 項規定訂定，全文 25 條。藥品調劑，係指藥事人員自受理處方箋至病患取得藥品間，所為之處方確認、處方登錄、用藥適當性評估、藥品調配或調製、再次核對、確認取藥者交付藥品、用藥指導等相關之行為（《優良藥品調劑作業規範》第 3 條）。

　　藥品調劑處所，係指從事處方調劑、存放處方藥品、調劑器具、設備及其他必要物品之場所。藥品調劑處所應符合以下：

　　1. 藥事作業處所設施及其他建築部分應該保持清潔整齊，並且能夠保護民眾及工作人員之安全。

　　2. 藥事作業處所應維持合適的溫度、照明與通風。

　　3. 藥局應將藥局執照正本懸掛於明顯處，便於民眾辨識。

　　4. 醫療院所及藥局應備置「藥師執業中」、「藥師暫停執行業務」或「藥劑生執業中」、「藥劑生暫停執行業務」之標示（長 50 公分，寬 10 公分），藥事人員依實際執業情形置於調劑處所明顯處，便於民眾辨識。

　　5. 藥事作業處所張貼之廣告應符合藥事法及相關法令之規定。

　　6. 藥事作業處所應具備清潔劑與乾手設備等洗手設施。

　　7. 藥事作業處所應備有消防安全設備。

　　8. 調劑處所至少應有 6 平方公尺之作業面積，並應與其他作業處所有適當區隔。

　　9. 藥事作業處所應備有病患諮詢設施及專業參考資料，以利民眾諮詢。

　　10. 調劑處所非經藥事人員許可，不得無故進入。

　　11. 調劑處所內應禁煙、禁食，並不得放置食物。

　　藥事人員受理處方後，應確認處方之合法性、完整性與處方期限有效性。而確認處方，應包括下列各項：

　　1. 病患的姓名、年齡、性別及病名。

　　2. 處方醫師姓名、管制藥品使用執照號碼、其簽名或蓋章，所屬醫療機構名稱地址及電話。

　　3. 藥品之名稱、劑型及單位含量。

　　4. 藥品數量。

　　5. 劑量及用藥指示。

　　6. 開立處方日期。

　　7. 連續處方指示。包含連續處方的調劑次數及時間間隔。

　　藥事人員應於藥品容器包裝上載明下列事項：

　　1. 病患之姓名及性別。2. 藥品名稱。3. 藥品單位含量及數量。4. 藥品用法及用量。5. 醫療機構或藥局之名稱及地址。6. 調劑者姓名。7. 調劑或交付日期。

　　標示於藥品外包裝容器或列為醫師、藥事人員諮詢事項：警語、主要適應症、主要副作用、醫療機構或藥局之電話號碼、藥品外觀標記其他用藥指示。

藥品調劑作業流程

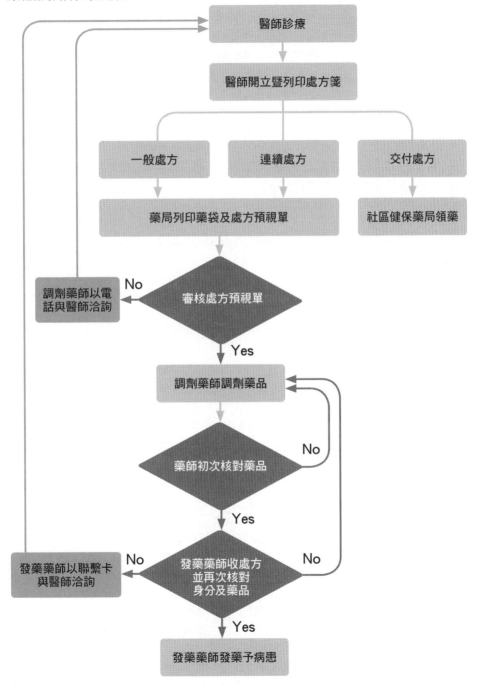

3-3 藥事作業的義務

藥事作業人員的義務如下：

1. 藥事人員應遵守有關《藥事法》、《藥師法》及相關法令之規定。

2. 藥事人員應穿著整潔工作服，並配戴執業執照。

3. 藥事人員應與醫師及其他醫事服務人員，建立互相信賴的合作關係，共同處理各種藥品治療方面的問題。

4. 藥事人員應提供病患諮詢及用藥指導的服務。

5. 藥事人員應依法參與繼續教育課程，並定期更新執業執照。

6. 藥事人員發現病患有重大藥品治療問題時，應主動告知醫師並配合處理；發現不良反應時應向主管機關規定之監視通報系統通報。

《藥師法》中有關藥品調劑之條文如下：

藥品調劑係屬藥師業務之一（第 15 條）。中藥製劑之製造、供應及調劑，除依藥事法有關規定辦理外，亦得經由修習中藥課程達適當標準之藥師為之；其標準由中央主管機關會同中央教育主管機關定之。

藥師受理處方，應注意處方上年、月、日、病人姓名、性別、年齡、藥名、劑量、用法、醫師署名或蓋章等項；如有可疑之點，應詢明原處方醫師確認後方得調劑（第 16 條）。

藥師調劑，應按照處方，不得錯誤，如藥品未備或缺乏時，應通知原處方醫師，請其更換，不得任意省略或代以他藥（第 17 條）。

藥師對於醫師所開處方，只許調劑一次，其處方箋應於調劑後簽名蓋章，添記調劑年、月、日，保存 3 年，含有麻醉或毒劇藥品者保存 5 年。如有依第 16 條、第 17 條規定詢問或請醫師更換之情事，並應予註明（第 18 條）。

藥師於藥劑之容器包裝上，應記明下列各項：1. 病人姓名，性別。2. 藥品名稱、劑量、數量、用法。3. 作用或適應症。4. 警語或副作用。5. 藥局地點、名稱及調劑者姓名。6. 調劑年、月、日（第 19 條）。

藥師應親自主持其所經營之藥局業務，受理醫師處方或依中華藥典、國民處方選輯之處方調劑（第 20 條）。

負責主持經營藥局之藥師，應具備二年以上實際調劑執業經驗，始得提供藥品調劑服務（第 20 條之一）。實際調劑執業經驗，係指藥事人員（藥師或藥劑生）登錄執業於醫療機構或藥局，實際執行依《藥品優良調劑作業準則》第 3 條所稱之調劑業務。

《藥事法》中有關藥品調劑之條文如下：

藥局應請領藥局執照，並於明顯處標示經營者之身分姓名。藥局兼營藥品零售業務，應適用關於藥商之規定。但無需另行請領藥商許可執照（第 34 條）。

修習中藥課程達適當標準之藥師，親自主持之藥局，得兼營中藥之調劑、供應或零售業務（第 35 條）。

藥品之調劑，非依一定作業程序，不得為之；其作業準則，由中央衛生主管機關定之。前項調劑應由藥師為之。但不含麻醉藥品者，得由藥劑生為之（第 37 條）。

藥品管理及保存

1	藥局依據安全存量做藥品採購，廠商送達藥品時，應點收數量、核對藥品名稱、有效期限及金額，以上確認無誤後再簽收入庫。
2	藥品依據先進先出原則執行入庫擺設及定位管理。
3	藥庫應設置溫、溼度計，並定期監控、做紀錄。
4	補藥上櫃時，應確實核對藥品名稱及劑量。
5	藥櫃上之藥品以原瓶上架為原則，並於藥瓶上明顯標示藥品名稱、劑量及有效期限。
6	藥櫃上之藥品應定位擺放。
7	藥局應於每月底盤點，並做盤盈損紀錄。
8	對於以變質或已過有效期限的藥品，應予標示並予明顯區隔置放，依法處理。
9	處方藥不得以開架式陳列，並應妥善保管。
10	第一級至第三級管制藥品應專設櫥櫃加鎖儲藏。

藥物諮詢應包括項目

1	藥品名稱	7	常見的副作用，如何處理及何時尋求醫師協助
2	給藥原因	8	對同時使用非處方藥品或食物，以及生活型態的建議
3	用藥劑量、頻次、途徑及療程	9	藥品儲存環境及效期
4	用藥方法，包括解釋、示範劑量的量取，及用藥的技巧	10	調配數量及處方再調劑的提醒，以強調服藥順從性
5	預期藥品產生藥效的時間，及藥效維持的時間	11	輔助的藥品相關資料
6	忘記用藥的處理		

為避免調劑錯誤之發生，應遵循下列四個步驟

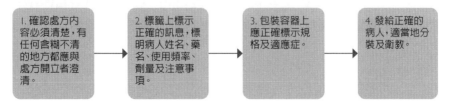

3-4 健保特約藥局調劑作業

　　健保特約藥局為《全民健康保險法》之法定醫事服務機構，採取行政契約之方式相互履行義務。

　　依《全民健康保險醫療辦法》（民國 107 年 4 月 27 日）之規定，特約醫院、診所應將門診處方交由保險對象（病患），自行選擇於該次就醫之特約醫院、診所或其他符合規定之保險醫事服務機構調劑、檢驗、檢查或處置（第 6 條）。

（一）健保特約藥局受理處方之調劑作業

　　1. 醫師處方之藥物如未註明不可替代，藥師（藥劑生）得以相同價格或低於原處方藥物價格之同成分、同劑型、同含量其他廠牌藥品或同功能類別其他廠牌特殊材料替代，並應告知保險對象（第 26 條）。

　　2. 。有交付藥劑時，應依法規規定為藥品之容器或包裝標示（第 17 條）。

（二）健保特約藥局受理一般處方之調劑作業

　　1. 保險對象持特約醫院、診所醫師交付之處方箋，應在該特約醫院、診所或至特約藥局調劑。但保險對象，因故無法至原處方醫院、診所調劑，且有下列情形之一者，得至其他特約醫院或衛生所調劑：(1) 持慢性病連續處方箋且所在地無特約藥局。(2) 接受本保險居家照護服務，經醫師開立第一級或第二級管制藥品處方箋。處方箋以交付一般藥品處方箋、慢性病連續處方箋或管制藥品專用處方箋併用時，保險對象應同時併持於同一調劑處所調劑（第 15 條）。

　　2. 保險對象完成診療程序後，保險醫事服務機構應依本法規定，向保險對象收取其應自行負擔之費用，並依法規規定開給收據（第 17 條）。

（三）健保特約藥局受理慢性病連續處方箋之調劑作業

　　1. 同一慢性病連續處方箋，應分次調劑。 保險對象持慢性病連續處方箋調劑者，須俟上次給藥期間屆滿前 10 日內，始得憑原處方箋再次調劑（第 24 條）。

　　2.(1) 處方用藥，每次以不超過 7 日份用量為原則。 (2) 符合第 14 條第二項慢性病範圍之保險對象，除腹膜透析使用之透析液，按病情需要，得一次給予 31 日以下之用藥量外，其餘按病情需要，得一次給予 30 日以下之用藥量。(3) 慢性病連續處方箋，每次調劑之用藥量，依前款規定，總用藥量至多 90 日（第 22 條）。

　　3. 保險對象持有效期間內之慢性病連續處方箋，有下列情形之一者，得出具切結文件，一次領取該處方箋之總用藥量：(1) 預定出國或返回離島地區。(2) 遠洋漁船船員出海作業或國際航線船舶船員出海服務。 (3) 罕見疾病病人。(4) 經保險人認定確有一次領取該處方箋總用藥量必要之特殊病人（第 25 條）。

全民健康保險慢性疾病範圍（部分資料）

疾病名稱　（特定診療項目代號）	
一	癌症（12）
二	內分泌及代謝疾病 甲狀腺機能障礙（05）、糖尿病（01）、高血脂症（19）、威爾遜氏症（48）、痛風（07）、天皰瘡（30）、皮肌炎（31）、泌乳素過高症（43）、先天性代謝異常疾病（52）、腎上腺病變引發內分泌障礙（70）、腦下垂體病變引發內分泌障礙（71）、性早熟（72）、副甲狀腺機能低下症（80）、性腺低能症（Hypogonadism）（93）
三	精神疾病 精神病（47）
四	神經系統疾病 腦瘤併發神經功能障礙（73）、巴金森氏症（16）、肌僵直萎縮症（49）、其他中樞神經系統變質及遺傳性疾病（54）、多發性硬化症（55）、嬰兒腦性麻痺及其他麻痺性癥候群（56）、癲癇（15）、重症肌無力（51）、多發性周邊神經病變（74）、神經叢病變（75）、三叉神經痛（76）、偏頭痛（77）、脊髓損傷（81）
五	循環系統疾病 心臟病（11）、高血壓（02）、腦血管病變（14）、動脈粥樣硬化（57）、動脈拴塞及血拴症（58）、雷諾氏病（26）、川崎病併發心臟血管異常者（78）

依《全民健康保險醫事服務機構特約及管理辦法》（民國 101 年 12 月 28 日），保險藥局（醫事服務機構）違背相關法規，應負之法律責任

法律責任	違規事項
以保險人公告各該分區總額最近一季確認之平均點值計算，扣減其申報之相關醫療費用之十倍金額（第37條）	1. 未依處方箋、病歷或其他紀錄之記載提供醫事服務。 2. 未經醫師診斷逕行提供醫事服務。 3. 處方箋或醫療費用申報內容為病歷或紀錄所未記載。 4. 未記載病歷或未製作紀錄，申報醫療費用。 5. 申報明知病人以他人之保險憑證就醫之醫療費用。 6. 容留非具醫事人員資格，執行醫師以外醫事人員之業務。
予以停約一個月至三個月。但於特約醫院，得按其情節就違反規定之診療科別、服務項目或其全部或一部之門診、住院業務，予以停約一個月至三個月（第38條）	1. 以保險對象之名義，申報非保險對象之醫療費用。 2. 以提供保險對象非治療需要之藥品、營養品或其他物品之方式，登錄就醫並申報醫療費用。 3. 未診治保險對象，卻自創就醫紀錄，虛報醫療費用。 4. 其他以不正當行為或以虛偽之證明、報告或陳述，申報醫療費用。 5. 保險醫事服務機構容留未具醫師資格之人員，為保險對象執行醫療業務，申報醫療費用。

4-1 藥事人員

狹義的藥事人員是指藥師及藥劑生。

廣義的藥事人員是指全部具有執行藥事相關法規所規範的業務，包括以下人員。

1. 藥師：資格依《藥師法》所定，業務為《藥事法》所規範之全部。

2. 藥劑生：依《藥師法》第 40 條：依《藥事法》所定之藥劑生，其資格、執業、組織及管理辦法，由中央主管機關定之。藥劑生違反依前項規定所定辦法者，依各該處罰藥師規定之方式及額度處罰之。其業務依《藥劑生資格及管理辦法》（民國 103 年 9 月 24 日）第 13 條，藥劑生業務如下：

1. 依《藥事法》第 28 條第 1 項但書所定得由專任藥劑生管理之藥品買賣。

2. 依《藥事法》第 37 條第 2 項但書所定得由藥劑生為之之藥品調劑。

3. 依《藥事法》第 28 條第 2 項所定中藥販賣業者之藥品及其買賣。

4. 前三款相關之藥品安全監視、給藥流程評估、用藥諮詢及其他依法得由藥劑生執行之業務。

藥劑生得販賣或管理一定等級之醫療器材之範圍及種類，準用《藥師法》相關規定。

1. **醫師**：依《藥事法》第 102 條規定，醫師以診療為目的，並具有本法規定之調劑設備者，得依自開處方，親自為藥品之調劑。全民健康保險實施二年後（即民國 86 年後），前項規定以在中央或直轄市衛生主管機關公告無藥事人員執業之偏遠地區或醫療急迫情形為限。

2. **中醫師**：依《藥事法》第 28 條規定，中藥販賣業者之藥品及其買賣，應由專任中醫師或修習中藥課程達適當標準之藥師或藥劑生駐店管理。第 29 條規定，中藥製造業者，應由專任中醫師或修習中藥課程達適當標準之藥師駐廠監製。第 37 條規定，中藥之調劑，除法律另有規定外，應由中醫師監督為之。

3. **護理人員**：依《護理人員法》（民國 107 年 12 月 19 日），護理人員應在醫師之指示下，執行依醫囑單純交付藥劑之醫療輔助行為。

4. **列冊中藥商**：依《藥事法》第 103 條規定，82 年 2 月 5 日前曾經中央衛生主管機關審核，予以列冊登記者，或領有經營中藥證明文件之中藥從業人員，並修習中藥課程達適當標準，得繼續經營中藥販賣業務。前項中藥販賣業務範圍包括：中藥材及中藥製劑之輸入、輸出及批發；中藥材及非屬中醫師處方藥品之零售；不含毒劇中藥材或依固有成方調配而成之傳統丸、散、膏、丹及煎藥。

公共衛生年報藥事人員資料彙整

年報卷期	藥事人員執業人數	每萬人口執業人數
100	30001	12.95
99	29587	12.80
98	28772	12.90
97	28997	12.62
96	27413	11.99
95	26750	11.74
94	27160	11.97
93	26815	11.86
92	25733	11.42
91	24811	11.07
90	24404	10.96

每萬人藥事人員數國際資料比較

各國家資料	密度
最低	<0.05
中位數	2.0
最高	16.7
WHO組織區域	
非洲地區	0.8
東南亞地區	3.8
西太平洋地區	3.9
東地中海區域	4.0
歐洲地區	5.4
美洲地區	6.9
收入群體	
低收入	0.5
中低收入	3.5
中上收入	3.7
高收入	8.9
全球（2011）	4.1
OECD（2009）	7.6
臺灣（2012）	13.6

密度：每萬人藥事人員數

各縣市藥事人員與服務面積比較

區域別	每位藥事人員服務面積	每平方公里藥事人員數
臺東縣	17.32	0.06
花蓮縣	12.02	0.08
南投縣	6.51	0.15
金門縣	5.62	0.18
宜蘭縣	4.94	0.20
連江縣	4.11	0.24
嘉義縣	3.64	0.27
苗栗縣	3.16	0.32
新竹縣	2.94	0.34
屏東縣	2.60	0.38
澎湖縣	1.76	0.57
雲林縣	1.56	0.64
臺南市	0.82	1.22
高雄市	0.69	1.44
彰化縣	0.68	1.48
臺中市	0.52	1.91
桃園縣	0.51	1.95
新北市	0.48	2.09
基隆市	0.30	3.31
新竹市	0.19	5.39
嘉義市	0.10	10.18
臺北市	0.05	19.68
平均	1.14	0.87

（藥事人員執業資料統計至 100 年底，行政區域土地面積人口數資料統計至 101 年 2 月底）

4-2 藥師的法定業務

《藥師法》（民國 107 年 12 月 19 日）第 15 條規定藥師的法定業務如下：

1. 藥品販賣或管理。
2. 藥品調劑。
3. 藥品鑑定。
4. 藥品製造之監製。
5. 藥品儲備、供應及分裝之監督。
6. 含藥化粧品製造之監製。
7. 依法律應由藥師執行之業務。
8. 藥事照護相關業務。

中藥製劑之製造、供應及調劑，除依藥事法有關規定辦理外，亦得經由修習中藥課程達適當標準之藥師為之；其標準由中央主管機關會同中央教育主管機關定之。藥師得販賣或管理一定等級之醫療器材，其範圍及種類，由中央主管機關定之。

未取得藥師資格擅自執行第 15 條第 1 項之藥師業務者，處新臺幣六萬元以上三十萬元以下罰鍰（第 24 條）。

非領有藥師證書者，不得使用藥師名稱（第 5 條）。

藥師執行藥品販賣或管理業務之職責如下（《藥師法施行細則》（民國 98 年 3 月 5 日）第 6 條）：

1. 關於藥品貯藏、陳列管理及衛生安全之指導、檢查事項。
2. 關於藥品拆封販賣之指導事項。
3. 關於對購用藥品者應注意事項之說明。
4. 關於買入、賣出藥品品質之鑑別事項。
5. 於藥商執行關於藥品查驗登記申請書所載全配方、適應症、用法用量、注意事項、配方來源及其他所需資料文件之審核事項。
6. 其他有關藥物管理之技術指導事項。

藥師執行藥品鑑定業務，應作成鑑定書，載明下列事項，由藥師簽章（《藥師法施行細則》第 8 條）。

藥師執行藥事照護相關業務，其職責如下（《藥師法施行細則》第 13 條）：

1. 為增進藥物療程之效益及生活品質，考量藥物使用情形及評估療效之藥事服務事項。
2. 於醫療機構、護理機構、藥局或依老人福利法所定之老人福利機構，執行藥品安全監視、給藥流程評估、用藥諮詢及藥物治療流程評估等相關藥事服務事項。

藥師執行藥品儲備、供應及分裝之監督職責

項目	法規	監督職責
藥品儲備	《藥師法施行細則》第10條	1.關於儲備數量、儲藏處所溫度、濕度、通風情形及防止日曬、雨水與鼠蟲害等設施之檢查及指導改良事項。 2.關於各類藥品儲備方法之指導及定期抽查檢驗事項。
藥品供應	《藥師法施行細則》第11條	1.關於依藥品種類、性質及供應對象，提示保管使用須加注意之事項。 2.關於運送藥品所需處理技術之指導事項。
藥品分裝	《藥師法施行細則》第12條	1.關於申請原料藥分裝所需檢驗方法、有關文獻、分裝用容器、標籤實樣及申請書所載原料藥品名、有效期間之審核事項。 2.關於分裝場所、設備、容器及包裝物料之檢查事項。 3.關於分裝技術之指導事項。 4.關於分裝藥品之封緘事項。 5.關於分裝藥品，依規定所作紀錄及報備之簽證事項。

藥師執行藥品或含藥化粧品製造之監製職責

1.關於申請製造藥品或含藥化粧品查驗登記所需樣品之試製及其品質管制紀錄、檢驗（定）規格、檢驗成績，以及申請書所載原料名稱、分量、製法、效能、用法、用量、配方依據、類似製品之審核事項。

2.關於原料、物料之檢查、鑑別及保管技術之指導事項。

3.關於製造之指導、檢驗設備之維護及建議改良事項。

4.關於製造、加工、品質管制程序及技術之擬訂與作業之監督事項。

5.關於成品庫存、保存之檢查與指導事項。

6.其他有關藥學技術事項。

藥師執行前項各款事項，應簽章負責作成紀錄，由藥品或含藥化粧品製造業者列入檔案以備查考。

4-3 藥師資格

藥師積極資格：依《藥師法》規定，中華民國人民經藥師考試及格者，得充藥師（第1條）。具有下列資格之一，得應藥師考試（第2條）：

1. 公立或立案之私立大學、獨立學院或符合教育部採認規定之國外大學、獨立學院藥學系畢業，並經實習期滿成績及格，領有畢業證書者。

2. 本法中華民國101年6月5日修正施行前，於專科學校藥學科畢業，並經實習期滿成績及格，領有畢業證書者。

藥師應向執業所在地直轄市、縣（市）主管機關申請執業登記，領有執業執照，始得執業。藥師執業，應接受繼續教育，並每六年提出完成繼續教育證明文件，辦理執業執照更新。申請執業登記之資格、條件、應檢附文件、執業執照發給、換發、補發與前項執業執照更新及其他應遵行事項之辦法，由中央主管機關定之。藥師接受繼續教育之課程內容、積分、實施方式、完成繼續教育證明文件及其他應遵行事項之辦法，由中央主管機關定之（第7條）。

經藥師考試及格者，得請領藥師證書（第4條）。請領藥師證書，應具申請書及資格證明文件，送請中央主管機關核發之。非領有藥師證書者，不得使用藥師名稱（第5條）。

藥師積極資格：有下列情事之一者，不得充藥師；其已充藥師者，撤銷或廢止其藥師證書（第6條）：

1. 曾犯肅清煙毒條例或管制藥品管理條例之罪，經判刑確定者。

2. 曾犯毒品危害防制條例之罪，經判刑確定者。

3. 依本法受廢止證書之處分者。

有下列情形之一者，不得發給執業執照；已領者，撤銷或廢止之（第8條）：

1. 經撤銷或廢止藥師證書者。

2. 經撤銷或廢止藥師執業執照未滿一年者。

3. 有客觀事實認不能執行業務，經直轄市、縣（市）主管機關邀請相關專科醫師、藥師及學者專家組或小組認定。

4. 受停業處分仍執行業務。

前項第三款原因消失後，仍得依本法規定申請執業執照。

負責主持經營藥局之藥師，應具備二年以上實際調劑執業經驗，始得提供藥品調劑服務。醫療機構聘藥師提供藥事服務者，其藥師至少應有一人具備二年以上實際調劑執業經驗，始得提供藥品調劑服務。

藥師執業以一處為限，並應在所在地主管機關核准登記之醫療機構、依法規定之執業處所或其他經主管機關認可之機構為之。但於醫療機構、藥局執業者，有下列情形之一，並經事先報准，得於執業處所外執行業務：1.藥癮治療或傳染病防治服務。2.義診或巡迴醫療服務。3.藥事照護相關業務。4.於矯正機關及經中央主管機關公告之無藥事人員執業之偏遠地區，執行調劑業務。5.其他經中央主管機關認定之公益或緊急需要。前項但書執行業務之辦法，由中央主管機關定之（第11條）。

藥師／藥劑生執業管理差異

	藥師	藥劑生
資格取得	公立或立案之私立大學、獨立學院或符合教育部採認規定之國外大學、獨立學院藥學系畢業，並經實習期滿成績及格，領有畢業證書，經藥師考試及格者	● 高職以上藥劑學科畢業，經藥劑生考試及格者 ● 藥劑生考試已於1993年停辦
執照更新	藥師執業，應接受繼續教育，並每6年提出完成繼續教育證明文件（最近6年內接受繼續教育達120點學分），辦理執業執照更新	準用藥師法規定
執業異動	藥師因執業異動，致中斷執業一個月以上者，於再行執業時，應檢具申請日前一年內接受繼續教育二十五點以上之證明文件	準用藥師法規定
業務範圍	● 藥品販賣或管理 ● 藥品調劑 ● 藥品鑑定 ● 藥品製造之監製 ● 藥品儲備、供應及分裝之監督 ● 含藥化粧品製造之監製 ● 依法律應由藥師執行之業務 ● 藥事照護相關業務	● 準用藥師法規定 ● 不含售賣麻醉藥品之藥品販賣、管理或調劑

臺北市藥事人員執業登記人數

業別藥師	藥師（人）	藥生（人）	比例
醫院	1,549	8	28.5%
診所	824	210	18.9%
藥局	997	197	21.9%
西藥販賣業	1,315	266	29%
中藥販賣業	51	4	1%
西藥製造業	5	0	0.1%
中藥製造業	2	0	0.1%
化粧品製造業	10	0	0.2%
其他	17	0	0.3%
小計	4,770	685	100%
總計	5,455		

4-4 藥事照護

藥事照護於民國 96 年已納入《藥師法》第 15 條之藥師業務。藥事照護業務職責：

1. 為增進藥物療程之效益及生活品質，考量藥物使用情形及評估療效之藥事服務事項。

2. 於醫療機構、護理機構、藥局或依《老人福利法》所定之老人福利機構，執行藥品安全監視、給藥流程評估、用藥諮詢及藥物治療流程評估等相關藥事服務事項。

藥事照護是藥師直接照顧個別病人藥物治療的行為。針對某特定病人之藥物治療，進行病情與用藥評估、擬定與執行照顧計畫、療效追蹤，以確保病人藥物治療都符合適應症、有效、安全及配合度高，進而提升其生活品質。

藥事照護即經由評估個別病人的疾病與用藥情況後，來發現是否有藥物治療問題存在。藥師在擬定與執行照顧計畫時，若發現的藥物治療問題與醫師開處方有關，就擬訂要與醫師溝通的內容，然後開始與醫師聯絡進行溝通；若與病人用藥行為有關，就擬訂要教育病人的內容，然後進行教育；同時規劃療效追蹤所要監測的項目與疾病照顧目標。

藥師執行藥事照護之流程與照護標準

1. **評估：**

（1）藥師收集病人基本資訊與所有疾病和所有正在服用藥物的相關資訊，作為判斷藥物治療適當性之依據。

（2）藥師判斷病人藥物治療是否已滿足病人之需求，即：病人所使用藥品都符合適應症、獲得最大程度療效、盡可能最安全、且病人能夠且願意配合指示服用藥物。

（3）確認出病人那些疾病照顧需要藥師介入，有哪些藥物治療問題存在。

2. **擬定與執行照護計畫：**

（1）對病人的各個疾病制訂個別的治療目標，何時須監測何項目。

（2）建立一個照顧計畫，包括解決藥物治療問題的建議，如何達到疾病治療目標及預防藥物治療可能遇到的問題。依計畫與醫療人員或病人溝通。

（3）建立一個追蹤時程表。

3. **追蹤：**

依追蹤時程表再去訪視病人，評值病人的病情進展是否達到治療目標、建議醫師或病人改變之行為是否已改變，是否仍有用藥安全或用藥配合度的問題，以及是否有新的藥物治療問題發生。

藥師執行藥事照護之專業行為準則

分　類	標　準
照顧品質	藥師應依專業執業標準以及其他法規標準，來評估自己的執業行為。
道德倫理	藥師考量病人利益所做的決定及行為，應以道德倫理標準來判定。
同僚關係	藥師應協助其他藥師、同事、學生或其他專業人員的發展。
多人合作	藥師照顧病人時，應與病人、家屬 / 看護及其他醫療人員共同合作。
繼續教育	藥師需要不斷學習新的藥理學、藥物治療學和藥事照顧學的知識。
參與研究	藥師應在執業中經常運用各類研究的結果，在需要時也參與研究計畫。
資源分配	藥師考量療效、安全性及成本等因素，來計畫和執行病人照顧。

長期照護保險

	長期照護保險	全民健康保險
保障對象	全民或特定年齡層國民	全民
保障課題	照護需要事故	疾病、傷害事故、復健需要
申領程序	需要評估者至申領者居所進行需要確認	罹病或復健需要者至診所醫院就醫
申領者	照護需要者	罹病者、治療性質之復健需要
保障性質	長期（long-term）	急性（acute care）
項目	個體生理基本生活協助（personal assistance）、家務協助、陪伴、看顧、照護訪視與諮詢費用、家庭設施改善費用	疾病、 診斷、治療、手術、復健、居家護理

執行藥事照顧之行為規範

不可為（Don't do）	應為（Should do）
1. 不可破壞醫師與病人之間的互信關係。 ■ 不可說醫師診斷有問題。 ■ 不可說醫師是故意要你多看病。 ■ 不可說醫師亂開藥或開藥不對。 ■ 勿與病人討論醫師處方的疑慮。 2. 不可引導病人多買保健食品或多花錢買藥局的藥品。 3. 不可批評其他醫療同仁的行為（包括醫師、護理人員、藥師、營養師、物理治療師、職能治療師等） 4. 藥師於照顧期間不得有虛浮申報服務之情事，不得由非具資格人員代為服務，且不得有服務態度不佳、額外收費、藉機推銷等事項。	1. 嚴守個案資料保密與隱私。 2. 應以關懷、愛護與熱心的態度來照顧民眾用藥，建立尊重與互信情誼。 3. 確定病人對藥物治療的需求，關心與顧慮的地方。多傾聽病人描述並使用他能懂的字彙與語言。 4. 給病人機會鼓勵他們多發問。當病人能接受與配合藥師意見時，能正面肯定及鼓勵病人。 5. 若有與多位醫師相關的藥物治療問題疑慮時，可先與各縣市醫師公會或健保局各分區負責協調的專員討論處理方式。 6. 需要時，代理病人與醫師直接溝通藥物治療問題的解決方法。 7. 尊重其他藥師或醫療人員的專業能力與照護價值。 8. 應持續提昇專業判斷知識，能夠為所照顧的病人提供符合他需求的照顧意見或行為，並為自己所提供的照護負責。 9. 以月例會方式定期討論個案輔導經驗，接受持續教育，發表文章，而能持續專業的成長。

4-5 藥師懲戒

依《藥師法》規定，藥師有下列情事之一者，由藥師公會或主管機關移付懲戒（第21條）：

1. 藥師未親自執業而將證照租借他人使用者。
2. 業務上重大或重複發生過失行為。
3. 明知為偽藥或禁藥而販賣者。
4. 利用業務機會之犯罪行為，經判刑確定。
5. 藉其藥事專業身分為產品代言，而背書、影射產品具誇大不實之效能，致有誤導消費者誤信廣告內容而購買之虞者。
6. 違反藥學倫理規範者。
7. 前六款以外之其他業務上不正當行為。

藥師懲戒之方式如下（第21-1條）：

1. 警告。
2. 命接受額外之一定時數繼續教育或臨床進修。
3. 限制執業範圍或停業一個月以上一年以下。
4. 廢止執業執照。
5. 廢止藥師證書。

前項各款懲戒方式，其性質不相牴觸者，得合併為一懲戒處分。

藥師移付懲戒事件，由藥師懲戒委員會處理之。

藥師懲戒委員會應將移付懲戒事件，通知被付懲戒之藥師，並限其於通知送達之翌日起二十日內提出答辯或於指定期日到會陳述；未依限提出答辯或到會陳述者，藥師懲戒委員會得逕行決議。被懲戒人對於藥師懲戒委員會之決議有不服者，得於決議書送達翌日起二十日內，向藥師懲戒覆審委員會請求覆審。

藥師懲戒委員會、藥師懲戒覆審委員會之懲戒決議，應送由該管主管機關執行之（第21-2條）。

藥師懲戒委員會之組織：藥師懲戒委員會、藥師懲戒覆審委員會之委員，應就不具民意代表身分之藥學、法學專家學者及社會人士遴聘之，其中法學專家學者及社會人士之比例不得少於三分之一。

藥師懲戒委員會之設置：藥師懲戒委員會由中央或直轄市、縣（市）主管機關設置，藥師懲戒覆審委員會由中央主管機關設置；其設置、組織、會議、懲戒與覆審處理程序及其他應遵行事項之辦法，由中央主管機關定之（第21-2條）。

藥師業務時如違反以下條文，處新臺幣二千元以上一萬元以下罰鍰。其再次違反或情節重大者，得廢止其執業執照；必要時，並得由中央主管機關廢止其藥師證書：

藥師執行調劑業務，非有正當理由，不得拒絕為調劑。藥局標示為日夜調劑者，其藥師應日夜為之（第12條）。藥師受有關機關詢問或委託鑑定時，不得為虛偽之陳述或報告（第13條）。藥師對於因業務而知悉他人之祕密，不得無故洩漏（第14條）。

藥師懲戒及救濟（二級二審制）

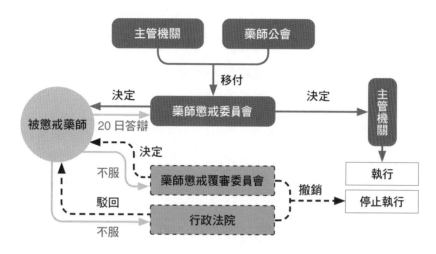

藥師執業義務

執業義務	法規	規定
親自主持藥局義務	《藥師法》第20條	藥師應親自主持其所經營之藥局業務，受理醫師處方或依中華藥典、國民處方選輯之處方調劑。
強制調劑義務	《藥師法》第12條	藥師執行調劑業務，非有正當理由，不得拒絕為調劑。
鑑定真實義務	《藥師法》第13條	藥師受有關機關詢問或委託鑑定時，不得為虛偽之陳述或報告。
保密義務	《藥師法》第14條	藥師對於因業務而知悉他人之祕密，不得無故洩漏。
強制入會義務	《藥師法》第9條	藥師非加入所在地藥師公會，不得執業。
執業以一處為限義務	《藥師法》第11條	藥師執業以一處為限。但於醫療機構、藥局執業者，有藥癮治療或傳染病防治服務、義診或巡迴醫療服務、藥事照護相關業務、無藥事人員執業之偏鄉地區、公益或緊急需要，得於執業處所外執行業務。

4-6 藥師公會

《藥師法》第 9 條規定：藥師非加入所在地藥師公會，不得執業。藥師公會不得拒絕具有會員資格者入會。

藥師公會肩負藥師懲戒之功能，藥師有下列情事之一者，由藥師公會或主管機關移付懲戒（第 21 條）：

1. 藥師未親自執業而將證照租借他人使用者。

2. 業務上重大或重複發生過失行為。

3. 明知為偽藥或禁藥而販賣者。

4. 利用業務機會之犯罪行為，經判刑確定。

5. 藉其藥事專業身分為產品代言，而背書、影射產品具誇大不實之效能，致有誤導消費者誤信廣告內容而購買之虞者。

6. 違反藥學倫理規範者。

7. 前六款以外之其他業務上不正當行為。

藥師公會之組織，依《藥師法》第 27 條規定：藥師公會分直轄市及縣（市）公會，並得設藥師公會全國聯合會。藥師公會之區域，依現有之行政區域，在同一區域內，同級之公會以一個為限。但行政區域調整變更前已成立者，不在此限（第 28 條）。直轄市及縣（市）藥師公會以在該轄區域內藥師九人以上之發起組織之；其不滿九人者，得加入鄰近區域之公會或共同組織之（第 29 條）。藥師公會全國聯合會應由二分之一以上之直轄市、縣（市）藥師公會完成組織後，始得發起組織（第 31 條）。

藥師公會之主管及監督機關，依《藥師法》第 32 條規定：藥師公會之各級藥師公會由人民團體主管機關主管。但其目的事業，應受衛生主管機關之指導、監督。

藥師公會之選舉及理監事會，依第 33 條規定：各級藥師公會置理事、監事，均於召開會員（會員代表）大會時，由會員（會員代表）選舉之，並分別成立理事會、監事會，其名額如下：

1. 直轄市、縣（市）藥師公會之理事不得超過 27 人。

2. 藥師公會全國聯合會之理事不得超過 35 人。

3. 各級藥師公會之理事名額不得超過全體會員（會員代表）人數二分之一。

4. 各級藥師公會之監事名額不得超過各該公會理事名額三分之一。

各級藥師公會得置候補理事、候補監事；其名額不得超過各該公會理事、監事名額三分之一。

理事、監事名額在三人以上時，得分別互選常務理事及常務監事；其名額不得超過理事或監事總額三分之一，並應由理事就常務理事中選舉一人為理事長；其不置常務理事者，就理事中互選之。常務監事在三人以上者，應互選一人為監事會召集人。

藥師公會每年開會員（會員代表）大會一次，必要時得召開臨時大會。藥師公會會員人數超過三百人以上時，得依章程之規定就會員分布狀況劃定區域，按其會員人數比例選定代表，召開會員代表大會，行使會員大會之職權（第 35 條）。

各級藥師公會之章程，應載明事項

1. 名稱、區域及會所所在地。
2. 宗旨、組織、任務或事業。
3. 會員之入會及出會。
4. 會員應繳納之會費及繳納期限。
5. 會員代表之產生及任期。
6. 理事、監事名額、權限、任期及其選任、解任。
7. 會員（會員代表）大會及理事會、監事會會議之規定。
8. 會員應遵守之公約。
9. 經費及會計。
10. 章程之修改。
11. 其他依法令規定應載明或處理會務之必要事項。

藥師角色與功能之演進

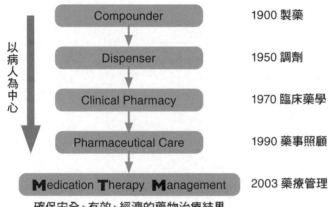

以病人為中心

Compounder	1900 製藥
Dispenser	1950 調劑
Clinical Pharmacy	1970 臨床藥學
Pharmaceutical Care	1990 藥事照顧
Medication **T**herapy **M**anagement	2003 藥療管理

確保安全、有效、經濟的藥物治療結果

藥師角色

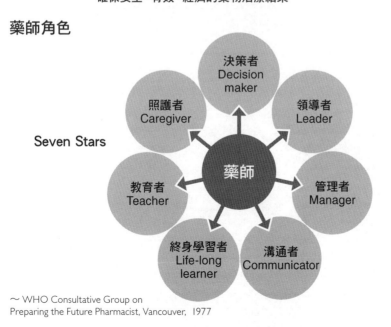

Seven Stars

決策者 Decision maker
照護者 Caregiver
領導者 Leader
藥師
教育者 Teacher
管理者 Manager
終身學習者 Life-long learner
溝通者 Communicator

～ WHO Consultative Group on
Preparing the Future Pharmacist, Vancouver, 1977

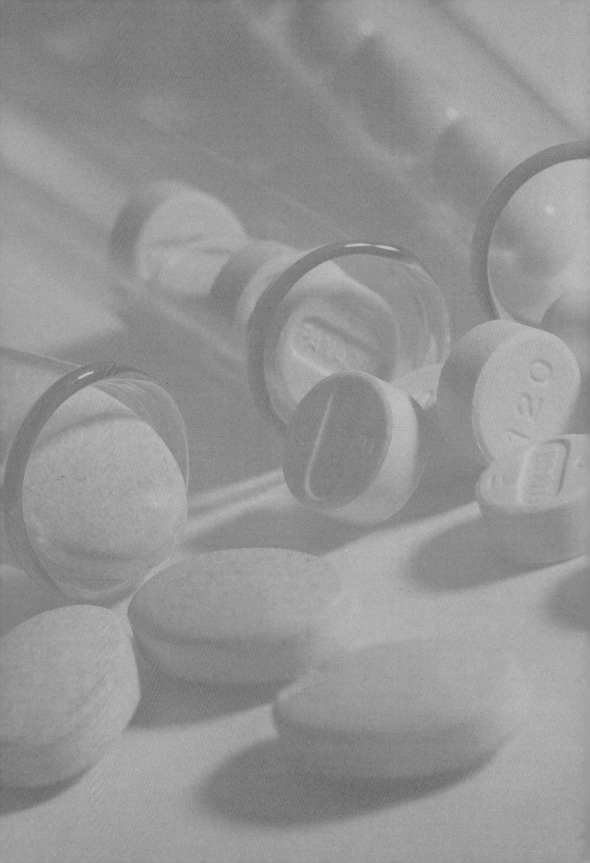

三、

藥局藥商藥物
業務及管理

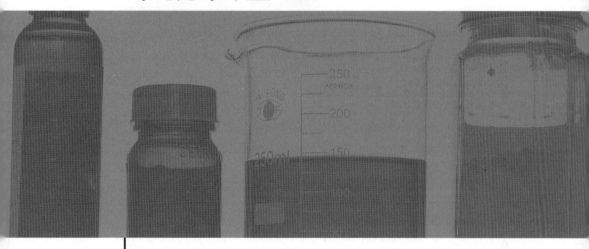

5-1 藥物流通

　　流通的定義：以國民經濟為觀點，將生產物或服務，以滿足消費者的需求為起點，由生產者到消費者的社會經濟的移轉。

　　流通是介於生產與消費或是需求與供給之間，一方面結合多段生產，一方面提供消費者或需求者多樣的商品及服務，藉此擔當起促進經濟循環，使社會整體獲得順利發展的任務。

（一）流通是生產者到消費者之間的懸隔的橋梁

　　1. 場所的懸隔：商品從生產者運送到各地消費者的過程。

　　2. 時間的懸隔：商品由生產到消費的時間差異。

　　3. 認識的懸隔：讓消費者對於商品有更深的認識。

　　4. 所有權的懸隔：商品的所有權從生產者到消費者的過程。

　　5. 價值的懸隔：生產者和消費者對商品的價值差異。

　　物流是一種物的實體流通活動的行為，在流通過程中，透過管理程序有效結合輸送、倉儲、裝卸、包裝、流通加工、資訊情報等相關物流機能性活動，以創造價值，滿足顧客及社會的需求。

　　藥品流通場所，依《藥事法》一為藥局（第 19 條），二為藥商（第 14 條）。

（二）藥物經製造或輸入後，有下列流通方式

　　1. 販賣：僅成藥得以販賣方式為之。

　　2. 調劑：絕大多數為處方藥。

　　3. 供應：醫師藥師藥劑生指示藥品。

　　4. 運送、寄藏、牙保、轉讓、陳列：全部藥品。

（三）法定流通藥物之場所

　　1. 藥局

　　　　（1）藥師或藥劑生親自依據處方簽調劑供應處方藥。

　　　　（2）藥師或藥劑生親自供應指示藥。

　　　　（3）零售成藥。

　　2. 藥商

　　　　（1）專任管理之藥師或藥劑生親自在場供應指示藥。

　　　　（2）零售成藥。

　　　　（3）批發、輸入、輸出全部藥物。

　　傳統的藥局、中藥行以業種的經營型態出現，現代的綜和藥局、藥妝店以業態的經營型態出現。隨著經濟的成長及顧客的消費型態的改變，藥局經營漸漸的多元化（複合式經營，不單只是販賣藥品及調劑藥品），藥局經營也走向連鎖化經營。

藥商在《藥事法》管理體系架構

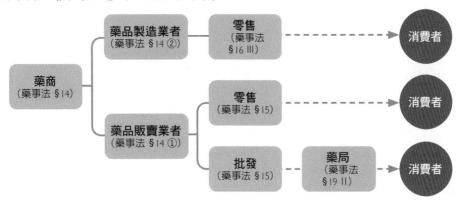

藥局的競爭環境與策略

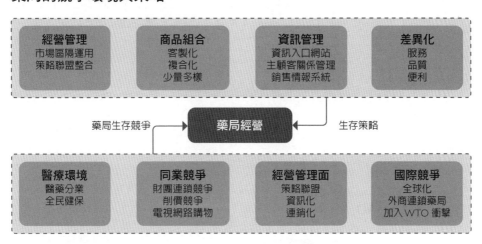

各類型連鎖加盟店控制力與自主權消長示意圖

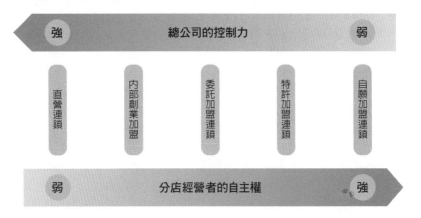

5-2 藥局的設立與經營條件

依《藥事法》所稱藥局，係指藥師或藥劑生親自主持，依法執行藥品調劑、供應業務之處所。藥局得兼營藥品及一定等級之醫療器材零售業務。一定等級之醫療器材之範圍及種類，由中央衛生主管機關定之（第19條）。修習中藥課程達適當標準之藥師，親自主持之藥局，得兼營中藥之調劑、供應或零售業務（第35條）。藥師親自主持之藥局，具有鑑定設備者，得執行藥品之鑑定業務（第36條）。

（一）藥局設立條件如下

1. 負責主持經營藥局之藥師，應具備二年以上實際調劑執業經驗，始得提供藥品調劑服務。醫療機構聘藥師提供藥事服務者，其藥師至少應有一人具備二年以上實際調劑執業經驗，始得提供藥品調劑服務（《藥師法》第20-1條）。

2. 藥局使用或經營管制藥品，應置管制藥品管理人管理之。管制藥品管理人之資格，除醫療機構、藥局應指定醫師、牙醫師或藥師擔任。醫療機構、藥局購用之管制藥品不含麻醉藥品者，得指定藥劑生擔任管制藥品管理人（《管制藥品管理條例》第14條）。

3. 藥局購買管制藥品，應向食品藥物管理署申請核准登記，取得管制藥品登記證。登記事項變更時，應自事實發生之日起15日內，向食品藥物管理署辦理變更登記（《管制藥品管理條例》第16條）。

4. 修習中藥課程達適當標準之藥師，親自主持之藥局，得兼營中藥之調劑、供應或零售業務（《藥事法》第35條）。

5. 藥師親自主持之藥局，具有鑑定設備者，得執行藥品之鑑定業務（《藥事法》第36條）。

6. 藥局應請領藥局執照，並於明顯處標示經營者之身分姓名。其設立、變更登記，應申請直轄市或縣（市）衛生主管機關核准登記，繳納執照費，領得許可執照後，方准營業。藥局兼營兼營藥品及一定等級之醫療器材零售業務，應適用關於藥商之規定。但無須另行請領藥商許可執照（《藥事法》第34條）。

（二）藥局設置作業注意事項

1. 藥局設立，應依《藥事法》之規定，由藥師或藥劑生親自主持，依法執行藥品調劑、供應及兼營藥品零售業務。

2. 藥局設置總面積需有18平方公尺以上，其空間應有調劑處所、候藥區、受理處方箋與非處方藥品供應區及藥事諮詢服務區，但不包含廁所及倉庫。

3. 藥局設置之調劑處所，至少應有6平方公尺之作業面積，其環境設施應符合優良藥品調劑作業規範（GDP）之規定。

4. 藥局不得在醫療機構內，以隔間方式設置。

5. 藥局申請設立，如與其他營業、執業單位或機構同一樓層或同一門牌地址，應具備各自獨立出入門戶及明顯區隔之條件，且藥事服務作業應獨立進行，民眾進出互不影響。

6. 藥局設立應有明顯市招，如屬健保特約藥局，應有全民健康保險醫事服務機構標誌。

藥局義務

義務	條文
標示身分義務	《藥事法》第34條第1項：藥局應請領藥局執照，並於明顯處標示經營者之身分姓名。 《藥事法施行細則》第14條：藥商許可執照、藥局執照，應懸掛於營業處所之明顯位置。
親自主持義務	《藥師法》第20條：藥師應親自主持其所經營之藥局業務，受理醫師處方或依《中華藥典》、《國民處方選輯》之處方調劑。 《藥事法施行細則》第18條：藥品販賣業者依本法第28條規定聘用之藥師、藥劑生或中醫師，或本法第19條規定親自主持藥局業務之藥師、藥劑生，均應親自在營業場所 執行業務，其不在場時，應於門口懸掛明顯標示。
強制調劑義務	《藥師法》第12條：藥師執行調劑業務，非有正當理由，不得拒絕為調劑。藥局標示為日夜調劑者，其藥師應日夜為之。
嚴重藥物不良反應通報義務	《藥事法》第45-1條。
積極受檢義務	《藥事法》第72條：衛生主管機關得派員檢查醫療機構或藥局之有關業務，並得出具單據抽驗 其藥物，受檢者不得無故拒絕。但抽驗數量以足供檢驗之用者為限。 《藥事法》第73條：直轄市、縣 (市) 衛生主管機關應每年定期辦理藥商及藥局普查。藥商或藥局對於前項普查，不得拒絕、規避或妨礙。

醫事服務機構申請為全民健康保險特約藥局填表須知

申請書	1. 檢具繼續教育證明文件者，其繼續教育應經中央衛生主管機關認可。 2. 申請藥局名稱及印章應與當地衛生主管機構核准登記之名稱完全相同。 3. 藥局開業地址應與當地衛生主管機關核准登記之地址完全相同。
醫事服務機構基本資料表	1. 藥局代號為當地衛生主管機關發給，請向當地衛生主管機關申請後填入。 2. 主持藥師或藥劑生執業年資欄請填寫最近2年執業資料。 3. 調劑室地坪面積欄請按實際使用面積填寫，並檢附藥局空間平面圖。 4. 藥事人員簡歷表欄位不敷使用時，請另以附頁說明，附表於後。 5. 藥事人員類別欄請填藥師或藥劑生，並檢附執業執照正反面影本。 6. 醫事服務機構性質勾選合夥，應檢附經該管法院公證註明與正本相符之合夥證明文件影本。 7. 單位所得稅統一編號請向當地稅捐機關申請後填入。

5-3 藥局的經營事項

依《藥師法》第 15 條規定，藥局的經營事項如下：

1. 藥品販賣或管理。
2. 藥品調劑。
3. 藥品鑑定。
4. 一定等級之醫療器材販賣或管理。
5. 藥事照護相關業務。

中藥製劑之供應及調劑，除依藥事法有關規定辦理外，亦得經由修習中藥課程達適當標準之藥師為之；其標準由中央主管機關會同中央教育主管機關定之。

藥師執行藥品販賣或管理業務之職責如下（《藥師法施行細則》第 6 條）：

1. 關於藥品貯藏、陳列管理及衛生安全之指導、檢查事項。
2. 關於藥品拆封販賣之指導事項。
3. 關於對購用藥品者應注意事項之說明。
4. 關於買入、賣出藥品品質之鑑別事項。
5. 於藥商執行關於藥品查驗登記申請書所載全配方、適應症、用法用量、注意事項、配方來源及其他所需資料文件之審核事項。
6. 其他有關藥物管理之技術指導事項。

藥師對於醫師所開處方，祇許調劑一次，其處方箋應於調劑後簽名蓋章，添記調劑年、月、日，保存三年，含有麻醉或毒劇藥品者保存五年（《藥師法》第 18 條）。藥師應親自主持其所經營之藥局業務，受理醫師處方或依中華藥典、國民處方選輯之處方調劑（第 20 條）。負責主持經營藥局之藥師，應具備二年以上實際調劑執業經驗，始得提供藥品調劑服務（第 20-1 條）。

藥師受有關機關詢問或委託鑑定時，不得為虛偽之陳述或報告（《藥師法》第 13 條）。藥師執行藥品鑑定業務，應作成鑑定書，載明下列事項，由藥師簽章（《藥師法施行細則》第 8 條）：

1. 藥師姓名、地址、藥師證書及執業執照字號。其屬委託鑑定者，並應載明委託人姓名、住所。
2. 藥品名稱、成分、含量、劑量、劑型、包裝、數量。
3. 取量及賸餘數量。
4. 鑑定方法。
5. 鑑定結果或情形。
6. 鑑定日期。

藥師執行藥事照護相關業務，其職責如下（《藥師法施行細則》第 13 條）：

1. 為增進藥物療程之效益及生活品質，考量藥物使用情形及評估療效之藥事服務事項。
2. 於醫療機構、護理機構、藥局或依老人福利法所定之老人福利機構，執行藥品安全監視、給藥流程評估、用藥諮詢及藥物治療流程評估等相關藥事服務事項。

連鎖藥局競爭圖

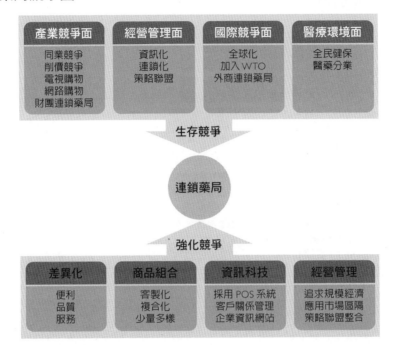

傳統藥局面臨之問題表

問題	內容
成長問題	第二代接棒問題、成長發展不易、法令及環境限制。
競爭問題	同業間同質性太高、競爭對手多且激烈、異業瓜分市場、通路重要性降低、消費者資訊不足。
經營管理問題	政策不明、經營能力受限、同業間同質性太高、經管理資訊取得不易。
生存問題	來客數太少、客單價太低、營業額降低、毛利太低、產品力不足。

臺灣地區藥局、西藥販賣業統計表（97 年）

	藥師	藥劑生	合計
藥局	4628	2587	7215
西藥販賣業（不含藥事法104條西藥種商）	3423	1277	4700
總計	8051	3864	11915

5-4 藥商類別

依《藥事法》第 14 條規定，藥商，係指以下規定之業者：

1. 藥品或醫療器材販賣業者。
2. 藥品或醫療器材製造業者。

申請藥商登記者，其藥商種類及應載明之營業項目，應依《藥事法》第 14 條至第 18 條之規定。西藥販賣業者，由藥劑生駐店管理時，其營業項目應加註不販賣麻醉藥品。藥商經營醫用放射性藥品者，應依有關法令規定，申請核准後始得販賣（《藥事法施行細則》第 11 條）。

藥品販賣業者，係指以下各款規定之業者（第 15 條）：

1. 經營西藥批發、零售、輸入及輸出之業者。
2. 經營中藥批發、零售、調劑、輸入及輸出之業者。

藥品製造業者，係指經營藥品之製造、加工與其產品批發、輸出及自用原料輸入之業者。藥品製造業者輸入自用原料，應於每次進口前向中央衛生主管機關申請核准後，始得進口；已進口之自用原料，非經中央衛生主管機關核准，不得轉售或轉讓。藥品製造業者，得兼營自製產品之零售業務（第 16 條）。

藥品製造業者在其製造加工之同一處所經營自製產品之批發、輸出、自用原料輸入及兼營自製產品之零售業務者，得由其監製人兼為管理之。但兼營非本藥商產品之販賣業務或分設處所經營各該業務者，應分別聘管理人員，並辦理藥品販賣業之藥商登記。藥品製造業者委託他廠製造之產品，其批發、輸出及零售，得依前項前段規定辦理（《藥事法施行細則》第 12 條）。

醫療器材販賣業者，係指經營醫療器材之批發、零售、輸入及輸出之業者。經營醫療器材租賃業者，準用關於醫療器材販賣業者之規定（第 17 條）。

醫療器材製造業者，係指製造、裝配醫療器材，與其產品之批發、輸出及自用原料輸入之業者。醫療器材製造業者，得兼營自製產品之零售業務（第 18 條）。

藥局，係指藥師或藥劑生親自主持，依法執行藥品調劑、供應業務之處所。藥局得兼營藥品及一定等級之醫療器材零售業務（第 19 條）。

西藥製造業者，應由專任藥師駐廠監製；中藥製造業者，應由專任中醫師或修習中藥課程達適當標準之藥師駐廠監製。中藥製造業者，以西藥劑型製造中藥，或摻入西藥製造中藥時，除依前項規定外，應由專任藥師監製。西藥、中藥製造業者，設立分廠，仍應依前二項規定辦理（第 29 條）。

從事人用生物藥品製造業者，應聘用國內外大學院校以上醫藥或生物學等系畢業，具有微生物學、免疫學藥品製造專門知識，並有五年以上製造經驗之技術人員，駐廠負責製造（第 31 條）。

醫療器材販賣或製造業者，應視其類別，聘用技術人員（第 32 條）。

藥商得於郵購買賣通路販賣之第二等級醫療器材品項

產品類型	品項代碼	名稱	鑑別範圍
體脂計	E.2770	阻抗式體積描記器（阻抗式週邊血流描記器）	藉身體局部如手臂及腿部電阻的改變，來估計末梢血液流量之器材。
保險套	L.5300	衛生套（保險套）	可完全覆蓋陰莖的膜狀鞘。保險套是用來作避孕或預防目的（防止花柳病的傳遞）。此器材也可用來收集精液以協助診斷不孕症。
	L.5310	含殺精濟的衛生套	包含有潤滑劑及殺精濟nonoxynol-9，可完全覆蓋陰莖的膜鞘。此保險套是用來避孕或作預防用（防止花柳病的傳遞）。
衛生棉條	L.5460	具香味或除臭的衛生棉塞	由纖維或合成材質製成的塞子，可用來插入陰道吸收月經或其他陰道分泌物。它為了感覺舒適（有香味的月經棉塞）或為了除臭目的（香氣除臭之月經棉塞）而添加香料（如芳香性物質）。此器材一般型不包含治療用含有抗微生物劑或其他藥物的月經棉塞。
	L.5470	無香味的衛生棉塞	纖維或合成材質成的塞子，可用來插入陰道吸收月經或其他陰道分泌物。此器材一般型不包括治療用帶有香味（如芳香性物質）或含有抗微生物劑或其他藥物之月經棉塞。

販賣業藥商許可執照申請書

□ 西　藥【1.□零售　2.□批發　3.□輸入　4.□輸出】
□ 中　藥【1.□零售　2.□批發　3.□輸入　4.□輸出】
□ 醫療器材【1.□零售　2.□批發　3.□輸入　4.□輸出　5.□郵購（續填以下 1-3 資料）】
（1）通路類型：＿＿＿＿＿＿＿＿＿（2）諮詢專線：
（3）通路連結：＿＿＿＿＿＿＿＿＿＿＿＿＿＿＿＿＿＿＿＿＿】

藥商名稱				
聯絡電話	（公）　　　　（宅）（手機）		電腦編碼（由本局填寫）	
營業地址				
負責人基本資料				
姓　名		性　別	□男 □女	
身份證字號		出生年月日	年　　月　　日	
聯絡地址				
專門職業名稱	□藥師 □藥劑生	證書字號	藥生字第　　號	
聘請管理者（醫療器材販賣業免填）				
姓　名		性　別	□男 □女	
身份證字號		出生年月日	年　　月　　日	
聯絡地址				
聯絡電話	（宅）　　　（手機）			
專門職業名稱	□藥師 □藥劑生	證書字號	藥生字第　　號	
（加蓋商號及負責人印章）商號：負責人：				
		申請日期：　年　月　日		
＊注意事項	1. 此申請表於轄區衛生所初審後，應即檢附相關資料送屏東縣政府衛生局單一窗口（詢問電話:7363200）辦理設立手續。2. 檢附之證件影本（身份證、藥師(生)證書、學分證明、公司組織章程等以上紙本）「請標示與正本相符並加蓋商號章及負責人私章」。			

1011109 修

5-5 藥商設立

　　凡申請為藥商者，應申請直轄市或縣（市）衛生主管機關核准登記，繳納執照費，領得許可執照後，方准營業；其登記事項如有變更時，應辦理變更登記。登記事項，由中央衛生主管機關定之。藥商分設營業處所或分廠，仍應各別辦理藥商登記（《藥事法》第 27 條）。

　　藥商申請停業，應將藥商許可執照及藥物許可證隨繳當地衛生主管機關，於執照上記明停業理由及期限，俟核准復業時發還之。每次停業期間不得超過一年，停業期滿未經當地衛生主管機關核准繼續停業者，應於停業期滿前三十日內申請復業。藥商申請歇業時，應將其所領藥商許可執照及藥物許可證一併繳銷；其不繳銷者，由原發證照之衛生主管機關註銷。藥商屆期不申請停業、歇業或復業登記，經直轄市或縣（市）衛生主管機關查核發現原址已無營業事實者，應由原發證照之衛生主管機關，將其有關證照註銷（第 27-1 條）。

　　藥商聘用之藥師、藥劑生或中醫師，如有解聘或辭聘，應即另聘（第 30 條）。藥商僱用之推銷員，應由該業者向當地之直轄市、縣（市）衛生主管機關登記後，方准執行推銷工作。前項推銷員，以向藥局、藥商、衛生醫療機構、醫學研究機構及經衛生主管機關准予登記為兼售藥物者推銷其受僱藥商所製售或經銷之藥物為限，並不得有沿途推銷、設攤出售或擅將藥物拆封、改裝或非法廣告之行為（第 33 條）。

　　藥商登記事項如下（《藥事法施行細則》第 9 條）：

1. 藥商種類。
2. 營業項目。
3. 藥商名稱。
4. 地址。
5. 負責人。
6. 藥物管理、監製或技術人員。
7. 其他應行登記事項。

　　申請藥商登記者，應填具申請書，連同執照費及下列文件，申請直轄市或縣（市）衛生主管機關核准（《藥事法施行細則》第 10 條）：

1. 依本法規定，應聘用藥物管理、監製或技術人員者，其所聘人員之執業執照或證明文件。
2. 藥商為公司組織者，其公司登記、公司組織章程影本。
3. 藥物販賣業者，其營業地址、場所（貯存藥品倉庫）及主要設備之平面略圖。
4. 藥物製造業者，其工廠登記證明文件及其影本。但依工廠管理輔導法規定免辦理工廠登記者，免附。
5. 直轄市或縣（市）衛生主管機關所定之其他文件。

　　藥商許可執照、藥局執照，應懸掛於營業處所之明顯位置（《藥事法施行細則》第 14 條）。

臺北市政府衛生局處理違反藥事法事件統一裁罰基準（民國 105 年 5 月 2 日）

罰鍰單位：新臺幣

違反事件	法條依據	法定罰鍰額度或其他處罰	法定罰鍰額度或其他處罰
經中央衛生主管機關公告類別之藥品，其販賣業者或製造業者，未依其產業模式建立藥品來源及流向之追溯或追蹤系統。	第6條之1第1項第92條第1項	處3萬元以上200萬元以下罰鍰。	第一次處三萬元至八萬元罰鍰。 第二次處六萬元至十二萬元罰鍰。 第三次處十萬元至十八萬元罰鍰。 第四次處十五萬元至二十六萬元罰鍰。 第五次處二十二萬元至三十六萬元罰鍰。 第六次處三十萬元至五十萬元罰鍰。 第七次處四十萬元至七十萬元罰鍰。 第八次處五十五萬元至一百萬元罰鍰。 第九次處八十萬元至一百五十萬元罰鍰。 第十次以上處一百二十萬元至二百萬元罰鍰。
藥品製造業者輸入自用原料，未經中央衛生主管機關核准即進口；或非經中央衛生主管機關核准，即轉售或轉讓已進口之自用原料。	第16條第2項第93條第1項、第2項	處3萬元以上500萬元以下罰鍰；衛生主管機關並得停止其營業。	第一次處三萬元至十萬元罰鍰，每增加一品項加罰一萬元；並得停止其營業。 第二次處六萬元至十五萬元罰鍰，每增加一品項加罰二萬元；並得停止其營業。 第三次處十萬元至三十萬元罰鍰，每增加一品項加罰三萬元；並得停止其營業。 第四次處十五萬元至五十萬元罰鍰，每增加一品項加罰四萬元；並得停止其營業。 第五次處三十萬元至八十萬元罰鍰，每增加一品項加罰四萬元；並得停止其營業。 第六次處五十萬元至一百二十萬元罰鍰，每增加一品項加罰五萬元；並得停止其營業。 第七次處八十萬元至一百八十萬元罰鍰，每增加一品項加罰八萬元；並得停止其營業 第八次處一百二十萬元至二百六十萬元罰鍰，每增加一品項加罰十萬元；並得停止其營業。 第九次處一百八十萬元至三百五十萬元罰鍰，每增加一品項加罰十五萬元；並得停止其營業。 第十次以上處二百六十萬元至五百萬元罰鍰，每增加一品項加罰二十萬元；並得停止其營業。

藥商禁制義務

法規	禁制義務
藥事法第49條、施行細則第33條	藥商不得買賣來源不明或無藥商許可執照者之藥品或醫療器材。不得買賣，包括不得將藥物供應非藥局、非藥商及非醫療機構。
藥事法第50條	須由醫師處方之藥品，非經醫師處方，不得調劑供應。但左列各款情形不在此限： 1.同業藥商之批發、販賣。 2.醫院、診所及機關、團體、學校之醫療機構或檢驗及學術研究機構之購買。 3.依中華藥典、國民處方選輯處方之調劑。
藥事法第51條	西藥販賣業者，不得兼售中藥；中藥販賣業者，不得兼售西藥。但成藥不在此限。
藥事法第52條	藥品販賣業者，不得兼售農藥、動物用藥品或其他毒性化學物質。

6-1 藥物查驗登記申請

　　《藥事法》第39條第一項規定，製造、輸入藥品，應將其成分、原料藥來源、規格、性能、製法之要旨，檢驗規格與方法及有關資料或證件，連同原文和中文標籤、原文和中文仿單及樣品，並繳納費用，申請中央衛生主管機關（衛生福利部）查驗登記，經核准發給藥品許可證後，始得製造或輸入。而同法條第四項亦規定藥品查驗登記申請應依《藥品查驗登記審查準則》辦理。

　　《藥事法》第40條則規定製造、輸入醫療器材，應向中央衛生主管機關申請查驗登記並繳納費用，經核准發給醫療器材許可證後，始得製造或輸入。

　　第46條則規定經核准製造、輸入之藥物，非經中央衛生主管機關之核准，不得變更原登記事項。經核准製造、輸入之藥物許可證，如有移轉時，應辦理移轉登記。

　　許可證核發、變更及展延依第42條：中央衛生主管機關對於製造、輸入之藥物，應訂定作業準則，作為核發、變更及展延藥物許可證之基準。

　　申請書格式依第43條：製造、輸入藥物之查驗登記申請書及輸出藥物之申請書，其格式、樣品份數、有關資料或證書費、查驗費之金額，由中央衛生主管機關定之。

　　許可證有效期限依同法第47條規定，藥物製造、輸入許可證有效期間為五年，期滿仍須繼續製造、輸入者，應事先申請中央衛生主管機關核准展延之。但每次展延，不得超過五年。屆期未申請或不准展延者，註銷其許可證。

　　藥物於其製造、輸入許可證有效期間內，經中央衛生主管機關重新評估確定有安全或醫療效能疑慮者，得限期令藥商改善，屆期未改善者，廢止其許可證。但安全疑慮重大者，得逕予廢止之（第48條）。

　　經許可製造、輸入之藥物，經發現有重大危害時，中央衛生主管機關除應隨時公告禁止其製造、輸入外，並廢止其藥物許可證；其已製造或輸入者，應限期禁止其輸出、調劑、販賣、供應、運送、寄藏、牙保、轉讓或意圖販賣而陳列，必要時並得沒入銷燬之（第76條）。

　　《藥事法施行細則》（民國105年9月28日）規定藥物查驗登記事項（依《藥事法》第39條、第40條）如下：

1. 藥物中文及外文品名。
2. 藥品處方及藥品劑型。
3. 醫療器材成分、材料、結構及規格。
4. 藥物標籤、仿單及包裝。
5. 藥品之直接包裝。
6. 適應症、效能、性能、用法、用量及類別。
7. 藥物製造方法、檢驗規格及檢驗方法。
8. 藥商名稱。
9. 製造廠廠名及廠址。
10. 其他經中央衛生主管機關指定登記事項。

藥物查驗登記之法規

類別	法規
母法	《藥事法》 《罕見疾病防治及藥物法》
子法	《藥品查驗登記審查準則》 《藥品查驗登記審查準則—人用血漿製劑之查驗登記》 《藥品查驗登記審查準則—疫苗類藥品之查驗登記》 《藥品查驗登記審查準則—生物相似性藥品之查驗登記》 《藥品查驗登記審查準則—過敏原生物藥品之查驗登記基準》 《核醫放射性藥品審查基準》 《罕見疾病藥物查驗登記審查準則》

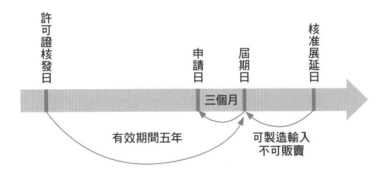

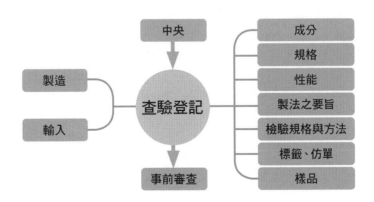

6-2 國內生產藥品查驗登記

國產藥品申請查驗登記應提出處方依據；原料及成品檢驗規格、方法及檢驗成績書；與送驗樣品同一批之製造管制標準書、批次製造紀錄；確效試驗書面作業程序及報告；安定性試驗書面作業程序及其檢驗報告；生體可用率及生體相等性試驗；符合藥品優良製造規範之證明文件（GMP／PMF／SMF）；臨床試驗報告等資料。

批次製造紀錄，係指與送驗樣品同一批之批次製造紀錄。《優良藥品製造標準》第32條之規定為：「藥廠為求每批產品品質一致，應由專人訂立每一成品之製造管制標準書，並由第二者獨立核查。

執行安定性試驗，應研究出藥品退化曲線，據以推定有效期間，確保藥品使用時之有效性及安全性，並符合《藥品安定性試驗基準》及有關公告之規定。生物藥品應符合「生物藥品安定性試驗基準」之規定。

藥品確效作業實施項目包括：藥品製造過程中之支援系統（空調及水系統）、儀器、設備、分析方法、製程、清潔及電腦系統之確效。為兼顧藥廠經營現況及權益，乃採分階段實施方式，廠商應於各階段工作項目完成實施後，始可申請新案藥品查驗登記。

申請查驗登記須執行生體可用率及生體相等性試驗之藥品範圍、品目、對照品、試驗原則、施行期間、替代原則及其他有關試驗之事項，應依《藥品生體可用率及生體相等性試驗基準》及有關公告之規定辦理。

申請國產藥品查驗登記，其製造廠之軟硬體設備及相關劑型設備，應符合《藥物製造工廠設廠標準》第三編藥品優良製造規範之規定，並於首次申請時提出符合藥品優良製造規範之證明文件影本。如係分段委託製造者，其製造廠應包括分段委託製造中所有製程涉及之受託製造廠。

國產藥品國內臨床試驗

申請藥品查驗登記或變更登記執行之國內臨床試驗及應檢附資料，規定如下（《藥品查驗登記審查準則》第22條）：

1. 廠商執行國內臨床試驗，應符合藥品優良臨床試驗準則之規定，並依中央衛生主管機關公告之臨床試驗申請須知及衛接性試驗基準辦理。

2. 廠商進行臨床試驗前，應提出藥品臨床試驗計畫，詳實填載臨床試驗內容摘要表及藥品臨床試驗申請書，送交中央衛生主管機關審查。

3. 俟中央衛生主管機關審查同意並發給同意試驗進行函後，廠商應依審查意見所載事項，進行臨床試驗，並於試驗完成後，將試驗報告結果送交備查。

申請案件檢附之國外臨床資料，應具備對照組比較或雙盲設計，不得以一般敘述性資料、摘要性資料或個案報告替代。

製造管制標準書應包括事項

1. 品名、含量及劑型。	4. 每批產品之產量。	7. 理論產量,包括理論產量百分率之上、下限。
2. 產品單位重量、容量或劑型所含每一有效成分之名稱及重量或容量,與單位劑型之全重量或容量。	5. 每批產品所需每一原料之重量或容量。但製造劑型所需之原料得有合理之增量及偏差範圍,且應在製造管制標準書加以闡釋。	8. 產品容器、封蓋及包裝材料之規格,並應附簽有核定人姓名日期之標籤及其他所有標示之樣品或副本。
3. 所有原料之名稱、規格,如加冠代號者,應足以表現其特質。	6. 製造過程中適當階段之理論重量或容量。	9. 完整之製造及管制說明書、取樣及檢驗程序、規格及注意事項。

執行安定性試驗應注意事項

項目	說明
書面作業程序之計畫書	應包括試驗場所、試驗期間、試驗間隔、儲存狀況、檢驗規格及方法、包裝種類。
檢驗報告	應符合下列規定: 1. 不同包裝材料應分別進行試驗,且應於報告上分別註明。 2. 應載明產品批量、批號、製造日期及試驗始末日期。 3. 載明檢驗日期,並應由檢驗人員及負責人簽名。 4. 載明檢驗項目、檢驗規格及結果。 5. 安定性試驗數據分析及結論,以推定有效期限。 6. 乾粉注射劑、液劑用粉劑及其他須以其水溶液投藥者,應檢附其水溶液之安定性試驗報告。 7. 複方製劑應檢附主成分逐項檢驗之安定性試驗報告。 8. 使用前須摻加溶劑者,應檢附摻加溶劑後之安定性試驗一批,並推定有效期限。

6-3 國外輸入藥品查驗登記

　　輸入西藥之查驗登記，依《藥品查驗登記審查準則》之規定：委託書，係指輸入藥品之國外製造廠或其總公司，或國外許可證持有者所出具之授權登記證明文件。委託書限出具日起一年內有效，且內容應載明製造廠及代理商之名稱、地址，與藥品名稱、劑型及含量，並其記載應與申請書相符。如委託書非中文或英文者，應附中文或英文譯本。如持有出產國藥品製造許可證之製造廠於中華民國境內（國內）設有分公司者，其委託書得由該製造廠之總公司或設於亞洲之總部出具（第5條）。

　　出產國許可製售證明，係指出產國最高衛生主管機關出具之許可製造及准在該國自由販賣之證明文件正本，且符合下列規定者（第6條）：

　　1. 應檢附之證明文件如非中文或英文者，應另附中文或英文譯本。

　　2. 限出具日起二年內有效，並應經中華民國駐外使領館、代表處、辦事處或外交部授權之駐外機構文書驗證。

　　3. 記載之產品名稱、製造廠名稱、地址及處方內容、劑型、含量，應與申請書相符。其產品名稱應刊載外銷品名於許可製售證明上；未能刊載者，應有原廠函說明未能刊載之理由及其外銷品名，並說明除品名外，其餘內容均與許可製售證明所刊載者相符。

　　4. 其內容應載明該藥品之製造廠及准在該國自由販售，且記載之製造及販售情形應明確。

　　採用證明，應由採用國之最高衛生主管機關出具，且經我國駐外館處文書驗證。採用證明，指德國、美國、英國、法國、日本、瑞士、加拿大、澳洲、比利時、瑞典等十國（以下簡稱十大醫藥先進國家）中之一國出具之採用證明，或 EMA 出具之採用證明替代之。採用證明，得以採用國收載該處方成分之醫藥品集（公定書），與採用國核准含該成分之處方藥品仿單替代，免由該國最高衛生主管機關出具，並免經我國駐外館處簽證；其引用之公定書，應載明版次，並以最近五年內之版本為限（第7條）。

　　申請輸入中藥查驗登記，應檢附下列資料（第93條）摘要：

　　1. 委託書正本。

　　2. 出產國許可製售證明正本及中文譯本。

　　3. 藥品查驗登記申請書正本。

　　4. 外盒、仿單、標籤黏貼表各二份。

　　5. 與送驗樣品同批之批次製造紀錄影本。

　　6. 中文或英文之檢驗規格及檢驗方法二份，包括原料及成品之資料。

　　7. 檢驗成績書，包括原料及成品之資料二份。

　　8. 安定性試驗書面作業程序及其報告。

　　9. 非中央衛生主管機關核准之收載於固有典籍之處方，屬單方製劑應檢附一種、屬複方製劑應檢附二種處方內藥材之指標成分含量測定檢驗方法及圖譜。但經中央衛生主管機關認定有窒礙難行者，不在此限。

　　10. 申請以其他藥商藥品許可證為依據之案件，應另附與該藥品經核准時所提出之相同試驗或檢驗項目資料。

採用證明一覽表

種類	說明	規定
出產國	採用證明，除別有規定外，應由採用國之最高衛生主管機關出具且經我國駐外館處簽證，並依下列規定之一辦理。	1. 檢附十大醫藥先進國家，即德國、美國、英國、法國、日本、瑞士、加拿大、澳洲、比利時、瑞典等十國中之三國採用證明（可包括出產國，但出產國應附許可製售證明並經我國駐外館處簽證）。 2. 檢附美國、日本、加拿大、澳洲、英國，或德國、法國、瑞典、瑞士、比利時，前五國與後五國中之各一國（即共二國）採用證明。 3. 如出產國屬十大醫藥先進國家之一者，得檢附出產國許可製售證明及十大醫藥先進國家中另一國之採用證明。 4. 檢附歐盟藥品審核機關EMEA出具之採用證明。
公定書	採用證明得以採用國收載該處方成分之下列醫藥品集影本及採用國核准含該成分之處方藥品仿單替代，免由該國最高衛生主管機關出具，並免經我國駐外館處簽證。但引用之醫藥品集，應載明版次並以最近五年內之版本為限。	1. 美國：Physicians' Desk Reference（PDR） 2. 英國：British National Formulary（B.N.F.）、「Medicines Compendium」（published by Association of British Pharmaceutical Industries, ABPI） 3. 日本：日本醫藥品集（Drugs in Japan）、日本最近之新藥 4. 瑞士：Arzneimittel-Kompendium der Schweiz 5. 加拿大：Compendium of Pharmaceuticals and Specialities 6. 法國：Dictionnarie ViDAL 7. 澳洲：MIM'S 8. 德國：Rote Liste 9. 比利時：Repertoire Commente des Medicaments 10. 瑞典：Farmacevtiska specialiteter i Sverige（FASS）

輸入中藥之查驗登記應附檢驗資料

檢驗資料	說明
檢驗規格及檢驗方法	包括原料及成品之資料，並應符合下列規定： 1. 應載明每一處方成分原料 (含製程中加入輔助原料) 之檢驗規格及方法；如依藥典處方者，應檢附藥典影本。 2. 賦形劑應有檢驗規格及方法。 3. 檢驗項目及規格，應符合中央衛生主管機關公告事項之規定。
檢驗成績書	包括原料及成品之資料二份，並應符合下列規定： 1.應載明批號、檢驗日期、品名，並應有檢驗人員及負責人員之簽名。 2.每一處方成分原料（含製程中加入輔助原料）之檢驗成績書，應為所附成品批次使用之原料檢驗成績書，並原料及成品應依規格逐項檢驗。

6-4 藥品品名、處方依據

西藥之藥品品名，依《藥品查驗登記審查準則》第 14 條，應符合下列規定：

1. 品名不得使用他人藥物商標或廠商名稱。但取得所用廠商名稱之商標權者，不在此限。

2. 以藥典記載之名稱、學名、通俗名稱或固有成方名稱為品名者，應加冠商標、廠商名稱或其他可資辨別之名稱。但外銷專用品名，不在此限。

3. 品名不得與其他廠商藥品品名相同，或涉及仿冒或影射情事。

4. 品名不得涉有虛偽或誇大，或使人對品名與效能產生不當聯想或混淆。

5. 中文品名不得夾雜外文或數字。但具直接意義者，不在此限。

6. 依本法撤銷許可證之藥品，其品名不得再使用；依本法註銷或廢止許可證之藥品，二年內其品名不得再使用。

7. 同一廠商對於不同處方之複方製劑而使用相同品名者，應於中文品名中，以適當字詞明顯區分其藥品之不同效能。

8. 不得有其他不適合為藥品名稱之情形。

中藥品名，依《藥品查驗登記審查準則》，應符合下列規定：

1.(1) 單方製劑：以中藥材名，加冠廠名、品牌或註冊商標及劑型名稱；其以商品名加冠者，並於品名末處以括號加註中藥材名。

(2) 複方製劑：以原典成方名，加冠廠名、品牌或註冊商標及劑型名稱；其以商品名加冠者，並於品名末處以括號加註原典成方名。

前項中藥之品名，專供外銷者，不受前項之限制（第 76 條）。

2. 中藥有外銷專用品名，或有下列情形之一，於申請查驗登記時，檢附註明外銷專用品名之輸入國訂單或商標註冊證影本者，其品名得免含廠名：(1) 申請人為商標權人。(2) 申請人為非商標權人，其獲授權使用商標，且商標權人為接受申請人委託製造之受託製造廠，並具有檢附商標使用授權書者。(3) 申請人為非商標權人，其獲授權使用商標，且商標權人非接受申請人委託製造之受託製造廠，經商標專責機關登記，並具有檢附商標使用授權書及登記證明文件者（第 76-1 條）。

3. 中藥之品名不得使用他廠藥品商標或廠名。但取得所用廠名之商標權，或其係委託製造，取得受託製造廠出具之廠名使用同意書者，不在此限（第 76-2 條）。

4. 中藥之品名之使用方式，分中文及外文：(1) 中文：不得夾雜外文或阿拉伯數字。但具直接意義者，不在此限。(2) 外文：得以中文音譯或意譯（第 76-3 條）。

5. 中藥之商品名，不得與其他藥商藥品之商品名相同或近似，且不得涉及仿冒或影射情事。新申請案擬使用申請人原有藥品許可證之品名加註其他字樣者，所加註之字樣，不得使人對原品名與加註字樣之品名有不當聯想或混淆（第 76-4 條）。

6. 中藥以同一處方，作成大小丸、大小錠或大小膠囊者，其所用品名應相同，並應於品名末處以括號加註可資辨別之名稱；同一處方作成不同劑型者，其品名得不相同。同藥商之不同處方，不得使用相同品名（第 76-5 條）。

7. 中藥之品名涉及療效者，應與其效能及適應症配合；必要時，應提供臨床療效評估結果佐證之（第 76-6 條）。

8. 中藥之品名不得涉有虛偽或誇大效能、安全，或使人對品名與效能產生不當聯想、混淆或助長藥品濫用之虞（第 76-7 條）。

中西藥申請查驗登記之處方依據

西藥	中藥
以十大醫藥先進國家出版之藥典或公定書為準，並以出版日起五年內之版本為限。	以中央衛生主管機關公告之基準方為處方依據，其劑型、處方內容，應與基準方所載者相同。但出典不同者，不在此限。
如檢附 USP 者，應同時附 USPDI 供審核。非屬公定書之 Extra Pharmacopoeia ，僅供參考。	固有典籍所載之處方，得為處方依據。本章所稱固有典籍，係指醫宗金鑑、醫方集解、本草綱目、本草拾遺、本草備要、中國醫學大辭典及中國藥學大辭典。
錠劑、膜衣錠、糖衣錠，得使用相同處方依據。但腸溶錠不得以錠劑、膜衣錠、糖衣錠為處方依據。	以內政部核發或其後經中央衛生主管機關換發之非屬固有典籍收載之藥品許可證，不得為處方依據。
軟膏與乳膏之處方依據或採用證明，如非列入監視藥品者，得互用之。	非屬前款所列之其他典籍，與其他藥商藥品許可證之處方，得為參考依據。
如以錠劑為處方依據或採用證明者，申請雙層錠或子母錠時，應說明製成雙層錠或子母錠之理由。	申請外銷專用許可證，得以輸入國藥典、基準方或其訂單要求為參考依據。
	處方依據之劑型，應與擬製造、輸入者相符，如為湯劑或應為煎煮者（如煮散），不宜作為傳統丸劑、散劑。
由國內自行研發之新藥、新劑型、新使用劑量、新單位含量製劑，免附處方依據。但應另附處方設計研究及該藥品之技術性資料。	含有茶葉之感冒（咳嗽）製劑，除別有規定外，其一日茶葉之最大添加量為3.75公克。

感冒（咳嗽）糖漿劑，如含有麻黃、茶葉應依下列規定辦理

品名	一日最大配合量	備　註
麻黃	1.5公克	成品作含量測定時，其麻黃鹼一日最大配合量不得超過15mg（以麻黃中含有1%麻黃鹼計算）。
茶葉	3.75公克	1. 成品作含量測定時，其茶葉鹼一日最大配合量不得超過75mg（以茶葉中含有2%咖啡鹼計算）。 2. 含有茶葉者應作咖啡鹼及鞣酸鑑別試驗。

6-5 檢驗規格

依《藥品查驗登記審查準則》第9條，原料檢驗規格、方法及檢驗成績書，規定如下：

1. 申請查驗登記藥品所用之原料，如依據藥典者，應依序註明藥典名稱、年次、版次及頁數。但依據之藥典，以《中華藥典》、十大醫藥先進國家出版之藥典，或其他經中央衛生主管機關採用之藥典為限；其版本限出版日起五年內。

2. 新成分新藥得依廠規為主。

3. 檢驗所需之標準品，應註明係 Primary Standard 或 Working Standard。如係 Primary Standard 者，應註明來源；如係 Working Standard 者，應註明來源、批號及標示含量（或力價）、檢驗規格、檢驗成績書、標定程序。

4. 色素應有檢驗規格及方法；香料無需檢附檢驗規格。

5. 每一處方成分原料之檢驗成績書，應為所附成品批次使用之原料檢驗成績書。

6. 原料應依規格逐項檢驗，如有減免者，應檢附減免之書面作業程序及其他全項檢驗批號之檢驗成績書。

7. 檢驗結果如為數值者，應以數據表示；檢驗方法為比對標準品者，得以「合格」表示。

成品檢驗規格、方法及檢驗成績書，規定如下（第10條）：

1. 申請查驗登記之藥品如屬藥典藥品者，應於申請書及所附檢驗規格中記明所依據藥典之名稱、年次、版次及頁數；其藥典並以《中華藥典》、十大醫藥先進國家出版之藥典或其他經中央衛生主管機關採用之藥典為限，且版本限出版日起五年內。於同一品名下有二種以上酯或鹽類，或含結晶水及無水物之成分者，均應明確記載申請案件係採用何種。熱原試驗應以非活體動物替代方式優先。

2. 申請查驗登記藥品之各有效成分，均應於檢驗規格中明確記載其各項合格範圍及檢驗方法；其鑑別及含量測定，不得僅記載按某藥典操作代之。

3. 必要時，申請人應依中央衛生主管機關之要求，提出檢驗紀錄，包括所有為確定是否符合既訂規格及標準之檢驗所得數據與紀錄。

4. 成品檢驗成績書，每一處方成分原料之檢驗成績書，應為所附成品批次使用之原料檢驗成績書。

分段委託製造藥品成品檢驗試驗之執行，應符合藥物委託製造及檢驗作業準則之規定，並以能確認藥品之品質為原則，不限由分段委託製造製程之受託製造廠執行。

中藥檢驗規格（第74條），以《臺灣中藥典》、《中華藥典》或中央衛生主管機關認定之其他各國藥典或公告事項為準，藥典並以最新版本或前一版本為限。中藥製劑之檢驗規格，以《臺灣中藥典》或《中華藥典》最新版本為準。《臺灣中藥典》、《中華藥典》未收載或非屬中央衛生主管機關公告事項者，製造及輸入業者應視需要自行定之。

申請國產中藥查驗登記（第92條），非中央衛生主管機關核准而收載於固有典籍之處方者，單方製劑應檢附一種、複方製劑應檢附二種指標成分之高效液相層析檢驗方法及圖譜。但經中央衛生主管機關認定有窒礙難行者，不在此限。

公告必須實施檢驗之項目

檢驗	品目
溶離度試驗（共13項）	1. Digoxin Tablets 2. Prednisolone Tablets 3. Diltiazem Hydrochloride Tablets 4. Amantadine Hydrochloride Tablets 5. Amantadine Hydrochloride Capsules 6. Amantadine Sulfate Tablets 7. Amantadine Sulfate Capsules 8. Cimetidine Tablets 9. Clemastine Fumarate Tablets 10. Piroxicam Capsules 11. Theophylline Tablets 12. Tolbutamide Tablets 13. Isosorbide Dinitrate Tablets

軟、乳膏、散劑或粉末之重量差異合格範圍

檢次	檢品檢測數	合格範圍
1	10	60gm以下者　　≥ 90%
		60～150gm　　≥ 95%
2	20	60gm以下者　　≥ 90% 得有1支低於 90%
		60～150gm　　≥ 95% 得有1支低於95%

壓錠劑（裸錠或著衣錠）、單劑量容器包裝之懸液及固體或注射用之無菌固體

檢次	檢品檢測數	合格範圍
1	10	1. 85～115%　RSD ≤ 6%
		2. 若有1個超過85～115%且10個均未超過75～125% 或RSD≥6
2	20	30個檢品僅1個超出85～115%但30個均未超過75～125%且RSD≤7.8%

6-6 藥品標示

　　《藥事法》第 75 條規定，藥物之標籤、仿單或包裝，應依核准分別刊載：1. 廠商名稱及地址。2. 品名及許可證字號。3. 批號。4. 製造日期及有效期間或保存期限。5. 主要成分含量、用量及用法。6. 主治效能、性能或適應症。7. 副作用、禁忌及其他注意事項。8. 其他依規定應刊載事項。製造日期及有效期間或保存期限經中央衛生主管機關明令公告免予刊載者，不在此限。

　　《藥事法施行細則》第 27 條規定，國內製造之藥物，其標籤、仿單、包裝應以中文為主，所附外文文字應小於中文。國外輸入之藥物，除應加附中文仿單外，其標籤、包裝均應另以中文載明品名、類別、許可證字號及輸入藥商名稱、地址，且應以中文或依習慣能辨明之方式刊載有效期間或保存期限；其中文品名之文字不得小於外文。

　　依《藥事法》第 53 條第二項為輸入原料藥之分裝，應由輸入之藥商於符合優良藥品製造規範之藥廠分裝後，填具申請書，連同藥品許可證影本、海關核發之進口報單副本、原廠檢驗成績書、檢驗方法及其他指定文件，申請中央衛生主管機關備查（《藥事法施行細則》第 34 條）。經分裝之原料藥，以銷售藥品製造業者為限；所使用之標籤應分別刊載：1. 廠商名稱及地址。2. 品名及許可證字號。3. 效能或適應症。4. 批號。5. 分裝藥商名稱及地址。6. 分裝日期。7. 製造日期及有效期間或保存期限。8. 其他依規定應刊載事項。

　　生物藥品之容器、標籤、仿單及包裝，除應依本法第 75 條規定刊載外，含有防腐劑者，應標明防腐劑含量（《藥事法施行細則》第 35 條）。

　　西藥之藥品標示依《藥品查驗登記審查準則》第 20 條之規定。重點如下：

　　1. 仿單應載明使用類別、包裝、儲藏及其他依規定應刊載之必要事項。

　　2. 輸入藥品外盒之標示，應符合下列規定：

　　（1）應於原廠刊載品名、有效成分及含量、製造廠或其公司之名稱及地址。但外盒未刊載製造廠名及廠址者，應另以小籤條標示之。

　　（2）藥商名稱及地址、許可證字號、中文品名、類別，得以小籤條標示。

　　（3）如係委託製造，經中央衛生主管機關核准者，其外盒之受託廠名稱、地址，得以刊載其所在國別替代之。

　　3. 監視藥品之學名藥仿單，應依已核准之首家仿單核定方式記載；非監視藥品應依原廠仿單據實翻譯。

　　4. 仿單記載事項以不超出主治效能及主要成分之藥理範圍為原則，複方製劑以各有效成分混合使用之主要藥理作用為範圍，不得有誇大字樣。

　　5. 仿單應詳實刊載禁忌、警語、副作用及注意事項，並應使用紅字或加印紅框或使用粗黑異體字，以引起使用者特別注意。

　　6. 仿單、標籤、包裝不得刊印涉及猥褻、有傷風化或誇大效能之圖案或文字。

　　7. 成藥之標籤及包裝上，應依其類別，加印明顯大號「成藥」或「乙類成藥」，其字體並以正楷為原則。

藥品之標籤或包裝，刊載批號、製造日期、有效期間、保存期限

項目	規定
方式	1. 批號與製造日期及有效期間。 2. 批號與保存期限。 3. 批號與製造日期及保存期限。
刊載	刊載製造日期、保存期限時，應以年、月、日標明，且製造日期、有效期間、保存期限，並應以消費者易於辨識或判斷之方式刊載。但有效期間在2年以上者，其保存期限得僅標示年、月，並推定為當月之月底。

藥品之包裝標示

項目	規定
藥品外包裝及最小單位包裝（直接包材之包裝）	以中文及英文標示。但如受限於最小包裝之面積者，至少應標示中文品名及含量。下列品項之標示，得視為符合本款規定： 1. 單次使用之單支單盒包裝之注射劑，其外盒已載明中文者。 2. 以原包裝給藥或販售之藥品，於給藥或販售時不單獨將外盒拆開，其外盒已載明中文者。 3. 依中央衛生主管機關核定之藥品類別列屬「限由醫師使用」之製劑，其外盒已載明中文者。
1.罕見疾病用藥。 2.架儲條件特殊，須冷藏冷凍儲存之藥品。 3.其他特殊狀況，須申請中央衛生主管機關認定之藥品。	外盒已載明中文者，最小單位包裝（直接包材之包裝）得僅標示中文品名或英文品名及含量，並視為符合前款規定。

6-7 藥品包裝

依《藥品查驗登記審查準則》（民國 108 年 10 月 7 日）第 15 條，藥品製劑包裝及申請書包裝欄之記載，應符合下列規定：

1. 應載明包裝數量、包裝材質及包裝形態。
2. 瓶裝之內服液劑、糖漿劑，除營養口服液劑外，不得使用安瓿裝，並應註明容量。
3. 包裝欄記載之單位，應與處方記載之劑型單位相同。

每種藥品之包裝限量，應依藥品製劑包裝限量表之規定辦理；如有特殊目的者，應在包裝上加註限用目的。一般製劑之最小包裝，以成人二日最小用量為準；含可待因（磷酸鹽）糖漿劑指示藥品最大單位包裝不得超過三日用量；含麻黃素或假麻黃素之錠劑及膠囊劑，其包裝材質以鋁箔盒裝為限，如類別屬指示藥品者，其最大包裝量並以成人七日用量為限；感冒、解熱鎮痛、咳嗽液劑，其包裝限量為成人一次量至 4000 毫升。但暈動藥、驅蟲藥不在此限。

藥品之包裝如超過包裝限量規定者，應檢附醫療機構或學術團體訂購證明，申請變更登記。但含麻黃素或假麻黃素製劑，其類別屬指示藥品者，不得變更。

西藥包裝規格應符合以下規定

1. 藥品許可證包裝欄所載數量，如超過藥品製劑包裝限量標準，惟曾經中央衛生主管機關核定有案者，得繼續使用，無需更改。
2. 藥品包裝凡符合限量規定者，廠商得配合市場上需要，自行調整，免申請變更登記。但超過限量規定之包裝，仍應依規定檢附醫療機構或學術團體訂購證明，申請變更登記。
3. 一般製劑之最小包裝，以成人二日最小用量為準。
4. 液體製劑，不得以易開罐瓶裝。
5. 口服液劑以成人一次劑量不須量取即供患者一次服用，並其單位包裝劑量限 100 毫升以下。
6. 腹膜透析液之單位包裝最人限量為 5000 毫升以下。
7. 懸液劑及凝膠劑之鋁箔或塑膠袋裝，以一次量包裝為原則。
8. 注射劑如附有輸液套或輸注器，應於包裝欄填明，並依規定檢送輸液套或輸注器 40 份及其檢驗規格備驗，如該輸注套輸注器已領有許可證者，得註明許可證字號，免予檢驗。
9. 全靜脈營養劑之單位包裝最大限量為 1400 毫升以下。
10. 製劑原料最小包裝為 0.5 公斤。但用量甚微者，以製造一批 10 萬粒，注射劑 1 萬支，軟膏 1 萬支，或 10 萬公克之用量為其最小包裝。
11. 洗眼劑之單位包裝最大限量為 500 毫升以下。
12. 含可待因（磷酸鹽）糖漿劑指示藥品最大單位包裝不得超過三日用量。
13. 含麻黃素或假麻黃素之錠劑及膠囊劑，其包裝材質以鋁箔盒裝為限，如類別屬指示藥品者，其最大包裝量並以成人七日用量為限。
14. 感冒、解熱鎮痛、咳嗽液劑，其包裝限量為成人一次量至 4000 毫升。

藥品製劑包裝限量表

劑型	類別	單位包裝最大限量	
錠劑、丸劑、膠囊劑、口含錠、舌下錠	醫師處方或醫師藥師藥劑生指示藥品	1000錠以下	
	成藥	500錠以下	
口服液	醫師藥師藥劑生指示藥品或成藥	均以一次用完為限，且不得超過100毫升	
注射劑	限由醫師使用	注射瓶裝或安瓿（Vial or Ampoule）均以每盒100支以下（溶劑不在內）	
滴眼、鼻、耳劑、噴鼻、耳、喉劑	醫師處方、醫師藥師藥劑生指示藥品、成藥	100毫升以下	
軟膏劑	醫師處方或醫師藥師藥劑生指示藥品	不含抗生素	1000公克以下
		含抗生素	100公克以下
	成藥	100公克以下	
栓劑	醫師處方、醫師藥師藥劑生指示藥品、成藥	100顆以下	
粉、顆粒劑（原料藥不在此限）	醫師處方或醫師藥師藥劑生指示藥品	1000公克以下	
	成藥	500公克以下	
液劑、酊劑、酏劑、醑劑、擦劑、糖漿劑、懸液劑、乳劑（原料藥不在此限）	醫師處方或醫師藥師藥劑生指示藥品	不含抗生素	4000毫升以下
		含抗生素	1000毫升以下
	成藥	500毫升以下	

中藥藥品之單位包裝最大限量

劑型	單位包裝最大限量
錠劑、丸劑、膠囊劑	1000粒以下
粉劑、散劑、顆粒劑、膠劑、油膏劑、硬膏劑	1000公克以下
內服液劑、外用液劑、膏滋劑、酒劑、露劑	1000毫升以下
碎片劑	1000包以下
膠布劑	1000片以下

最小包裝均以一次用量為限。但經中央衛生主管機關核定有案者，不在此限。

6-8 中藥查驗登記

中藥之查驗登記依《藥品查驗登記審查準則》第 3 章之規定。

用法、用量之記載，符合原處方依據之分量比例使用；濃縮劑型及內服液劑中藥之每日服用量，經換算後與一日飲片量相同，原則上分二至三次服用（第 80 條）。

小兒用量，原則上 8 至 15 歲服成人三分之二量、5 至 7 歲服成人二分之一量、2 至 4 歲服成人三分之一量，或標示兒童依年齡遞減之。二歲以下嬰幼兒應由醫師診治服藥，成藥不得對 2 歲以下嬰幼兒標示用法、用量（第 80 條）。

申請人如接獲送驗通知者，應於通知之送驗期限內，繳納費用，並檢附下列資料，依規定送驗。送驗期限，國產中藥為 30 日，輸入中藥為 3 個月：

1. 原藥材三份。中央衛生主管機關認定有必要時，另應提供藥物樣品三份。

2. 視檢驗需要，提供對照標準品適量。

3. 藥物樣品檢驗遞送表。

中藥濃縮製劑之審查基準如下（第 86 條）：

1. 複方以合併煎煮為原則。但原方為傳統丸、散者，得分別煎煮；阿膠、芒硝、飴糖及其他不宜加入煎煮之中藥，不得合併煎煮。

2. 煎煮所抽出之浸膏，除得以中華藥典收載之乳糖、澱粉等或經中央衛生主管機關核准之適當製劑輔助劑，或不影響藥效之賦形劑等為賦形劑予以調製外，如原方依據為傳統丸、非煮散之傳統散，或其他特殊情形經中央衛生主管機關核准者，亦得以中藥原末調製之。中藥原末之微生物限量，適用賦形劑之規定。中藥濃縮製劑微生物、重金屬、農藥殘留之限量，應依中央衛生主管機關公告之規定。

3. 浸膏與賦形劑比例，以一比一為原則，以一比三為上限。

4. 實際生產之生藥與浸膏比例倍數，不得超過申請值上下之 15%。

中藥濃縮製劑之指標成分定量法、規格及所需檢附資料，應符合中央衛生主管機關公告之規定。

中藥材使用瀕臨絕種野生動植物國際貿易公約所列之保育類物種者，應附來源證明（第 87 條）。

申請中藥查驗登記，其製造廠之軟硬體及相關劑型設備，應符合藥品優良製造規範，並提出符合該準則之證明文件影本。如係分段委託製造者，其製造廠應包括分段委託製造中所有製程之受託製造廠（第 91 條）。

申請國產、輸入中藥查驗登記，應檢附資料

項目	應檢附資料
國產	1. 藥品查驗登記申請書正本。 2. 切結書（甲）、（乙）各一份。如同時申請外銷專用品名或外銷專用許可證查驗登記者，並應附外銷專用切結書。 3. 外盒、仿單、標籤黏貼表二份。 4. 證照黏貼表。 5. 處方依據影本。 6. 批次製造紀錄影本。 7. 成品檢驗規格、成品檢驗方法、成品一般檢查紀錄表、成品檢驗成績書及薄層層析檢驗結果彩色照片或圖片黏貼本各二份；其檢驗項目及規格，應符合中央衛生主管機關公告事項之規定。 8. 安定性試驗書面作業程序及其報告。 9. 未經中央衛生主管機關核准之收載於固有典籍之處方者，單方製劑應檢附一種、複方製劑應檢附二種指標成分之高效液相層析檢驗方法及圖譜。但經中央衛生主管機關認定有窒礙難行者，不在此限。 10. 申請以其他藥商藥品許可證為依據之案件，應另附與該藥品經核准時所提出之相同試驗或檢驗項目資料。
輸入	1. 委託書正本。 2. 出產國許可製售證明正本及中文譯本各一份。 3. 藥品查驗登記申請書正本。 4. 切結書（甲）、（乙）各一份。 5. 外盒、仿單、標籤黏貼表各二份。 6. 證照黏貼表。 7. 處方依據影本。 8. 與送驗樣品同批之完整批次製造紀錄。 9. 中文或英文之檢驗規格及檢驗方法二份，包括原料及成品之資料，並應符合下列規定： 　　（1）應載明每一處方成分原料 (含製程中加入輔助原料) 之檢驗規格及方法；如依藥典處方者，應檢附藥典影本。 　　（2）賦形劑應有檢驗規格及方法。 　　（3）檢驗項目及規格，應符合中央衛生主管機關公告事項之規定。 10. 檢驗成績書，包括原料及成品之資料二份，並應符合下列規定： 　　（1）應載明批號、檢驗日期、品名，並應有檢驗人員及負責人員之簽名。 　　（2）每一處方成分原料 (含製程中加入輔助原料) 之檢驗成績書，應為所附成品批次使用之原料檢驗成績書，並原料及成品應依規格逐項檢驗。 11. 安定性試驗書面作業程序及其報告。 12. 未經中央衛生主管機關核准之收載於固有典籍之處方者，單方製劑應檢附一種、複方製劑應檢附二種處方內藥材之指標成分之高效液相層析檢驗方法及圖譜。但經中央衛生主管機關認定有窒礙難行者，不在此限。 13. 申請以其他藥商藥品許可證為依據之案件，應另附與該藥品經核准時所提出之相同試驗或檢驗項目資料。

6-9 核醫放射性藥品查驗登記

核醫放射性藥品指符合《藥事法》第 6 條所稱藥品之定義，並係以具有放射活度之物質使用於人體內，經體內分布之後，可被用來診斷、監測、治療、緩解疾病或具其他醫療效能之藥品。

申請核醫放射性藥品查驗登記應檢附成品檢驗規格、方法及檢驗成績書、批次製造紀錄、製造管制標準書資料。應符合中央衛生主管機關公告之《核醫放射性藥臨床試驗基準》及《核醫放射性藥品審查基準》（民國 88 年 10 月 15 日）。

核醫放射性藥品應符合《藥事法》及相關規範之管理，如：《優良藥品製造規範》、《藥品優良臨床試驗規範》、《藥品非臨床試驗優良操作規範》、《藥品非臨床試驗安全性規範》等。有關放射性物質之輸出入、運送、處理及貯存，應符合國內相關主管機關管理法規。含有放射性物質的生物製劑，則並應符合生物製劑相關法規的要求。

一般診斷用核醫放射性藥品之安全性評估，可考慮其不同於一般化學醫藥品之毒性試驗，但對該藥品輻射劑量（radiation dosimetry）仍應作適當評估。核醫放射性藥品品質與安定性的評估要項，包括：藥品類屬、藥品技術檔案及藥品安定性試驗報告。

核醫放射性藥品之毒理及安全性資料，應能作為決定使用劑量及安全性分級之參考。

核醫放射性藥品的臨床安全性與有效性，雖然並不完全是針對某一種或某一類特定的疾病，但是仍應針對其宣稱適應症，提供正確及有效之臨床試驗資料，以評估該藥品的臨床安全與有效性。其檢附之資料應包括：適應症類屬、臨床資料或推估模式（model approach）、不良反應等。

治療用核醫放射性藥品之特殊考量

1. 非臨床資料：

（1）輻射劑量之動物體內分布試驗、本試驗乃為治療用核醫放射性藥品初步計算輻射劑量之基礎。

（2）動物毒性試驗：應以較廣泛之動物毒性試驗進行評估。

（3）輻射生物毒性試驗：輻射生物毒性之評估，應用兩種不同種類動物。

（4）若有適當動物模式可以進行試驗，則應於治療用核醫放射性藥品進行臨床試驗前，以該動物模式確認藥品可能療效。

2. 臨床資料：

（1）應針對該藥品所稱之適應症提供臨床效益評估，並說明可能產生的風險及適當之臨床處置等。臨床評估的項目包括：藥品之血液清除率、排泄、器官分布等數據。另骨髓分布之評估亦特別重要。

（2）臨床使用劑量，應以輻射劑量學計算，以能產生療效之最低輻射劑量為起始劑量，並以不會產生病人無法接受毒性作用（disabling toxicity）之輻射劑量為最高劑量。

（3）治療用核醫放射性藥品之不良反應。

核醫放射性藥品之藥品類屬

項目	說明
醫用放射性同位素發生器	係指放射性同位素母核種與子核種經一定分離步驟後，方可提供放射性子核種進行核醫放射性藥品之調劑或標識，如：99mTc 放射性同位素發生器。
標識前驅劑	係指製備後，即可提供放射性核種進行核醫放射性藥品之調劑或標識，如：111InCl3 標識前驅劑。
放射性即用製劑	係指已製備好可立即使用之核醫放射性藥品，如：201TlCl 心臟造影劑。
非放射性即用套組	係指該成品經放射性同位素之標識及時調劑後，方為核醫放射性藥品，如：MDP 骨骼造影劑。

診斷用核醫放射性藥品依其組成成分及使用劑量的安全性分為三級

分級	說明
第一級核醫放射性藥品	1. 該核醫放射性藥品的組成成分為一般化學物質，且其放射活度僅限於示蹤劑量，不足以引起任何明顯的藥理反應。 2. 該類藥品的劑量範圍試驗（dosing ranging study），一般可以免除；其輻射劑量範圍下限可由數學或物理的模式推估，上限則以生物體可接受之輻射劑量為依據。通常不須註明最大耐受劑量。
第二級核醫放射性藥品	1. 該核醫放射性藥品之放射活度僅限於示蹤劑量，但因其組成成分含有生物物質，仍有可能引起過敏或其他免疫反應，故應進行免疫學反應的研究與評估。 2. 該類藥品因為可能具抗原反應，所以應以具最高放射活度劑量（the highest radioactive dose）之最低蛋白質劑量（the lowest protein dose），為適當使用劑量，通常也不須註明最大耐受劑量。
第三級核醫放射性藥品	1. 當核醫放射性藥品之使用劑量足以產生藥理反應時，應針對該藥品之特殊活性所可能產生之危險進行安全性評估。 2. 該類藥品以可表現出臨床可觀察之藥理反應的劑量為最高劑量，而以能產生令人滿意影效果的劑量為最低劑量。在第一階段臨床試驗中，須以一定數目的病人進行廣泛的安全性評估。

6-10 新藥查驗登記

西藥新藥之查驗登記依《藥品查驗登記審查準則》第 38 條之規定。

申請新成分新藥查驗登記，得免附出產國許可製售證明及採用證明。如檢附出產國許可製售證明及採用證明者，中央衛生主管機關得視實際情況，調整審查流程。申請新療效複方、新使用途徑、新劑型、新使用劑量、新單位含量製劑查驗登記，未附出產國許可製售證明者，應於領證前補齊。出產國許可製售證明如係屬十大醫藥先進國者出具，視為已檢附十大醫藥先進國家中一國之採用證明。申請者檢送之採用證明，刊載之產品製造廠名稱、地址及處方內容、劑型、含量，與申請之新藥相同者，視為已檢附出產國許可製售證明。

申請新成分新藥查驗登記，應提供下列資料（第 38-1 條）：

1. 研發階段在我國進行第一期及與國外同步進行第三期樞紐性臨床試驗（Phase III Pivotal Trial），或與國外同步在我國進行第二期臨床試驗及第三期樞紐性臨床試驗。

2. 上市後風險管理計畫。

3. 經中央衛生主管機關認有實施國外查核之必要者，應配合其查核要求，且備齊相關資料。

臨床試驗設計應符合下列規定：

1. 試驗性質屬第一期，如藥動學試驗或藥效學試驗等，我國可評估之受試者人數至少 10 人為原則。

2. 第二期之臨床試驗，我國可評估之受試者人數至少 20 人為原則。

3. 第三期樞紐性臨床試驗，我國可評估之受試者人數至少 80 人為原則，且足以顯示我國與國外試驗結果相似。

申請新成分新藥查驗登記，檢附十大醫藥先進國家中之一國採用證明者，應提供可證明對國人用藥之安全性、有效性具臨床上、統計學上有意義之臨床試驗，且其試驗結果，應經中央衛生主管機關審查通過。必要時，中央衛生主管機關得另要求檢附上市後風險管理計畫（第 38-2 條）。

臨床試驗，應符合下列規定：

1. 第一期可評估之受試者人數至少 10 人為原則。

2. 多國多中心之第二期臨床試驗我國可評估之受試者人數至少 20 人為原則，或我國受試者人數占總人數 10% 以上。

3. 多國多中心之第三期臨床試驗，我國可評估之受試者人數至少 80 人為原則，或我國受試者人數占總人數 10% 以上。

依前二條規定進行之臨床試驗結果，經申請中央衛生主管機關核准者，得免除或替代衍接性試驗（第 38-3 條）。

新劑型、新使用劑量、新單位含量製劑，準用新藥之規定（第 39 條）。

中藥新藥之查驗登記依《藥品查驗登記審查準則》第 94 條之規定。申請中藥之新藥查驗登記，應檢附查驗登記申請書資料一套、國內臨床試驗報告及中央衛生主管機關公告規定之技術性資料，送交審查。

新藥上市開發流程

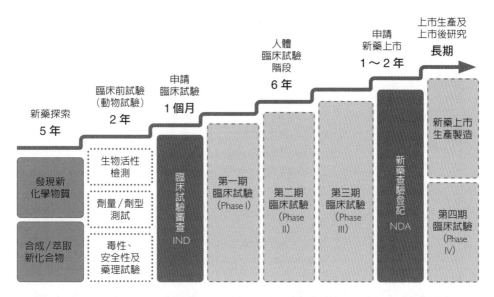

新藥及新劑型、新使用劑量、新單位含量製劑查驗登記應檢附資料表

應檢送資料		規費	本申請書查驗登記、正、副	切結書甲、乙	表二仿單黏貼	證照黏貼表	委託書	出產國售證明*1許可製	處方設計依據或研究*2	明製造文件規範藥品影本之證良	符合文件規範藥品本之證良	檢驗規格有效及驗	驗格成成績方書法檢規	驗格成品形成績方書法檢規	紀錄書或批次製造標準	資料分析二方法確效份	效資料二份*3關鍵性製程確	料安定性試驗資	採用證明	送驗*4	技術性資料
新	新成分																				
	國產	○	○		○	○	○	×	×		○	○	○	○	×	○	○	○	○	×	×
	輸入	○	○		○	○	○	○	×		○	○	○	○	○	○	○	○	○	×	×
	新使用途徑																				
	國產	○	○		○	○	○	×	×		○	○	○	○	×	○	○	○	○	×	×
	輸入	○	○		○	○	○	○	×		○	○	○	○	○	○	○	○	○	×	×
	新療效																				
藥	國產	○	○		○	○	○	×	×		○	○	○	○	×	○	○	○	○	×	×
	輸入	○	○		○	○	○	○	×		○	○	○	○	○	○	○	○	○	×	×
	新複方																				
	國產	○	○		○	○	○	×	×		○	○	○	○	×	○	○	○	○	×	×
	輸入	○	○		○	○	○	○	×		○	○	○	○	○	○	○	○	○	×	×
位含量、新使用劑量、新單	新劑型																				
	國產	○	○		○	○	○	×	×		○	○	○	○	×	○	○	○	○	×	×
	輸入	○	○		○	○	○	○	×		○	○	○	○	○	○	○	○	○	×	×
	新使用劑量																				
	國產	○	○		○	○	○	×	×		○	○	○	○	×	○	○	○	○	×	×
	輸入	○	○		○	○	○	○	×		○	○	○	○	○	○	○	○	○	×	×
	新單位含量																				
	國產	○	○		○	○	○	×	×		○	○	○	○	×	○	○	○	○	×	×
	輸入	○	○		○	○	○	○	×		○	○	○	○	○	○	○	○	○	×	×

（技術性資料欄：依附件三之規定檢附）

註：○ 表示須檢附該項目之資料。　× 表示不須檢附該項目之資料。

*1. 如出產國許可製售證明中未刊載完整之製造廠址者，應另檢送最近一次 GMP 查廠報告憑核。（如僅未刊載郵遞區號或區者，得以原廠函說明）

*2. 由國內自行研發之新藥、新劑型、新使用劑量、新單位含量製劑，免附處方依據。但應另附處方設計研究。

*3. 申請輸入藥品查驗登記，如係無菌製劑產品者，其關鍵性製程確效應含滅菌確效資料。

*4. 依第 24 條第 2 項規定，除經中央衛生主管機關認有必要送驗者外，得以書面審核而免送驗樣品。

6-11 醫療器材查驗登記

　　《藥事法》第40條則規定：製造、輸入醫療器材，應向中央衛生主管機關申請查驗登記並繳納費用，經核准發給醫療器材許可證後，始得製造或輸入。前項輸入醫療器材，應由醫療器材許可證所有人或其授權者輸入。申請醫療器材查驗登記、許可證變更、移轉、展延登記、換發及補發，其申請條件、審查程序、核准基準及其他應遵行之事項，由中央衛生主管機關定之。

　　醫療器材查驗登記之申請，應依《醫療器材查驗登記審查準則》（民國106年3月30日）辦理。

　　體外診斷醫療器材（In Vitro Diagnostic Device，IVD），係指蒐集、準備及檢查取自於人體之檢體，作為診斷疾病或其他狀況(含健康狀態之決定)而使用之診斷試劑、儀器或系統等醫療器材（第9條）。申請以牛、羊組織製成之醫療器材查驗登記、變更登記及許可證有效期間展延者，應檢附原廠之動物原料來源管制之作業說明及其原料來源證明，確保醫療器材相關製程與最終成品均未使用行政院農業委員會公告所列發生牛海綿狀腦病（Bovine Spongiform Encephalopathy）疫區國家之牛、羊來源產品，且未受牛海綿狀腦病病原污染。

　　經中央衛生主管機關參考國際對含牛羊組織之管理規範，依據牛羊組織受牛海綿狀腦病病原污染之危險程度高低而公告無須檢附前項資料者，不在此限（第11條）。

　　醫療器材仿單、標籤及包裝之擬製與刊載，除應符合《藥事法》第75條及中央衛生主管機關公告事項規定外，申請人並應依中央衛生主管機關要求，變更修正或補送相關資料。國產醫療器材之標籤、仿單、包裝，應以中文為主，所附外文字體應小於中文（第36條）。

　　輸入醫療器材除應加附中文仿單外，其標籤、包裝均應另以中文載明品名、許可證字號及輸入藥商名稱、地址，且應以中文或依習慣能辨明之方式刊載製造日期及有效期間或保存期限；其中文品名字體不得小於外文品名（第36條）。

　　醫療器材品名，應符合下列規定（第37條）：

1. 品名不得使用他人藥物商標或廠商名稱。但已取得商標或授權使用者，不在此限。
2. 品名不得與其他廠商醫療器材品名相同，或涉及仿冒或影射情事。
3. 品名不得涉有虛偽、誇大或使人對醫療器材與效能產生不當聯想或混淆。
4. 中文品名不得夾雜外文或數字，但具直接意義者，不在此限。
5. 外銷專用醫療器材之中英文品名不得與國產醫療器材之中英文品名相同。
6. 不得有其他不適合為醫療器材名稱之情形。

　　醫療器材品名相同或近似之標準，應依商標、廠商名稱或其他可資辨別名稱之順位認定之。

製造業藥商及販賣業藥商取得醫療器材上市許可流程

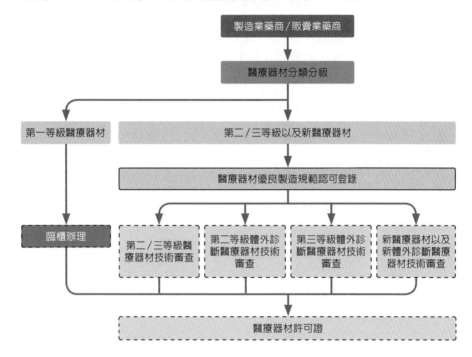

須於國內進行臨床試驗之品項

	代碼	中文名稱	英文名稱	等級
1	M.5916	硬式透氣隱形眼鏡	Rigid gas permeable contact lens	2,3
2	M.5925	軟式隱形眼鏡	Soft (hydrophilic) contact lens	2,3
3		其他經中央衛生主管機關指定者	Other categories specified by the central competent health authority	

醫療器材依據風險程度，分成下列等級《醫療器材管理辦法 》（民國 103 年 1 月 7 日）

等級	風險程度	舉例
第一等級	低風險性	腮腺炎病毒血清試劑、呼吸管路支撐物、牙齦液測量器
第二等級	中風險性	瘧原蟲（Plasmodium species）抗原檢測試劑、呼吸中止監測儀、去顫器測試器
第三等級	高風險性	氣球導管修護組、自動體外去顫器、根管治療用乾熱滅

6-12 過敏原生物藥品查驗登記

確保過敏原生物藥品的品質及安全，依據《藥事法》第 42 條，制定《過敏原生物藥品之查驗登記基準》（民國 91 年 1 月 7 日），適用於過敏原生物藥品查驗登記審核之品質及安全的要求。

「過敏原生物藥品」，係指包括過敏原萃取物及過敏原測試等藥品，用於人類以進行過敏原之診斷、預防及治療的生物藥品。過敏原生物藥品通常是將原料經萃取或調配而獲得的活性成分。原料來源可包括花粉、昆蟲（包括毒液）、黴菌、食物、化學物質及動物等，可包含單一過敏原或多種過敏原之混合物。

過敏原生物藥品應檢附之資料：

1. 過敏原之分類。
2. 原料之化學、製造、與管制的要求。
3. 原料之製造及管制。
4. 原料來源及鑑定。
5. 原料來源之證明及管制。
6. 原料的製程管制。
7. 對照標準品。
8. 過敏原生物藥品之組成與製造方法。
9. 過敏原生物藥品之產品規格與分析方法。
10. 過敏原生物藥品之製程管制。
11. 過敏原的安定性試驗資料。

原料之製造及管制

1. 應對過敏原製造及管制過程作說明，以證明有正確的品質管制，及能預防外來因子可能造成的污染。並應提供相關的標準操作程序（SOP）資料。

2. 應對所有可能遭外來因子污染的人類或動物來源的材料所進行的測試及規格加以說明，例如應提供有關黴漿菌、牛類衍生製品中之牛類海綿狀腦症（BSE）因子，及其他人類及動物來源的外來因子的資料。提供資料應包括能佐證試劑未受外來因子污染的確認數據或證明書。

過敏原生物藥品之產品規格與分析方法

1. 應提供確保安全、鑑定、純度、效價，及每批產品一致性的產品規格、接受限制及分析方法。如申請項目為新的測試方法或製程時，應提供確效數據及分析證明。對未規定特定分析方法的測試，例如顯微鏡檢查，及純度及鑑定決定，應提供產品規格及接受標準，並提供代表性批號的分析證明及分析結果。

2. 不純物之資料：化學物質來源的原料，應說明原料中所含的不純物，並提供分析數據。

3. 應提供包括稀釋液在內的藥品放行測試的產品規格、接受限制及分析方法。此外，應對保存樣本的選擇及儲存，包括儲存情況及儲存時間加以說明。

過敏原之分類

項目	說明
生物性原料	「過敏原萃取物」的生物性原料是指由原料來源，經萃取及無菌過濾後，製成含有生物活性中間產品的無菌溶液，可為「大包裝溶液」或「濃縮調劑液」。 1.「大包裝溶液」是從單一過敏原來源所得的中間型溶液，可直接裝填至最終容器內，或當作「濃縮調劑液」使用。 2.「濃縮調劑液」則是用於多批製品，且經過稀釋或混合之中間型溶液。 3.「過敏原測試貼布」之生物性原料被定義為在裝填或組裝成最終劑型前，與賦形劑一起調配之過敏原（或混合之過敏原）。
生物藥品	1.「過敏原萃取物」之生物藥品可以為各別裝填，或與其他過敏原經由混合、稀釋、明礬吸附，或以低壓冷凍乾燥法存於最終容器內之單一或混合之過敏原。低壓冷凍乾燥儲存之過敏原萃取物，可經加入稀釋液而成生物藥品使用。 2.「過敏原測試貼布」是經由使用適當的器材固定於皮膚上，可為溶解或懸浮於賦形劑之單一或混合之過敏原，或是均勻懸浮於膠體包覆物上之單一或混合之過敏原。

原料來源之證明及管制

項目	規定
證明文件	應包括種類與物種、共通的名稱、顯微特性鑑定及肉眼特性鑑定。
動物原料來源	應包括自健康動物收集原料來源的證明文件。例如使用（馬屬）動物作為原料來源時，應提供能證明該動物對破傷風免疫性的證明文件。
黴菌原料來源	應說明生長、採收，及後續的加工處理。應用顯微鏡檢查黴菌原料來源，確保其純度及相同性。應提供原料可接受的範圍及可能遭到污染的資料以供審查。
食物原料來源	罐裝或已加工的食物應不能作為萃取物的原料來源，採購食物處的商品容器或包裝的標籤應留作批次製造記錄的一部分，如果食物製品沒有標示，應將採購商店的地點及鑑定的資料納入批次記錄中。
合成性化學物質	應提供有關來源、加工處理的詳細資料，及這些物質的規格。相同性測試應證明各批原料來源間可接受的一致性。

過敏原生物藥品製程管制之微生物管制

項目	規定
過敏原萃取物	對所有的滅菌及微生物管制製程，例如：無菌裝填、培養基的殺菌等加以說明。應提供「無菌製程確效」之資料。
過敏原測試貼布	過敏原測試貼布不能只標示為「無菌」或「僅供局部使用」。應制定每個劑量或單位體積中微生物數目的限制，並指出有無特定病原生物的存在。

6-13 人用血漿製劑查驗登記

輸血感染相關的病源包括有病毒、細菌以及寄生蟲等。但是，現在藉由排除高危險的捐血人，以及在血液檢驗品質上的進步，主要是 DNA、RNA 相關檢驗技術的導入，已經使得病毒和輸血感染的關聯性大幅度地降低。根據文獻資料，輸血感染 HIV 的風險，估計大約是 190 萬分之 1，感染 HCV 的風險大約是 160 萬分之 1，感染慢性 B 型肝炎的機率，大約是 500 萬分之 1。

為了加強血漿製劑的管理，預防和避免經由血漿製劑傳播的疾病，確保血漿製劑的品質及安全，依據藥事法第 42 條及 74 條，制定「人用血漿製劑之查驗登記」。本審查準則適用於血漿製劑查驗登記及檢驗封緘時，對於血漿原料、製程管理以及產品之品質、安全及管理的要求。

依《藥品查驗登記審查準則—人用血漿製劑之查驗登記》（民國 90 年 11 月 6 日），「人用血漿製劑」，係指將多袋人血漿混合（pooling）、分層（Fractionation）精製而得之治療性產品。於某些情況下，亦可篩檢出含高力價特定抗體之人血漿，混合後分層精製而得。人血漿之收集可由血漿分離術或由全血經離心而得。

血漿製劑之原料、規格、標準品、試劑、材料及動物性原料、試劑及成分的管制：

1. 血漿原料應檢附原廠及原產國要求的血漿原料規格。

2. 原料之活性：應敘述以製造廠對照標準品（標準批次或試驗批次）測定產品效價／生物活性之生物學試驗，包括所使用之方法與標準品及該試驗之變異性以及可接受之範圍。

3. 對照標準品／血清組：

（1）對照標準品：如使用國際對照標準品，須檢附該標準品之規格與分析成績書。若無對照標準品，可自行建立廠內一級對照標準品。但須檢附該對照標準品之製備標準作業程序、特性、規格、分析成績書及安定性數據。

（2）廠內工作標準品：廠內工作標準品須檢附其製備、特性、規格、試驗及結果。亦應檢附該廠內工作標準品以前述對照標準品所校正之數據。

4. 試劑及材料之管制

（1）應表列所有使用於血漿製劑製造之特殊試藥和材料，如緩衝液、血清、抗生素、單株抗體與保藏劑之測試方法與其相關規格。

（2）某些情況下（如使用單株抗體於製造時）應詳述其製備過程及特性。若人類組織被用於吸收或吸附作用，則應敘述捐贈者之合適性。

5. 動物性原料、試劑及成分的管制：

（1）若於製造過程中有使用由動物來源取得之原料時，需證明其不含外來物質，如牛海綿狀腦病變物質，與其他動物病毒。

（2）若有使用由動物來源取得之原料於製造過程中，應依實際需要載明：①動物來源及使用緣由；②免疫方法；③廠內飼養（in-house）動物之管制；④製造用動物之飼養場所及其環境條件。

血漿成分製劑用途

製劑	用途
白蛋白（albumin）	是血漿蛋白質的主要部分，許多臨床狀況必須用到純化的白蛋白，尤其是嚴重的體液流失，或嚴重燒傷時的治療，其他則用於肝硬化、腎症候群、燒燙傷及營養不良患者。
免疫球蛋白（immunoglobulins）	多用於傳染病的短暫預防以及紫斑症、川崎氏症、紅斑性狼瘡等免疫系統有缺陷的患者。
第八或第九凝血因子（antihemophilic factor）	是血友病人必要的治療藥物，血友病人的血液中所含的第八或第九凝血因子非常稀少，所以即使是很小的傷口，都可能造成流血過度。

血漿原料來源之管制

項目	要求
血漿原料來源清單	血漿原料係指「原料血漿（分離術血漿）」及「回收血漿」等用於製造血漿製劑之原料。 1. 血漿原料之規格應符合中華藥典。 2. 用來製造血漿製劑之人血漿來源蒐集機構（如：國內之捐血中心或經核准之國外機構等），應有血漿管制標準書（Plasma Master File）。內容應明確敘述其來源與管制，包括捐（供）血者之篩選、原料中病原標誌之檢驗、運送方式、儲存溫度及不合格血漿之處理方式等。 3. 血漿來源將依疾病之發生、健康之要求及監視作業系統之完善，適時做必要之管制。
捐（供）血者及血漿混合液（Plasma Pool）	以anti - HIV 1/2、anti-HCV及HBsAg之篩檢結果應為陰性反應。
血漿混合液應有以核酸擴增技術（Nucleic acid amplification technology; NAT）檢測	至少應有對HCV之RNA的NAT檢驗為陰性的結果報告。
NAT的檢測方法	若NAT檢測方法尚未於我國取得許可證，申請廠商應將其檢驗規格、方法及靈敏度等，依輸血用診斷試劑查驗登記之要求，檢附相關資料供審查評估。
NAT篩檢試驗	衛生福利部將參考其他國家之規定，公告新增之篩檢項目及要求。
對於血漿原料應有可回溯之追蹤紀錄（Traceability）	對於供血者之健康及受血者之不良反應，應及時通報並採取必要之作業。

6-14 疫苗類藥品查驗登記

為了加強疫苗類藥品的管理，確保疫苗類藥品的品質及安全，依據《藥事法》第 42 條及 74 條，制定《藥品查驗登記審查準則－疫苗藥品之查驗登記》（民國 91 年 1 月 31 日）。本基準適用於疫苗類藥品查驗登記及檢驗封緘時之品質及安全的要求。

「疫苗類藥品」，係指由免疫抗原組成的藥品，經由人體投與後可刺激免疫系統，對疾病或感染源產生預防、改善或治療的效果。

「疫苗」的組成包括經減毒處理的活菌、病毒或寄生蟲；去活化的生物有機體；經處理的活細胞；或天然／純化的免疫原〔包括於宿主細胞中製造之基因重組成分、共價結合物、合成抗原、聚核苷酸（如質體、去氧核醣核酸疫苗）〕；表現特定異種免疫原之載體細胞或帶有免疫原之細胞。包括上述多種疫苗的組合。「疫苗類藥品」可包括其他體內診斷用之抗原、微生物蛋白質或細菌毒素（如：肉毒桿菌毒素）成分。

「疫苗類藥品」係指經配方、調製、充填、包裝供即時使用之最終劑型，可能含有其他活性或非活性成分包括佐劑、保腐劑、安定劑及（或）賦形劑。疫苗之配方包括稀釋、吸附與佐劑或添加物混合及（或）減壓冷凍乾燥來製成藥品。

應包含最終製品中所有原料藥及賦形劑的資料。如成分中有使用專利的製備或混合物時，應提供完整資料。對人類或動物起源的成分，應提供能證明其無外來因子的測試結果或分析證明書。

其組成應提供藥品所有成分，包括原料藥及其他內含物，以及其單位劑量。對某些非活性物質，其數量可用濃度百分比或體積莫耳濃度表示。1. 原料藥：應提供每種原料藥的表單。2. 賦形劑：應提供最終製品內非活性成分的表單、分析證明書或測試方法、測試結果等。3. 佐劑：應包含化學處方，及各種佐劑每單位劑量的數量。4. 防腐劑：應提供其化學名稱及商品名，於單劑原料藥中添加防腐劑的目的及效能。

其規格及測試方法：應對產品之鑑定、純度、效價及每批製品之一致性之測試方法加以說明。並提供原料藥的規格及至少連續三批製品的檢驗成績書及分析結果。

一致性資料應提供抽樣計畫，並詳述用以確保成品之鑑別、純度、強度及／或效價之試驗方法，以及各批次間一致性之資料與成品規格，且應包括至少連續三批成品之檢驗成績書及檢驗結果。

確效資料應提供放行試驗之每項方法的特異性、靈敏度與變異性之確效評估。包括對照標準品及其確效。若使用公定書之分析方法，應說明其來源依據。

疫苗類原料藥的定義及化學、製造與管制的要求

項目	要求
「疫苗類原料藥」定義	尚未配方調製的疫苗類活性成分，可為細菌細胞、病毒（活病毒、減毒病毒、死病毒）或寄生蟲；由細胞中分離（或經再純化）的蛋白質；活體細胞分泌（或經再純化）的抗原以及經由基因重組或合成的醣類、蛋白質或多肽　抗原、聚核　酸（例如質體或去氧核醣核酸 (DNA) 疫苗）或結合以上的物質。「混合疫苗（combination vaccine）」則應說明其採收過程及與其他抗原結合及調配的各種活性物質。
化學、製造與管制	原料藥之製造，無論是發酵、培養、分離或合成，通常都是從原料藥生產開始，經過中間物質的製備、特性鑑定以及純化，而製成原料藥。生物性原料藥的品質及純度不能僅依後續的測試來認定，而需依賴製造及合成過程中的管制方能達成。

疫苗類原料藥之製程管制資料

項目	要求
製程管制	應對流程圖中的製程中採樣及測試方法作說明，應建立接受或拒絕該製程中批次的標準。
製程確效	應提供可能影響原料藥規格的重要製程或因子所作的確效研究報告。確效研究報告及統計數據應能證明與產品規格及品質相關製程的差異性。
生物負荷量之管制	對非為無菌狀況下的製程，應對生物負荷量試驗進行測試。

疫苗類原料藥之規格

項目	要求
規格	各原料藥之規格與檢驗應包括鑑別、純度、效價（生物活性）、與效價有關之物理化學測定，必要時應含安定性試驗。對於高純度物質，純度應參照理論組成（theoretical composition）表示。於某些情況下，最終放行報告中應包含抗原成分（component antigens）其安定中間產物之檢驗結果，並應提供每項規格之確效評估（包含變異性及信賴區間）。
不純物之資料	應包含原料藥中不純物之鑑別與含量分析數據（如凝膠電泳法、管柱沖提、西方墨點法等）。應加以鑑定與定量之不純物包括： 1.與產品相關之不純物（如抗原於製程或儲存時產生之變異或改變） 2.與製程相關之不純物： （1）培養基成分 （2）細胞受質蛋白質或核酸 （3）純化過程中未去除之試劑

7-1 藥品優良製造規範

藥品優良製造規範（Good Manufacturing Practice，GMP）原先是由 WHO 規定之適用於發展中國家的 GMP 規範；適用於原料藥的初品及以中間體的形式之產品附加值較低之藥品，其目的在於防止藥品製造時；誤用不當原材料及製造過程交叉污染。

美國在 1964 年公布，WHO 在 1969 年頒發，英國及日本分別在 1971 年及 1976 年跟進；我國則在 1982 年由經濟部成立 GMP 小組並公布《優良藥品製造標準》，沿用至 1999 年衛生福利部公告《藥品優良製造規範》；開啟了臺灣製藥業確效的新頁。

現行優良藥品製造標準（cGMP，current Good Manufacturing Practice）是目前歐美日等國執行的 GMP 規範，主要以確保藥品從原料、製程到成品，每一步驟都需經過嚴格的確效作業評估。不論有效藥物成分或配方劑型都必須以符合藥品 cGMP 規範方式來製造，而其製程幾乎全為化工程序。

cGMP 為 WHO、FDA、ICH、EU、PIC/S 等國際共同規範，它是生技醫藥產品行銷全球並建置產品完整之文件系統；也被稱作「國際 GMP 規範」，是生技製藥產業國際化發展的要項之一。

美國 FDA 則早在 1987 年即開始實行；WHO 在 1994 年開始實行 cGMP；日本和歐盟 1996 年實行 cGMP；美國和歐盟簽訂了相關協議，承諾從 2002 年開始，美國 FDA 用三年的時間對歐盟 cGMP 認證檢查之官員進行培訓；歐盟和美國於 2004 年底相互承認雙邊 cGMP 認證結果。

臺灣在參與國際共同建立的 cGMP 規範及驗證平台後；至 2004 年通過三階段全面確效的藥廠約為 160 餘家，正式踏入國際高階藥品市場供應之門。

GMP 是從原料、品質、產品製程及監控、製程所用儀器、廠房設計要符合規定，除了對藥品在生產製造上的規範外，也有少部分包括規範儲存、運銷的作業。GMP 規範主要是對於藥品生產作業所有的製程（流程）、環境、設備、原物料、人員等相關作業所制訂出的標準供藥廠遵循，以預防及杜絕藥品在生產製造過程中可能會發生的各種狀況。

優良藥品儲存作業規範（Good Storage Practice，GSP）目的是為參與儲存、運輸和配送藥品的業者所提供之作業規範。本作業規範不僅適用於醫藥產品的製造商，也包含醫藥進口商、貿易商、批發商及社區和醫院藥房。

藥品優良運銷規範（Good Distribution Practice，GDP）依照 2005 年 WHO 對於藥品生產製造所制訂頒布的國際規範，是目前全球國家藥及物流商所遵循的作業標準框架，規範內也有提及少部分的倉儲與運銷規範。藥品配送過程有很多外來的影響因素會造成藥品「質」及「量」上的改變，這些質量上的改變對於藥品效果是有不同程度上的影響其風險亦隨之增加。

GMP 文件的生命週期

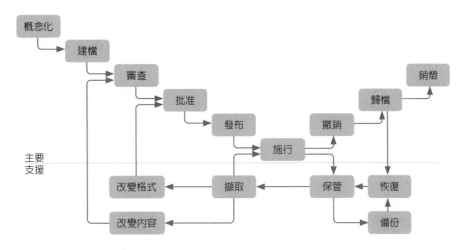

我國實施 cGMP 的歷程

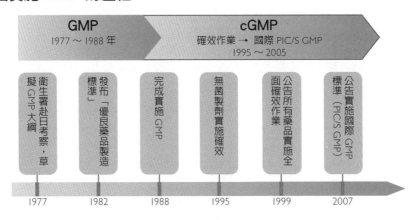

主要國家實施 GMP 及 cGMP 時間表

國別	實施GMP時間	實施 cGMP時間
美國	1964	1987
WHO	1969	1994
英國	1971	-----
日本	1976	1996
臺灣	1982	1996（無菌製劑） 2004（全面確效）
東南亞國家聯盟	1988	-----

7-2 醫療器材優良製造規範

醫療器材產品複雜多元且差異性大,從簡單之壓舌板到複雜之電腦斷層掃描儀均屬之,管理複雜度高。許多醫療器材外觀與一般商品近似,不易辨識,屬性判定及稽查難度高。

醫療器材製造依《藥物優良製造準則》(民國 102 年 7 月 30 日)第三編醫療器材優良製造規範之規定。有關醫療器材之設計、開發、生產、安裝與服務之規範,係依據國際標準組織醫療器材品質管理系統(ISO 13485)之內容訂定(第 60 條)。

第二等級、第三等級及第一等級非屬醫療器材管理辦法附件二所列,未滅菌或不具量測功能品項之醫療器材,其製造業者,應符合本編第二章(標準模式)之規定。第一等級列屬醫療器材管理辦法附件二未滅菌或不具量測功能品項之醫療器材,其製造業者,應符合本編第三章(精要模式)之規定(第 62 條)。

品質管理系統

製造業者應以書面建立、實施及維持符合本準則規定之品質管理系統。製造業者應採取下列措施:

1. 鑑別品質管理系統所需之流程及應用。
2. 決定品質管理系統實施之順序與相互作用。
3. 決定品質管理系統所需之準則及方法,以確保流程之有效運作及管制。
4. 確保可取得必要之資源與資訊,以維護品質管理系統流程之運作與監管。
5. 監管、量測及分析品質管理系統之流程。
6. 實施必要措施,以實現品質管理系統流程規劃之結果,並維持該流程之有效性。

資源管理

製造業者應建立書面程序以執行下列事項:

1. 決定與執行影響產品工作品質人員所需之能力。
2. 提供訓練或採取其他措施以滿足前項需求。
3. 評估所採取措施之有效性。
4. 確保人員認知其作業活動之相關性與重要性,及如何達成品質目標。
5. 維持人員教育、訓練、技能及經驗之紀錄。

產品實現

規劃產品實現時,製造業者應決定下列事項:

1. 產品之品質目標及要求。
2. 建立流程、文件及提供產品特定資源之需求。
3. 產品所需之特定查證、確認、監管、檢驗及試驗活動,以及產品之允收標準。
4. 提供產品實現流程與最終產品符合要求之證據所需之紀錄。

量測、分析及改進

製造業者應規劃與實施所需之監管、量測、分析及改進流程,應具備展示產品之符合性、確保品質管理系統之符合性、維持品質管理系統之有效性。

醫療器材定義

醫療器材	定義
主動式醫療器材	以電能或其他能源，非直接由人員或重力產生以發揮其功能之醫療器材。
植入式主動醫療器材	以醫療或外科方式，將主動式醫療器材之全部或部分植入人體或人體自然腔道內，並持續留置者。
植入式非主動醫療器材	以醫療或外科方式，將非主動式醫療器材之全部或部分植入人體或人體自然腔道內、替代上表皮、眼表面，並保留於人體內30日以上，且僅能藉由醫療或外科方式取出者。

醫療器材產品全生命週期管理

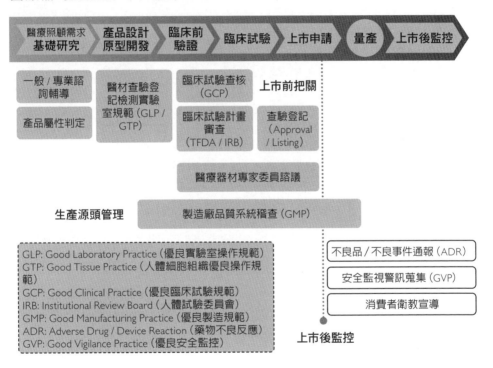

7-3 製造管制作業

製造管制作業依《西藥藥品優良製造規範（第一部、附則）》（民國 104 年 10 月 1 日）第五章生產（PRODUCTION）原則：生產作業應遵循清楚界定的程序，且符合優良製造規範的原則，以獲得要求之品質的產品，並應符合相關的製造及上市許可。

原物料與產品的所有處理，例如接收、待驗、抽樣、儲存、標示、調配、製造、分／包裝及運銷，應依書面程序或指令執行，必要時應予記錄（5.2）。進廠原物料及最終產品在接收或加工後，應即為實體或行政管理上的隔離，直到其經放行供使用或運銷為止（5.5）。

不同產品的生產作業，不得在同一作業室內同時或接續地執行，除非無混雜或交叉污染的風險（5.9）。製程的每一階段，皆應防止產品及原物料受微生物及其他污染（5.10）。處理乾燥的原物料及產品時，應採取特別的防範措施，以防止粉塵的產生及散佈。特別適用於高活性或高致敏性物質的處理（5.11）。

生產中交叉污染的防止

應防止原料或產品被另一原物料或產品污染。該意外交叉污染的風險，源於製程中未管制之原物料及產品所產生的粉塵、氣體、蒸氣、噴霧或微生物、設備上的殘留物及因作業人員的服裝等。其中最具危害的污染物是高致敏性物質、含有活體的生物製劑、某些荷爾蒙類、細胞毒類及其他高活性的物質。污染尤對以注射、大劑量及／或長期投用的產品之使用最具風險（5.18）。

製程管制作業依《藥物優良製造準則》（民國 102 年 7 月 30 日）第二編藥品優良製造規範，第二章中藥第 30 條：中藥廠為求每批產品品質一致，應由專人訂定每一產品之製造管制標準書，並由另一人獨立核查。製造管制標準書，應包括下列事項：

1. 品名、含量及劑型。

2. 產品單位重量、容量或劑型所含每一有效成分之名稱及重量或容量，與單位劑型之全重量或容量。

3. 所有原料之名稱、規格，如加冠代號者，應足以表現其特質。

4. 每批產品之產量。

5. 每批產品所需每一原料之重量或容量。

6. 製造過程中適當階段之理論重量或容量。

7. 理論產量，包括理論產量百分率之上、下限。

8. 產品容器、封蓋及包裝材料之規格，應附簽有核定人姓名日期之標籤及其他所有標示之樣品或副本。

9. 完整之製造與管制說明書、取樣與檢驗程序、規格及應注意事項。

中藥廠為確保每一批產品品質之均一及完整性，應針對各產品有關之製程管制作業，包括相關設備及設施，加以評估確認其有效一致性，並建立各項製程確效之書面作業程序，供日後遵行及定期確認（第 32 條）。

PIC / S GMP 新增規定之重點實例

項目	PIC/S GMP新增要求	對用藥品質之影響 ─確保產品之安全性
無菌產品(1)-設施	●製造區之潔淨度與動/靜態監控標準（含粒子與微生物）分為A～D四級。 ●無菌製備時A須在B背景下進行。 ●A級區須配置連續微粒子監測系統。 ●廠外衣不得帶入通到B級及C級區之更衣室中。更衣室應設計為氣鎖室。 ●應提供警報系統，以顯示空氣供應上的失靈。	潔淨度分級及監測均更嚴格的無菌作業管制，確保產品之無菌性，避免病患因施用產品導致感染症發生。
無菌產品(2)-作業	●無菌過濾應有兩次過濾程序，最終過濾應僅可能接近充填點。 ●製程模擬試驗應每年至少執行2次。 ●滅菌後物料、製程及半製品均應評估暫存時間，儲存環境亦應符合規定。 ●滅菌前，應檢測產品之負荷菌。	更嚴格的無菌作業管制，確保產品之無菌性，避免病患因施用產品導致感染症發生。
無菌產品(3)-品管	●以熔封法封閉之容器，應100%執行完整性試驗，其他容器樣品亦應依適當程序檢查其完整性。 ●產品應100%個別執行異檢。 ●無菌試驗之抽樣樣品應為整個批次中的代表性樣品。	更嚴格的無菌作業管制，確保產品之無菌性，避免病患因施用產品導致感染症發生。

PIC / S GMP 主要差異摘要

章節	主題	內容
1	品質管理	產品品質檢討（含外銷專用產品；應涵蓋項目……）
2	人事	關鍵人員（生產主管、QC主管、負責放行者）之職責（書面工作說明書）
3	廠房設施與設備	生產區防止交叉污染之設計
		儲存區之收貨區應加以設計並裝備；原料通常應有隔離的抽樣區域。
4	文件	文件應定期再予檢查並不斷更新。 文件本身不得用手寫。
5	生產	生產中交叉污染、微生物污染及其他污染的防止
		設備或原物料的任何變更，應加以確效。
		原料只可向在相關規格上列名之經認可的供應商購買；確保每個原料容器之內容物的同一性（100%抽樣及鑑別）。
		分/包裝作業：除非有實體的分隔，不同的產品不得在緊密相鄰處包裝。
6	品質管制	持續進行（on-going）之安定性計畫
附則1	無菌製劑	無菌藥品的製造，潔淨度之分級（A～D）、監控要求
附則19	對照樣品與留存樣品	

7-4 品質管制作業

品質管制作業依《西藥藥品優良製造規範（第一部、附則）》（民國 104 年 10 月 1 日）第六章品質管制（QUALITY CONTROL）原則：品質管制與抽樣、規格與試驗以及組織、文件與放行程序有關，確保必要與相關的檢驗皆已執行，並確保在品質經判斷滿意前，無原物料會被放行供使用，無產品會被放行供銷售或供應。品質管制不侷限於實驗室的作業，而應涉及可能與該產品品質有關的所有決定。將品質管制部門從生產部門獨立出來被認為是品質管制之滿意運作的基礎。

每一個製造許可的持有者均應有品質管制部門。此部門應從其他部門獨立出來，並由具有適當資格及經驗的人員負責。該人員擁有可由其支配之一個或多個品管實驗室。此部門應有適當的資源，以確保有效且可靠地執行所有品質管制的安排（6.1）。

品質管制部門亦有其他的職責，例如：制訂、確效並執行所有品質管制程序，保存原物料與產品的對照樣品，確保原物料與產品容器的正確標示，確保產品安定性的監測，參與和產品品質有關之申訴的調查等。這些作業皆應依書面程序執行，且在必要時，應予記錄（6.2）。

最終產品的評價應包含所有相關的因素，包括生產條件、製程中檢驗的結果、製造（包括分／包裝）文件的檢討、符合最終產品規格及最終包裝產品的檢查（6.3）。

有關品質管制文件的管理規定如下：

與品質管制有關的重要文件以及下列細節資料應供品質管制部門易於取用（6.7）：規格；抽樣程序；檢驗程序和紀錄（包括分析工作單及／或實驗室筆記本）；分析報告及／或檢驗證明書；環境監測數據／資料（要求時）；檢驗方法的確效紀錄（可行時）；儀器校正與設備維護保養的程序及紀錄。

與批次紀錄有關的任何品質管制文件，應保存至該批次產品的末效日期後一年（6.8）。某些類型的數據（如：分析檢驗結果、產率、環境的管制……等）建議應以允許趨勢評估的方式保存其紀錄（6.9）。

品質管制作業依《藥物優良製造準則》（民國 102 年 7 月 30 日）第二編藥品優良製造規範，第二章中藥第 43 條：中藥廠各部門所訂定之規格、標準書、取樣計畫、檢驗程序、檢驗管制措施及任何有關之變更，應經其品質管制部門審定後，始得執行。中藥廠應切實遵行其訂定之各項作業規定，並記錄執行過程，如有偏差發生時，應加以記錄，並作合理判定及說明。中藥廠，得由廠內各部門選派專業人員組成品質保證小組或委員會，為品質有關事項之諮詢、審議及監督。

中藥廠應檢驗每一批產品，確定其符合既定規格；對於不得含有害微生物之產品，必要時並應逐批作適當相關檢驗。每批產品或最終產品及其各有效成分之原料，應抽取代表性之儲備樣品保存；其儲備樣品之存放條件，應與標示者相同，儲備數量應為足供所有規定檢驗所需要之二倍以上（第 44 條）。

中藥廠應以書面訂定品質管制部門之職責及作業程序

1. 審核所有原料、產品容器、封蓋、半製品或中間產品、包裝材料、標示材料與產品之准用或拒用及製造紀錄。

2. 審核影響產品成分、含量、品質及純度之作業程序或規格。

3. 審核原料、產品容器、封蓋、包裝材料、半製品或中間產品及產品之檢驗設施。

4. 訂定有關儀器、裝置、儀表及記錄器之校正書面作業程序，明確規定校正方法、日程表、精確度界限，與未能符合精確度界限時之限制使用及補救措施。

5. 訂定與產品安定性試驗有關之取樣數量、試驗間隔及試驗方法之書面作業程序。

PIC/S GMP 新增規定之重點實例

項目	PIC/S GMP新增要求	對用藥品質之影響 ——確保產品之安全性及有效性
品質管制	產品品質檢討（Product Annual Review）——每產品每年執行1次，並規定應包含之評估項目。	● 定期評估各項產品製程及品質指標，證實既有製程的一致性，並可及早發現是否有品質不良趨勢發生，進行產品與製程之持續改善。 ● 建立持續性高品質的品質管理系統。
品質管制	上市後產品之 持續性安定性試驗（On-going Stability）計畫——每產品每年至少1批；追加的批次-製程或包裝有任何重大改變或重大偏離／偏差。	確保上市後產品於有效期限內均維持適當之品質，一旦發現產品含量降低、溶離度試驗、微生物試驗結果偏離等情形，藥廠即應予以調查並視需要進行市售產品回收，避免病患使用到不安全及效果不佳之產品。

品質（Quality）的意義

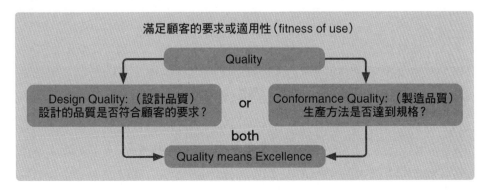

滿足顧客的要求或適用性（fitness of use）

Quality

Design Quality:（設計品質）
設計的品質是否符合顧客的要求？

or

Conformance Quality:（製造品質）
生產方法是否達到規格？

both

Quality means Excellence

7-5 藥品確效作業

藥品確效作業依《藥品查驗登記審查準則》第21條辦理，藥品製劑確效作業之實施，規定如下：

1. 申請查驗登記時，得先行檢齊申請藥品之分析方法確效作業報告書及關鍵性製程確效計畫書。但核准後，應執行連續三批之製程確效，俟其結果符合規格後，始得上市。

2. 藥品確效作業應達到確保藥品之有效性及安全性，並符合中央衛生主管機關公告之藥品優良製造確效作業基準。

國產藥品製造廠應於民國89年12月31日前，領有輸入藥品許可證之廠商應於民國91年6月10日前，檢附其藥品製造廠之支援系統、儀器、設備確效與該廠至少一種以上產品之關鍵性製程（含製程之清潔確效）及分析方法確效作業書面資料，送交中央衛生主管機關核備。

依《藥品優良製造確效作業基準》確效作業包含設施與設備之確效（安裝驗證、操作驗證與性能驗證）、設備清潔方法之確效、純化水系統之確效、製程確效、分析確效。

藥廠訂有確效作業之整體計畫，內容包括下列事項：1. 目錄。2. 確效作業概述及目標。3. 確效專責部門之組織、人事及權責。4. 所用辭彙之定義。5. 各種設施及設備之性狀描述及資料。6. 建築物書面資料。7. 各種確效作業之計畫書。8. 各種確效標準作業程序。9. 預防性維護作業及矯正作業計畫。10. 人員培訓計畫。11. 書面資料之保存規定。12. 計畫書範例。13. 確效標準作業程序範例。14. 確效計畫之批准實施。

確效計畫書，內容包括下列各項：1. 確效或驗證之項目。2. 確效或驗證之目的及整體目標。3. 預定實施頻率。4. 該項確效或驗證之計畫書制訂及各次改訂日期，以及改訂事項。5. 確效或驗證方法。6. 合格標準範圍。7. 數據或資料處理方法。8. 確效或驗證書面資料之改訂程序及保管相關事項。9. 執行確效或驗證之責任單位及負責人員。

純化水處理系統，係指藥廠內為製造各種高純度純化水（含純淨水及注射用水）供製藥作業使用之設備。一般用水及實驗室用水之製造不在本基準規定範圍之內。

藥廠應定期檢測純化水處理系統，驗證所製得之純化水是否合於既訂規格，以供特定目的之用。為檢測純化水處理系統，應依藥品優良製造規範訂有檢測之標準作業程序，據而執行。每次檢測後應將結果予以書面記錄。

純化水處理系統應以確效作業驗證其適當性。執行確效作業前應先擬具確效計畫書，內容應包括取樣法、檢測方法、合格標準範圍等，經藥廠內權責單位人員之核定後實施。

滅菌確效作業執行標準

確效項目	執行標準
蒸汽滅菌器確效作業	1. 熱探測器 (Thermocouple) > 6 支 (使用前後校正)
	2. 多點溫度記錄器至少須具備 6 支熱探測器
	3. 每支熱探測器之溫度與標準溫度差距不得超過 ±1°C
	4. 多點溫度記錄器其每點之測試週期不得長於 2 分鐘
	5. 溫度分布於平衡狀態下，每點溫度與平均溫度之差距不超過 ±2°C。(此仍指在 120°C 操作範圍下)
	6. 熱分布及熱滲透初次確效執行 3 次
	7. 過度滅菌：致死值 (F0 ≧ 12)
	8. 非過度滅菌： ● 進行同產品 3 批的負荷菌 No 值鑑定 ● 初步分離負荷菌，和其 D121 值測定 ● 利用負荷菌量和其 D121 值計算無菌程度是否達到 10-6(SAL=6)
乾熱滅菌器確效作業	1. 熱探測器 (Thermocouple) > 6 支 (使用前後校正)
	2. 多點溫度記錄器至少須具備 6 支熱探測器
	3. 每支熱探測器之溫度與標準溫度差距不得超過 ±1°C
	4. 於 170-280°C 溫度操作時，其溫度分布於平衡狀態下應是每點溫度與平均溫度的差距不超過 ±20°C。
	5. 熱分布及熱滲透初次確效執行 3 次
	6. 除熱原試驗：內毒素指示劑，其冷點能達到減少 3 個對數內毒素的功能。
無菌充填製程確效作業	1. 無菌充填作業場所達到 10,000 級清淨度以上要求。
	2. 充填區必須嚴格分明，並符合 100 級層流裝置清淨度。
	3. 需用已確認為除菌使用之 0.22 微米孔徑之濾膜做藥液除菌。除菌過濾膜至少必須於過濾後檢測其完整性。
	4. 培養基充填確效 ● 合乎實際狀況，培養基充填確效需用 3000 支容器充填。 ● 因實際狀況無法用 3000 支容器充填時，應說明理由並訂出執行充填的最大數量及合格標準，同時須列出累積達到 3000 支之時間表，其時間不可超過 12 個月。 ● 所有無菌充填線的培養基確效至少 3 次，再確效執行 1 次。 ● 無菌充填產品之污染標準為充填支數之 0.1% 以下。

7-6 製程確效

確效係指有文件證明的行動，能證實程序、製程、機械設備、原材料或系統確實能持續穩定的導致預期之效果。說明將如何進行確效之書面計畫書，內容包括予以測試之指標，產品特質，生產設備，以及測試合格之判定標準，稱為確效計畫書。

製程確效可依《現行藥品優良製造規範－製程確效作業指導手冊》（民國91年1月）實施。

為了要確保產品的品質，應細心注意下列許多因素：選用品質良好之物料，適當設計產品與其製程，以及對製程中及最終產品的測試等。由於現今藥品的複雜性，只靠最終產品之例行性測試不足以確保產品之品質。某些最終產品的測試靈敏度有限；有時須執行破壞性測試以展現製程之適當性；有時最終產品之測試無法顯示所有與產品有關而可能對安全性與有效性有影響的變異。

製程確效是確保製程能符合此等品質保證目標的關鍵性措施。透過對製程與製程管制的細心設計與確效，製藥廠才能有高度的信心來擔保在持續製造產品時，其各批次產品都能具有可接受的品質。製程經成功的確效後，可減少對中間產品與最終產品作密集的例行性測試。

先期性製程確效

先期性確效為一種全新的產品在上市之前或是一種既有產品於製造程序等有改變（如均一性與同一性）而可能會影響產品之特質時，所作之製程確效措施。

設備之運用與製程應予以適當設計與/或選擇，以便產品能持續的符合既訂規格。為達到這種使產品具有高品質的目的，需要所有有關之各部門人員之參與，如工程設計、生產操作、以及品管與品保人員等。

應該建立品保體系，針對在任何時間在包裝、處方、設備或製程的改變對產品之有效性或產品之特性有影響，以及在任何時間產品特性有變化時，能適時進行再確效之能力。

確效有關的文件記載以及文件的適當管理是絕對必要的。要作為例行製造時之製程的核准與放行之依據，有關的確效文件應先經過審查，其對象並包括設備之驗證、製程的性能驗證，以及確保與製程能相容之產品／包裝測試的數據。

回溯性製程確效

在某些情況下，產品可能已上市而缺乏充分的上市前製程確效。此時，取用產品的連續若干批次之檢測數據及相關的製程紀錄，然後加以研判探討，也有可以作為製程適當性的確認。

併行性製程確效

為一邊進行正常生產，一邊進行確效作業之措施。通常對最初生產之三批產品，予以廣泛的製程中監控與加強試驗。將所得結果來訂定適用之規格及標準，以供後續製程中管理及最終產品之試驗等用。

無菌製劑關鍵性製程及其指標（88.10.21 公告）

	指標 製程階段	無菌性	含量均一性
無菌製劑	最終滅菌製劑	滅菌工程	溶解工程 混合、溶解工程 充填工程
	無菌操作製劑	無菌操作工程 過濾滅菌工程 無菌充填工程 凍晶乾燥工程	溶解工程 混合、溶解工程 充填工程

關鍵性製程及其指標（88.10.21 公告）

劑型	含量均一性
固形製劑	混合工程 造粒工程 打錠工程 充填工程
液劑	溶解工程 混合、溶解工程 充填工程
膏劑 栓劑 貼片劑	練合工程 充填工程 塗布工程

混和均勻度抽樣位置圖示

（側視）

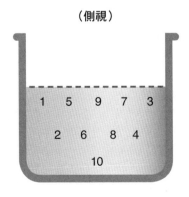

（俯視）

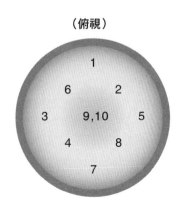

7-7 分析確效

　　《分析確效作業指導手冊》（民國 89 年 6 月）所包括之內容為針對分析方法予以確效時，需加以考量內容確效研究的特性項目或確效指標。分析方法之確效，其主要目的就是在於確認該方法確實能適合於其所期望達到之目的。查驗登記之申請者有責任選擇最適合於其產品的確效方法與確效計劃方案。

　　執行分析方法確效之類型，以四類最普遍的分析方法為主：

1. 鑑別試驗。
2. 雜質含量之定量試驗。
3. 雜質之管制限度試驗。
4. 在原料藥或成品之檢品中，有效（活性）成分或成品中的其他特定成分的定量試驗。

　　鑑別試驗：旨在確保在一檢品中之一標的分析物的鑑別。通常將檢品與對照標準品之性質（例如，光譜、層析特性、化學反應性等）加以比較而達成之。

　　雜質試驗：可為一檢品中之雜質的定量試驗或含量之限度試驗。這兩類雜質試驗之目的是在於準確地反映出檢品的純度。定量試驗與限度試驗所要求的確效特性是不同的。

　　含量測定方法：係供量測一檢品中所含有的標的分析物。含量測定為藥物中主要成分的定量性量測。對於成品，當對其所含之有效或其他特定的成分作含量測定時，也適用相似的確效特性。同樣的確效特性也適用於其他的分析方法（例如：溶離度試驗）中的含量測定。

　　通常必須加以考慮的代表性確效特性如下：準確度、精密度、可重複性、中間精密度、再現性、專一性、最低檢測濃度、最低定量濃度、線性、範圍。

　　在下列情況下，可能有必要執行再確效：

1. 原料藥的合成方法有所改變。
2. 成品組成有所改變。
3. 分析方法有所改變。

　　再確效的執行程度，依其改變的本質而定。其他某些改變也可能需要加以確效。

　　分析方法是指執行分析的方法過程，其中詳細敘述執行每一種分析試驗所需要的步驟。分析方法至少可包含下列項目：檢品、對照標準品與試劑製備液、器具設備的使用、檢量線的製作、計算公式的使用等。

　　準確度：分析方法的準確度是用來表現所檢測出來的值，與一公認之真值或一公認之對照值間之接近程度。準確度有時被稱之為真實度。

　　精密度：分析方法的精密度是用來表現從同一均質檢品多重取樣，在規定條件下所得到的一系列量測值之間之接近程度（分散程度）。精密度可用三個層次表現：可重複性、中間精密度及再現性。分析方法的精密度通常利用一系列之量測值的變異數、標準差或變異係數表示之。

藥廠運作簡圖

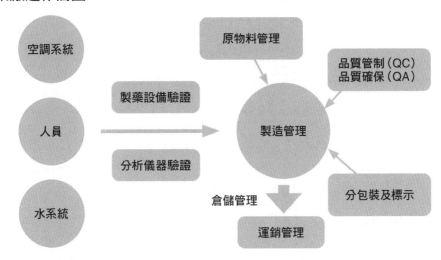

各驗證項目建議合格範圍

專一性	不受賦形劑、分解產物影響。 Peak 純度達 99 % 以上。
線性	至少 5 個濃度、r 值大於 0.995 。
範圍	含量測定 80% ～ 120%、含量均一度 70% ～ 130%、溶離度試驗 Q ± 20 % 。
準確度	回收率 95% ～ 105 % 、 97% ～ 103 % 。

分析確效作業

分析方法 類型特性	鑑別	雜質試驗		含量測定： 溶離度（僅測定含量部分） 含量／效價
		定量	限度	
準確度	－	＋	－	＋
精密度 可重複性 中間精密度	－ －	＋ ＋ (1)	－ －	＋ ＋ (1)
專一性 (2)	＋	＋	＋	＋
最低檢測濃度	－	－ (3)	＋	－
最低定量濃度	－	＋	－	－
線性	－	＋	－	＋
範圍	－	＋	－	＋

注意：－ 表示此特性不是屬於常態評估的。
　　　＋ 表示此特性是屬於常態評估的。
（1）如已執行再現性（見術語與定義）試驗，則不需要執行中間精密度試驗。
（2）分析方法如專一性不足，則應提出其他分析方法以供佐證。
（3）必要時須執行。

7-8 藥物製造工廠設廠標準

　　為健全藥物製造工廠管理制度，促進國內生技製藥產業發展，提升業者國際競爭力，藥物之製造除依工廠管理輔導法規定領有工廠登記證明文件外，並經中央衛生主管機關檢查符合優良製造規範之規定，取得藥物製造許可後始得製造，以保障國民用藥安全。

　　《藥物製造工廠設廠標準》（民國 102 年 7 月 4 日）係依《藥事法》第 57 條第 5 項規定訂定之（第 1 條）。藥物製造工廠或場所之設備及衛生條件，應符合本標準之規定；本標準未規定者，依其他有關法令之規定（第 2 條）。

　　新設、遷移、擴建、復業或增加原料藥、劑型、加工項目、品項之國產藥物製造工廠，如符合第二編及工廠管理輔導法規定者，由直轄市或縣（市）工業主管機關依申請核發工廠登記證明文件或核准變更登記，並由直轄市或縣（市）衛生主管機關依申請核發製造業藥商許可執照或核准變更登記（第 3 條）。

　　《藥事法》第 57 條第 1 項規定：製造藥物，應由藥物製造工廠為之；藥物製造工廠，應依藥物製造工廠設廠標準設立，並依工廠管理輔導法規定，辦理工廠登記。但依工廠管理輔導法規定免辦理工廠登記，或經中央衛生主管機關核准為研發而製造者，不在此限。

　　第 2 項規定：藥物製造，其廠房設施、設備、組織與人事、生產、品質管制、儲存、運銷、客戶申訴及其他應遵行事項，應符合藥物優良製造準則之規定，並經中央衛生主管機關檢查合格，取得藥物製造許可後，始得製造。但經中央衛生主管機關公告無需符合藥物優良製造準則之醫療器材製造業者，不在此限。

　　第 5 項規定：第 1 項藥物製造工廠設廠標準，由中央衛生主管機關會同中央工業主管機關定之；第 2 項藥物優良製造準則，由中央衛生主管機關定之。將現行本標準第三編藥品優良製造規範（西藥及中藥）及第四編醫療器材優良製造規範條文刪除，合併另訂為《藥物優良製造準則》。

　　硬空膠囊製造工廠，應視需要設置下列設備（第 25 條）：1. 溶膠設備。2. 模製設備。3. 乾燥設備。4. 裁截及套合設備。5. 消毒滅菌設備。6. 微生物檢查設備。7. 作業場所，應設置空氣潔淨、溫度、濕度等調節設備。

　　醫用氣體製造工廠，應視需要設置下列設備（第 26 條）：1. 儲存設備。2. 蒸發設備。3. 空氣壓縮設備。4. 純化設備。5. 灌充或充填設備。6. 分離設備。7. 合成設備。

　　醫療器材製造工廠，其設備應視產品實際需要設置之；對其用以證明產品符合規定要求之檢驗、量測及試驗設備，應予記錄、管制、校正及維護（第 33 條）。

抗生素藥品製劑工廠應設置之設備

項目	設備
注射用抗生素製劑	● 液狀抗生素製劑，應具前條所列設備；粉狀抗生素製劑，除視其實際需要設置前條所列有關設備外，並應增加設置適當控制溫度與濕度之無菌充填（分裝）設備及自動或半自動精密天秤。 ● 通於室外之門窗，應設置能嚴密關閉之雙重門窗。 ● 應具備抗生素原料及產品之力價與安全試驗設備。 ● 加工分裝場所，應設置預備室（供分裝材料及容器之乾燥滅菌與儲藏及從事其他分裝準備工作之用）及分裝室（應設置適當控制濕度之無菌設備及自動或半自動精密天秤）。
非注射用抗生素製劑（如膠囊劑、錠劑、液劑、軟膏等）	● 應比照各該製劑規定之各項設備。 ● 加工分裝場所，應視實際需要設置空氣潔淨、滅菌、溫度及濕度調節等設備。 ● 通於室外之門窗，應設置能嚴密關閉之雙重門窗。 ● 應具備抗生素原料及產品之力價與安全試驗設備。
青黴素類藥品之製造	● 加工、分裝、包裝及其他作業場所，應有完全隔開之廠房。 ● 空氣處理系統並應與其他藥品之系統各自獨立。

推動醫用氣體實施 GMP 歷程

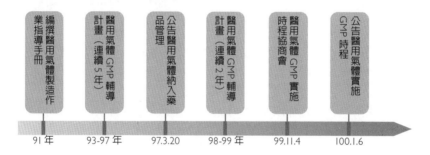

編撰醫用氣體製造作業指導手冊	醫用氣體 GMP 輔導計畫（連續 5 年）	公告醫用氣體納入藥品管理	醫用氣體 GMP 輔導計畫（連續 2 年）	醫用氣體 GMP 實施時程協商會	公告醫用氣體實施 GMP 時程
91 年	93-97 年	97.3.20	98-99 年	99.11.4	100.1.6

100 年 5 月底止醫用氣體藥品許可證核准現況

	廠家數	許可證數	處方藥 / 指示藥 *
國產醫用氣體製造工廠	42	100	74 / 26
氧氣（O_2）	41	91	65 / 26
二氧化碳（CO_2）	5	5	5 / 0
氧化亞氮（N_2O）	4	4	4 / 0
輸入醫用氣體製造工廠	0	0	0

* 99.3.30 署授食字第 0991400945 號公告「醫用氧氣（氣態）內容積 10 公升（含）以下鋼瓶」之藥品類別，由處方藥變更為「醫師藥師師藥劑生指示藥品」。

7-9 藥品製造設廠與環境要求

廠房設施與設備依《西藥藥品優良製造規範（第一部、附則）》（民國 104 年 10 月 1 日）第三章廠房設施與設備（PREMISES AND EQUIPMENT）原則：廠房設施及設備的定位、設計、建造、調適及維護皆應適合於其所要執行的作業。其配置與設計應將產生錯誤的風險降到最低並容許有效的清潔及維護保養，以避免交叉污染、聚積粉塵或污垢，總之，應以避免對產品品質有任何不利影響為目標。

依《藥物製造工廠設廠標準》（民國 102 年 7 月 4 日）第 4 條：藥物製造工廠，應具備下列基本條件及共同設備：

1. 工廠廠址應選擇環境清潔、空氣新鮮之地帶；其製造、加工及分裝作業場所，應依建築相關法規，並與工廠周圍邊界保持足以避免污染及防火需要之適當距離。生物藥品或生物技術產品之製造工廠及設施，對病原體之安全防護，不得妨礙公共衛生及安全；廠內之排水溝並應加蓋，防止動物出入散布病原體。

2. 廠房之建築應堅固安全，建築物之設計，應能防鼠、防蟲、防塵；室內天花板、牆壁及地面應保持平滑而無裂痕及縫隙，且應易於清潔而不發生粉塵，必要時應採用易於消毒清洗之材料；所有作業場所，均應有良好之照明與通風設備，必要時並應具有適當之溫度、濕度及潔淨度調節設備。

3. 廠內作業場所應明確區分（如粉劑製造室、液劑製造室等），兼製環境衛生用藥者，其作業場所，應與其他藥物製造工廠保持相當之距離，必要時並應有隔離之牆壁。

4. 設置原料、物料、半製品及最終產品等倉庫。

5. 粉塵、廢水、有害廢棄物、有毒容器、有害氣體、生物性成分及其他有害成分或物質之處理設備。

6. 工廠應設置符合規定之秤量設備，並定期校正。

7. 設置容器洗滌設施。如係製造眼用液劑、注射劑及生物藥品或生物技術產品者，所用容器之洗滌設施，應特別注意防止污染，並獨立設置。

8. 設置工作人員洗手設備及工作衣、帽、口罩、手套、鞋履等之洗滌或消毒滅菌設備。作業場所外，應視需要設置員工使用之休息室、浴室；製造、加工區域應具備適當之盥洗設施，並與作業場所隔離。

9. 設置檢驗部門（化驗室及儀器室）及適當檢驗設備。但如符合藥物委託製造及檢驗作業準則規定，委託經主管機關認可之單位檢驗，並出具確切證明者，得免設置。

10. 對於易燃性或危險性原物料、溶劑、半製品或中間產品及產品之作業場所，應有適當之防護、急救及隔離設施。

藥物製造工廠應視工作上之需要，設置鍋爐、抽水機、真空泵、壓縮機、一般用水處理、純淨水處理（如離子交換樹脂裝置等）及蒸餾水製造、吸塵排氣或空氣處理系統。

PIC／S GMP 新增規定之重點實例

項目	PIC／S GMP新增要求	對用藥品質之影響 —確保產品之安全性及有效性
製造環境	● 半成品holding time評估 ● 確保製程操作之環境持續符合預期潔淨度 ● 環境監控：微生物、微粒子	避免製程中產品受到污染。
防止交叉污染	性荷爾蒙類、細胞毒素類、高活性藥品等不得與其他產品在同一設施中為之；僅在採取特別的預防措施，並為必要之確效時，始可接受時段切換之生產原則	對於避孕藥、荷爾蒙調節製劑及抗癌藥等類產品，嚴格防止交叉污染到其他產品，以避免病患產品不適及副作用。
防止交叉污染	● 青黴素類（獨棟） ● 頭孢子菌素類、生物製劑等應有專用及自我圍堵的廠房設施 ● 非獨棟，與一般生產區實體隔離、獨立空調、人物流分開	對於青黴素類、頭孢子菌素類等具有高度致敏性之產品，均予以嚴格管制，避免交叉污染到其他產品，以免使病患或醫護人員在無防範情況下發生過敏性休克反應之危害。

動態潔淨區之微生物監測的建議限量

微生物污染的建議限量			
等級	空氣樣品 cfu/m3	落菌培養皿 （直徑90mm）， cfu /4時	接觸培養皿 （直徑55mm）， cfu/培養皿	手套指印 印5根手指/手套 cfu/手套
A	<1	<1	<1	<1
B	10	5	5	5
C	100	50	25	-
D	200	100	50	-

* A 級（Grade A）：高風險作業的局部區域，例如，充填區、橡皮塞貯盆、開口安瓿及小瓶、執行無菌連接……，層流空氣流動系統應提供每秒 0.36 至 0.54 公尺的均勻空氣流速。
* B 級（Grade B）：對於無菌製備及充填（aseptic preparation and filling），這是 A 級區域的背景環境。
* C 級與 D 級（Grade C/D）：在無菌產品的製造中，執行較非關鍵性階段的潔淨區。

7-10 藥品安定性試驗

為確保所申請藥品之品質，需執行安定性試驗以推定其有效期間，藥品安定性試驗可依《藥品安定性試驗基準》實施。

安定性試驗乃在研究藥品品質受到環境因素如溫度、濕度及光線等之影響，獲知藥品降解隨時間變化之關係，據以推定有效期間，確保藥品使用時的有效性及安全性。

適用藥品種類如下：

1. 新成分、新使用途徑製劑、新療效複方及原料藥。

2. 新劑型、新使用劑量、新單位含量製劑與學名藥。

（一）一般規定

安定性試驗之內容應包括藥品在儲存期間，易受變化的特性和可能影響品質、安全及療效等性質的試驗。試驗得包括：物理、化學、生物、微生物之屬性、防腐成分的含量和功能性試驗。安定性指標分析方法應經確效。

申請時應檢附在規定條件下所實施之 6 個月加速及 6 個月長期試驗的試驗資料，據此推算可暫時獲得最多兩年有效期間之核准。在核准領證時，則需補繳 12 個月之長期試驗資料。申請時若送審資料已包含達有效期間之長期試驗，可免除加速試驗，但須檢附統計分析資料。

（二）批數及批量

1. 新成分、新使用途徑製劑、新療效複方及原料藥

需 3 批：新成分、新使用途徑製劑、新療效複方，其中 2 批可為先導性規模，另外一批之批量可較小，以先導性批的 1/2~1/4 為原則。原料藥 3 批均至少為先導性規模。

2. 新劑型、新使用劑量、新單位含量製劑及學名藥

原則上使用先導性規模，核准上市後之前 3 批量產產品，必須依照查驗登記核准時，相同之安定性試驗計畫書進行長期試驗。若廠商欲延長有效期間，則需有 3 批實際量產後之長期試驗數據資料為依據，並須留存該資料備查。

3. 中藥

批數： (1) 一般中藥至少 1 批，可為先導性規模之批量。中藥新藥須 3 批，其中 2 批可為先導性規模，另外 1 批之批量可較小，以先導性批量的 1/2~1/4 為原則。 (2) 所製造之批次，應使用與實際生產時相同原理之設備與關鍵製造方法，並應能代表將來上市產品的品質。

（三）試驗間隔

試驗間隔應能充分地掌握製劑之安定性特性。

1. 長期試驗：如有效期間為一年以下，試驗間隔原則上應為前三個月每月一次，而後每三個月一次，如 0、1、2、3、6、9 及 12 月。如有效期間為一年以上，試驗間隔應原則上為第一年每三個月，第二年每六個月，以後每年一次，如 0、3、6、9、12、18、24、36、48…月。

2. 加速試驗：在查驗登記要求的試驗期間，包括第 0 個月，應有 3 點以上測試時間點，如規定應有 3 個月者可為 0、1、3 個月；應有 6 個月者可為 0、3、6 個月末取樣檢測。

加速試驗與長期試驗

項目		說明
加速試驗	Accelerated testing	藉著使用較嚴苛的儲存條件當作正式安定性試驗的一部分，以加速藥品化學性之降解和物理性之變化的一種試驗設計。
長期試驗	Long term testing	在建議儲存條件下，欲標示藥品的架儲期時，所須進行之安定性試驗。

顯著變化的觀察項目

項目	變化
效價	比初期值減少5%；或用生物學或免疫學試驗方法，效價不符合其規格。
降解	任何降解產物超過其規格。
外觀、物理性和功能試驗	如：顏色、相分離、再懸浮性、結塊性、硬度、劑量傳輸不符合其規格。然而，在加速條件下，某些物理特性的變化（如栓劑的軟化、乳膏的融化等）是可預期的，規格或可寬鬆一些。
酸鹼度	不符合其規格。
溶離試驗	有12個劑型單元不符合其規格。

加速及長期試驗之試驗儲存條件

a. 一般儲存條件

	儲存條件**
長期試驗	廠商可決定在25℃±2℃ / 60%±5%RH或30℃±2℃ / 65%±5% RH情況下進行試驗
加速試驗	40℃±2℃ / 75%±5%RH
中間試驗*	30℃±2℃ / 65%±5%RH

b. 儲存於冰箱

	儲存條件
長期試驗	5℃±3℃
加速試驗	25℃±2℃ / 60%±5%RH

c. 儲存於冷凍庫

	儲存條件
長期試驗	-20℃±5℃
加速試驗	5℃±3℃

* 若長期試驗之條件已設定為 30℃±2℃ /65%±5%RH 時，則無中間試驗。

* 若長期儲存條件在 25℃±2℃ / 60% ±5%RH 情況下進行，在加速試驗若有顯著變化產生時，應追加中間試驗。且應對照「顯著變化」的標準加以評估。

** 玻璃安瓿等密閉之不透性容器，可免除濕度條件。除非另作認定，否則於中間試驗，仍應依安定性試驗計畫書，執行所有檢驗項目。加速試驗資料須要有 6 個月，安定性試驗之中間試驗及長期試驗，最短涵蓋時間為 12 個月。但申請時，至少應有前 6 個月之資料。在核准領證時，則需補足 12 個月之資料。

7-11 臨床試驗用藥製造

（一）西藥臨床試驗用藥製造

依《西藥藥品優良製造規範（第一部、附則）》（民國 104 年 10 月 1 日）附則 13 研究用藥品的製造原則：臨床試驗上，相較於使用已上市藥品治療的病人，受試者可能會有較多的風險。將 GMP 應用於研究用藥品的製造上，係要確保受試者不會處於風險中，及臨床試驗結果不會受到源自不滿意之製造的不適當安全性、品質或療效所影響。同樣地，亦要確保用於相同或不同臨床試驗之相同研究用藥品的批次間具有一致性，以及確保將研究用藥品在開發期間的變更充分文件化，並證明其正當性。

與上市的藥品相較，研究用藥品之生產由於固定行程序的欠缺、臨床試驗設計的多樣性、後續的包裝設計、常有隨機與盲性試驗的需要及藥品交互污染與混雜之風險的增加，而且還可能對該研究用藥品之效價與毒性的知識不足及欠缺完整的製程確效，或可能將上市產品已經重新包裝或經以某種方式修改過，因此會涉及附加的複雜性。

（二）中藥臨床試驗用藥製造

依《藥物優良製造準則》第 55 條：中藥廠對於臨床試驗用藥之製造程序，如尚未確效或未訂定完整之製造管制標準書者，其每批產品之製造過程及原物料之使用，應訂定書面作業程序，並詳實記錄。批次製造紀錄，應於臨床試驗完成或於產品完成後，保存至少 2 年，二者以期間較長者為準。

中藥廠對於臨床試驗用藥之標示，除須符合本法有關規定外，應另標示「臨床試驗專用」、試驗委託者名稱及足以確認試驗場所、研究人員之試驗編號。但屬非開放性試驗（雙盲試驗）之臨床試驗用藥，其應刊載之藥品名稱及藥品之含量，得以刊載產品代碼、編號及包裝批號標示替代之（第 56 條）。

中藥廠對於臨床試驗用藥，應依產品性質、容器特性及儲存條件，決定標籤上適當之保存期限；其標示之有效期間，不得超過原包裝產品原標示之有效期間。臨床試驗中無安定性相關試驗資料者，再包裝產品之有效期間，不得超過原製造大宗產品所剩餘有效期間之 25%，或不得超過產品經再包裝後 6 個月，二者以期間較短者為準（第 57 條）。

（三）臨床試驗用醫療器材製造

依《藥物優良製造準則》第 142 條：製造業者對於臨床試驗用醫療器材之標示，除須符合本法有關規定外，應另標示「臨床試驗專用」、試驗委託者名稱及足以確認試驗場所、研究人員之試驗編號。

製造業者對於臨床試驗用醫療器材，應依產品性質、容器特性及儲存條件，決定標籤上適當之保存期限；其標示之有效期間，不得超過原包裝產品原標示之有效期間（第 143 條）。

藥品優良臨床試驗規範中研究用藥品的製造、包裝、標籤及編碼之規定

條文	內容
第198條	試驗委託者應確保研究藥品（包括活性對照藥及安慰劑）其特性合於藥品發展的階段，其製造符合藥品優良製造規範，其代碼及標籤能保護盲性設計。標籤應符合相關法規規定。
第199條	試驗委託者應決定研究用藥品之貯存溫度、貯存條件（例如避光）、貯存時間、液體重製及程序，和／或藥品注射器材。試驗委託者應通知所有相關人員（例如監測者、試驗主持人、藥師、貯存經理）這些貯存方式。
第200條	研究用藥品之包裝應能在運送和貯存期間預防污染和無法接受之腐壞。
第201條	在盲性試驗中，研究用藥品的代碼系統應能在緊急情況時迅速辨別所使用的藥品，而不會破壞盲性設計的功能。
第202條	在臨床發展過程中研究用藥品或對照藥品有重大的劑型改變，評估是否會明顯改變藥品藥動學特性的研究（如安定性、溶離率、生體可用率）應在新劑型用於臨床試驗前完成。

臨床試驗用藥製造分／包裝規定

項目	條文規定
避免混雜	分／包裝期間，可能必須於相同時間在相同分／包裝線上，處理不同的藥品。應利用適當的程序及／或特別的設備（合適時）及相關人員的訓，將產品混雜的風險減到最低。
加強標示	包裝與標示比已上市藥品可能更為複雜及更出差錯（該差錯也較難以檢測），尤其是當使用有相似外觀之「盲性」產品時。為防範錯標，諸如強調由經適當訓之人員從事標籤數量的調和、清線、製程中管制檢查。
易於識別	包裝必須確保研究用藥品在運輸及在中間目的地之儲存期間維持於良好的狀態中。運輸期間，其外包裝的開啟或竄改應易於識別。

臨床試驗用藥製造標示細節重點

試驗委託者、受託研究機構或試驗主持人的姓名／名稱、地址及電話號碼（關於藥品、臨床試驗及緊急解盲之資訊的主要接洽對象）	試驗受試者之識別號碼、試驗/治療號碼及訪視號碼（合適時）
藥品劑型、給藥途徑、劑型單元數，以及如為開放性試驗，其名稱/識別符號及強度／效價	
用以識別內容物與分／包裝作業之批號及／或代碼	「僅供臨床試驗使用」或相似措辭

7-12 醫用氣體

　　醫用氣體是使用於病人直接醫療用途的氣體，國際上先進國家都已納入藥品管理體系。美國是醫用氣體核准為藥品最多的國家，主要有氧氣、氮氣、二氧化碳、笑氣、氦氣、一氧化氮等等，以及一些混合氣體。有些是學名藥，有些屬於新藥。

　　我國目前依照《藥事法》已經把醫用氧氣、醫用二氧化碳、醫用笑氣列入學名藥管理。《中華藥典》第六版的醫用氣體收載二氧化碳（CO_2）、氧氣（O_2）、氧化亞氮（笑氣，N_2O），上述醫用氣體的純度《中華藥典》及《美國藥典》要求 $\geq 99.0\%$，《歐洲藥典》則是要求 $\geq 99.5\%$。至於不純物則視藥典而定。

　　美國最早將醫用氣體納入藥品管理，從 1978 年 9 月修訂之 GMP 法規序言中就提及醫用氣體與傳統劑型上之不同。FDA 針對醫用氣體 GMP 之管理，於 1981 年發布醫用氣體之指引，協助業界了解如何應用現行藥品優良製造規範（cGMP）於製造醫用氣體。有感於醫用氣體製造流程異於一般藥品製劑，於 2003 年發布了提供給業界參考之醫用氣體 GMP 指引草案，並將二氧化碳及氦氣的製造、儲槽的安裝及緊急醫療的討論納入；2006 年針對醫用氣體容器及包裝之標籤、顏色、設計提供參考指引。

　　民國 91 年衛生福利部編撰了第一本有關於醫用氣體之指導手冊，並自 93 年起每年辦理醫用氣體 GMP 相關推動計畫。於 95 年 5 月召開「醫用氣體 GMP 推動與查驗登記作業管理協商會」，並達成共識，確定醫用氣體施政方針採分階段管理，先實施產品查驗登記作業，後實施 GMP 管理。

　　國內醫用氣體供應鏈主要是由上游之大宗氣體製造廠、中游之灌充廠及下游之經銷商所組成，其中以下游之分裝零售經銷商占最大宗。

　　97 年 3 月 20 日公告「列屬藥品管理之醫用氣體，申請藥品查驗登記注意事項」，完成第一階段醫用氣體查驗登記作業。

　　101 年 1 月 1 日起，除新設、遷移及新查驗登記申請案的醫用氣體製造工廠都須符合「藥物製造工廠設廠標準——第三編第一章西藥藥品優良製造規範」，已領有醫用氣體藥品許可證之製造廠，亦須定期接受食品藥物管理局之 GMP 查廠。國產與輸入醫用氣體製造工廠將同步實施 GMP，預定於 102 年 12 月 31 日前完成全面實施。

　　醫用氣體的製造：醫用氣體的製造、灌充、分裝等，需要向各縣市政府衛生局取得製造業藥商許可執照，可以兼售自製廠牌的醫用氣體產品。

　　醫用氣體的販賣：需要向各縣市政府衛生局取得販賣業藥商許可執照，可以販賣各廠牌醫用氣體，但不能有製造、灌充、分裝等屬於製造的行為。

醫用氣體之安全管理

項目	安全管理
使用散裝（單支）鋼瓶供氣方式	● 領用前先確認氣體名稱及瓶閥規格。 ● 使用時，確認氣瓶內存氣量充足。 ● 依先領先用原則使用。 ● 不使用標示不清或有疑慮之氣瓶。 ● 配合醫用氣體類別，使用專屬的調整器。 ● 打開瓶閥開始供氣時，應再確認氣體名稱。
使用儲槽或集中供氣方式	● 醫用氧氣供氣設備及組件之材質，必須與氧氣相容並經除油步驟後才安裝使用。 ● 供氣管路必須設有洩壓及安全排放裝置。 ● 供氣管路必須標示氣體類別 ● 壓力調整器及壓力表組必須設有備用設計，供故障或維修時切換使用。

高壓鋼瓶的顏色管理（CNS 規範）

	醫用氣體類別	氣瓶外觀顏色
1	醫用氧氣	黑色
2	醫用二氧化碳	綠色
3	笑氣（N_2O）	孔雀藍

氣瓶上之鋼印（CNS, JIS, GB）

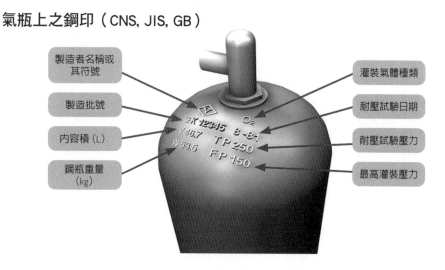

製造者名稱或其符號
製造批號
內容積（L）
鋼瓶重量（kg）
灌裝氣體種類
耐壓試驗日期
耐壓試驗壓力
最高灌裝壓力

7-13 檢驗封緘

由於人用疫苗等生物藥品在製程上與一般藥品相當不同,具備高複雜性與高風險特性,因此 WHO 建議世界各國衛生主管機關國家檢定實驗室,採取逐批檢驗之批次放行系統（lot release system）,確保品質與使用安全。我國生物製劑或稱生物藥品的管理與 WHO 同步,除採上市前須辦理查驗登記,申請藥品許可證外,該產品上市後之管理則依據「藥事法」第 74 條之規定,實施逐批檢驗封緘。

經檢驗合格,核發給該批疫苗「封緘證明書」,並於產品外盒加貼藥物檢查證,惟有通過上述檢驗封緘的疫苗,才能合法上市供國人接種,透過如此嚴謹的管制措施,來確保疫苗的品質與安全性。

依《藥品查驗登記審查準則──疫苗類藥品之查驗登記》（民國 91 年 1 月 31 日）第 18 條規定,輸入或製造之疫苗類藥品,應申請檢驗封緘後,始得銷售。

凡製造、輸入疫苗之廠商,應檢附生物藥品檢驗封緘申請書、包裝清單、原產國國家檢定機構之檢驗合格證明,但原廠若經國家檢定機構認可授權自行檢驗者,可用原廠之檢驗紀錄及成績書代替（上述兩項資料,國產製品得免附）,行政院衛生署核發之藥許可證及核准容器標籤仿單影印本、生物藥品製程、檢驗方法、規格及有關文獻、本批生物藥品製程及成品之檢定紀錄（含製程分裝數量紀錄）、成績書,向衛生署藥物食品檢驗局申請。

國產製品應由該廠自行檢定合格完成包裝後始得為之。經該局審查與規格相符時,即派員查核其輸入運送、貯存之溫度紀錄符合後;抽取樣品檢驗,並將所請封緘之生物藥品悉數先行封存原處,由廠商自行保管,俟檢驗合格後,即派員拆封,按其核准之包裝,個別加貼藥物檢查證以完成封緘手續,並核發「生物藥品封緘證明書」。

《生物藥品檢驗封緘作業辦法》（民國 104 年 7 月 15 日）係依《藥事法》第 74 條第 1 項規定訂定之。 適用範圍為微生物學、免疫學學理製造之血清、抗毒素、疫苗、類毒素及菌液等。

中央衛生主管機關受理檢驗封緘申請後,經派員查核生物藥品運送及貯存之溫度符合貯藏條件者,即抽取適量生物藥品供檢驗或留樣所需;剩餘生物藥品則應予封存,並交由藥商自行保管（第 4 條）。

中央衛生主管機關得依抽驗生物藥品類別及實際需要執行檢驗項目。生物藥品經檢驗合格者,由中央衛生主管機關於其包裝上個別加貼藥物檢查證,始得販售、供應（第 5 條）。配合國家防疫政策或因應緊急重大事件、特殊醫療需要之生物藥品,經中央衛生主管機關核可者,得不適用上述有關檢驗之規定（第 6 條）。

生物藥品檢驗封緘申請書

<table>
<tr><td colspan="6" align="center">生物藥品檢驗封緘申請書</td></tr>
<tr>
<td rowspan="3">申請廠商</td>
<td>名稱</td>
<td>（蓋印）</td>
<td>負責人</td>
<td colspan="2">（簽章）</td>
</tr>
<tr>
<td rowspan="2">地址</td>
<td rowspan="2"></td>
<td>電話</td>
<td colspan="2"></td>
</tr>
<tr>
<td>申請</td>
<td colspan="2">封緘證明書：　　　　　份
放行證明（外銷用）：　　份</td>
</tr>
<tr>
<td rowspan="8">申請檢驗封緘藥品</td>
<td>中文名稱</td>
<td></td>
<td>藥品許可證字號</td>
<td colspan="2"></td>
</tr>
<tr>
<td>外文名稱</td>
<td></td>
<td>批號</td>
<td colspan="2"></td>
</tr>
<tr>
<td>成分及單位含量</td>
<td></td>
<td>有效日期</td>
<td colspan="2"></td>
</tr>
<tr>
<td>包裝</td>
<td></td>
<td>貯存方法</td>
<td colspan="2"></td>
</tr>
<tr>
<td rowspan="2">原製造廠</td>
<td>名稱</td>
<td>進口日期</td>
<td>民國　　　年　　　月　　　日</td>
<td></td>
</tr>
<tr>
<td>地址</td>
<td colspan="3"></td>
</tr>
<tr>
<td colspan="2">進口製造數量</td>
<td></td>
<td>封緘／外銷
藥物檢查證數量</td>
<td></td>
</tr>
</table>

應附資料文件	輸入包裝清單（Packing list）（國產製品得免附）。 生物藥品原產國國家檢驗機關之檢定合格證明（國產製品得免附）。 衛生署核發藥品許可證或核可文件之影本。 生物藥品之製程、檢驗方法、規格及有關文獻。 □：各項原廠證明資料與查驗登記資料相符，請准免送。 動物原料來源管制之標準操作程序（SOP）及原料來源證明。 □：各項原廠證明資料與前次申請檢驗封緘資料相符，請准免送。 本批生物藥品製程之分裝數量紀錄與檢定紀錄及成品之檢定紀錄與成績書。 □：因應防疫或外銷用生物藥品，請准後補資料（檢附同意函）。

生物藥品輸入或製造後，提出封緘申請應檢附之資料

項目	要求
輸入製品	1. 輸入包裝清單。 2. 藥品許可證或經中央衛生主管機關核可文件之影本。 3. 生物藥品原產國國家檢驗機關之檢定合格證明。但原廠經其國家檢驗機關核准自行檢驗者，得以原廠之檢驗紀錄及成績書代之。 4. 生物藥品之製程、檢驗方法、規格、標準品及有關文獻。 5. 動物原料來源管制之標準操作程序（SOP）及原料來源證明。 6. 本批生物藥品製程之分裝數量紀錄與檢定紀錄及成品之檢定紀錄與成績書。
國產製品	由其製造廠自行檢驗合格並完成包裝後，提出前項申請，並免附第一款及第三款資料。
屬防疫或外銷用生物藥品	經中央衛生主管機關核准，得於藥品放行前補齊項第六款資料。

7-14 **PIC/S**

　　PIC/S（國際醫藥品稽查協約組織，Pharmaceutical Inspection Co-operation Scheme），為致力於國際間 GMP 標準及稽查品質一致化之官方組織。由歐盟國家於 1995 年成立，會員間彼此承認其藥廠稽查結果，因此不須重複進行 GMP 稽查。PIC/S 之藥品 GMP 規範相當於歐盟之藥品 GMP 規範。

　　PIC/S GMP 規範第一章原則「製造許可的持有者，應依照核發之上市許可要求來製造藥品，以避免因品質不佳或療效欠佳而使病人陷於危險」。

（一）加入 PIC/S 組織之效益

　　1. 對業者之效益：透過實施 PIC/S GMP，提昇我國製藥產業之國際形象，有助業者拓展海外市場。

　　2. 對政府之效益：利用 PIC/S 平台，達成 GMP 管理制度與國際同步，同時，共享國際藥品安全資訊，確保民眾用藥安全。

　　3. 對民眾之效益：及時獲知國際藥品安全資訊。

　　依《藥物優良製造準則》第 3 條規定，我國採用之 GMP 標準係參照 PIC/S 組織公布之 GMP 規範。自 99 年 1 月 1 日起，正式採用國際 PIC/S GMP 標準。

　　我國於民國 96 年 12 月公告 PIC/S GMP 國際標準實施時程，公告實施後西藥製劑製造工廠若需新設、遷移、擴建、復業、新增劑型及新增加工項目，均應符合 PIC/S GMP 之規定。預計民國 104 年 1 月 1 日全面完成實施 PIC/S GMP 規範。

（二）PIC/S GMP 涵義及與現行制度主要差異

　　1. PIC/S GMP 要求確保藥品能被持續穩定地生產與管制，以達到適合其預定效用及上市許可或產品規格所要求之品質標準

　　2. PIC/S GMP 規定範圍涵蓋生產、人事、廠房設施與設備、文件（規格、操作指令、SOP、紀錄）、品質管制、申訴和產品回收、委 / 受託製造與委 / 受託檢驗等，須符合相關規定才得成為 PIC/S GMP 藥廠。

　　3. PIC/S GMP 新增要求

　　（1）製藥原料需 100% 抽樣鑑別試驗，以確保原料未摻假或受污染，避免因原料不純物造成之不良反應及危害。

　　（2）為防止高度致敏性產品污染，青黴素類藥品應於獨棟廠房製造，頭孢子菌素類、生物製劑等應有專用及自我圍堵的廠房設施；以避免交叉污染到其他產品，使病患或醫護人員在無防範情況下發生過敏性休克反應之危害。

　　（3）藥品分裝時，不同包裝線需實體隔離；以避免前批之產品及包裝材料（如標籤、說明單）混雜到下一批產品，使病患及醫護人員誤用到其他產品。

　　（4）要求產品一旦發生問題，藥廠有能力可以迅速全面回收，爭取時效，避免更多病患受害。

國際 GMP 觀念不斷提升

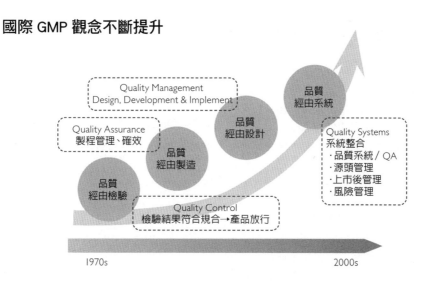

PIC / S GMP 涵義

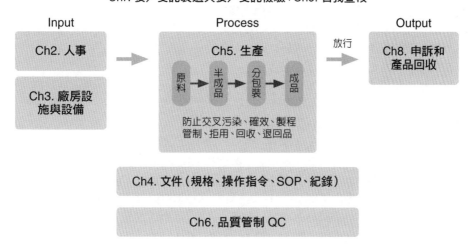

7-15 藥物製造業的檢查

《藥事法》第 57 條第 2 項規定：藥物製造，其廠房設施、設備、組織與人事、生產、品質管制、儲存、運銷、客戶申訴及其他應遵行事項，應符合藥物優良製造準則之規定，並經中央衛生主管機關檢查合格，取得藥物製造許可後，始得製造。及第四項規定：輸入藥物之國外製造廠，準用前二項規定，並由中央衛生主管機關定期或依實際需要赴國外製造廠檢查之。明定國產藥品與輸入藥品應符合藥物優良製造準則之規定。

《藥物製造業者檢查辦法》（民國 103 年 2 月 21 日），原名稱為《藥物製造工廠檢查辦法》。

實施檢查之藥物製造業者如下（第 2 條）：

1. 經營藥品製造、加工之業者。

2. 經營醫療器材製造、裝配之業者。

3. 其他與藥物製造、加工或裝配有關之業者，包括經中央衛生主管機關核准為研發而製造藥物者、兼作藥物標示及與分裝或包裝藥物有關之業者等。

藥物製造業者之檢查，分類如下（第 3 條）：

1. 藥物製造業者之新設、遷移、擴建、復業或增加原料藥、劑型、加工項目、品項之檢查。2. 藥物製造業者後續追蹤管理之檢查。3. 區域例行性檢查。4. 其他檢查。

（一）國產藥物製造業者的檢查

國產藥物製造業者，其硬體設備及衛生條件，應符合藥物製造工廠設廠標準第二編及工廠管理輔導法之規定，並由工業主管機關及直轄市或縣（市）衛生主管機關檢查之；其軟體設備及衛生條件，應符合藥物優良製造準則之規定，並由中央衛生主管機關依第 4 條或第 6 條規定檢查之（第 3 條）。

國產藥品製造業者每 2 年檢查一次，並得視其生產產品之劑型、作業內容及歷次檢查紀錄，延長 1 年至 2 年。國產醫療器材製造業者，每 3 年檢查一次（第 8 條）。

（二）外國藥物製造業者的檢查

輸入藥品國外製造業者，應由我國代理商（藥商）繳納費用，並填具申請書表及依書表所載事項檢附該國外製造業者之工廠資料（Plant Master File，PMF），向中央衛生主管機關申請檢查。但經中央衛生主管機關認可之國家，其製造業者之工廠資料（PMF），得以該業者之工廠基本資料（SMF）及該國衛生主管機關核發之稽查報告替代之。如有實施國外查廠之必要者，申請人應向中央衛生主管機關繳納費用，並與國外製造業者配合檢查要求，備齊相關資料（第 5 條）。

輸入藥品國外製造業者後續追蹤管理每 2 年檢查一次，並得視當地國藥品製造管理制度及標準延長 1 年至 2 年；其檢查除書面審查外，得視其輸入產品之劑型、作業內容、歷次檢查紀錄及當地國藥品製造管理制度及標準等辦理實地查核。輸入醫療器材國外製造業者每 3 年檢查一次（第 9 條）。

藥品上市後管理

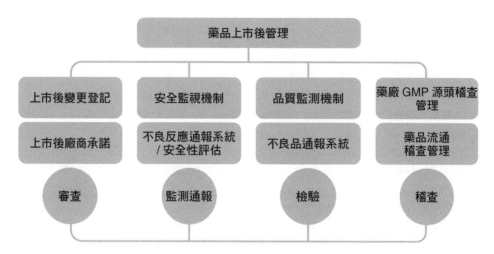

藥品管理架構

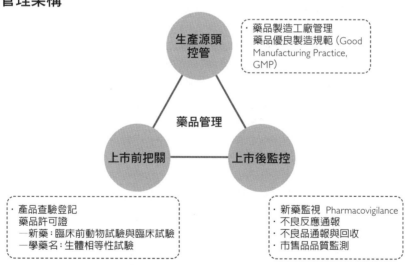

7-16 藥物樣品贈品管理

（一）藥物樣品

依《藥物樣品贈品管理辦法》（民國 108 年 4 月 11 日）：藥物符合下列各款規定之一者，得申請為藥物樣品（第 2 條）：

1. 藥商申請供查驗登記或改進製造技術之用者。

2. 藥商、學術研究或試驗機構、試驗委託機構、醫藥學術團體或教學醫院，因業務需要，申請專供研究、試驗之用者。

3. 專科教學醫院或區域級以上教學醫院申請供診治危急或重大病患之用者。

4. 病患經醫療機構出具證明申請供自用者。但應由醫師或專業人員操作之醫療器材除外。

5. 醫療器材藥商申請供特定展覽或示範之醫療器材。

6. 藥商申請依本法規定已核發許可證之藥物供教育宣導之用者。

7. 申請供公共安全或公共衛生或重大災害之用者。

（二）藥物贈品

藥物贈品，係指依本法規定已核發許可證之藥物，申請中央衛生主管機關核准贈與各級衛生醫療機構、醫院診所或救濟機構作為慈善事業使用者（第 3 條）。

（三）藥物樣品或贈品之申請

藥物樣品或贈品應由申請者填具申請書，詳列品名、製造廠名、產地、規格或包裝形態及數量，敘明申請理由與用途，並檢附申請者資格證明文件影本及規定資料，向中央衛生主管機關提出申請，經核准後，始得為之。申請者資格證明文件，指病人國民身分證、護照、外僑居留證或外僑永久居留證、藥商許可執照或機關、機構、法人團體立案登記證明文件。但政府機關（構）或公、私立醫院以蓋印信公文提出申請者，免附（第 4 條）。申請供重大災害使用之藥物樣品，不適用前條之規定，中央衛生主管機關得視情況認定核准之（第 5 條）。

藥物樣品申請數量，以實際需要量為限。但申請供改進技術、特定展覽或示範之醫療器材樣品，除特殊情形外，同一型號以一部（個）為限。依第 2 條第 4 款規定申請者，除準用前項規定外，並應符合下列各款規定（第 6 條）：

1. 處方藥品不得超過處方箋之合理用量。

2. 非處方藥品於 6 個月內不得重複申請。除特殊需要，應申請中央衛生主管機關核准外，每次數量不得超過 12 瓶或軟管類 12 支或總量 1200 顆。

3. 醫療器材儀器同一型號以一部為限，屬耗材或衛生材料類者，不得超過 6 個月用量。

經核准之藥物樣品或贈品，不得出售、讓與或轉供他用；供改進技術用之藥物樣品，並不得為臨床使用（第 17 條）。經核准之藥物樣品或贈品包裝，應於封面上標示明顯之「樣品」或「贈品」字樣。其供臨床試驗用者，並應標示「臨床試驗用」字樣（第 19 條）。

民眾輸入藥品規範及處理流程圖

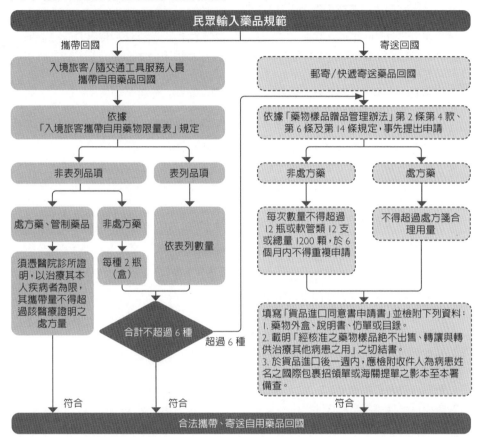

攜帶超量自用藥品處理原則

情形	處理原則	涉及法律責任
攜帶自用藥品入境，符合限量規定，或有進口同意證明文件、處方箋等	由海關逕予放行	藥事法第22條第1項第2款及第2項藥物樣品贈品管理辦法第2、6、14條
攜帶自用藥品入境，超出限量規定	依關稅法相關規範，將逾限部分辦理退運或放棄	藥事法第22條第1項第2款及第2項關稅法相關規定
於國內販賣或網路查獲販賣自行攜帶入境藥品	無照藥商	違反藥事法第27條，依同法第92條可處3萬元以上200萬元以下罰鍰。
	輸入、販售禁藥	違法藥事法第22條，輸入者依同法第82條規定，處10年以下有期徒刑，得併科新臺幣1億元以下罰金；販賣者依同法第83條規定，處7年以下有期徒刑，得併科新臺幣5000萬元以下罰金。

8-1 藥物安全監視制度

藥品安全監視制度起源於 1960 年代的「沙利竇邁事件」,當時沙利竇邁(thalidomide)被當作鎮定劑及抗嘔吐劑(尤其是對孕婦),直到發現服用沙利竇邁孕婦的嬰兒有四肢及內部器官畸形高發生率,終於在 1961 年導致全世界市場回收及禁止上市。

根據 WHO 定義,「藥品安全監視」是為偵測、處理/分析/評估、了解/研究及預防藥物不良反應或藥物安全有關問題的學問和政策,目的是減少藥物危害的風險。一個藥品從研發、上市、到下市,都在藥品安全監視的範圍之內,其策略包括藥物不良反應自發性報告、處方事件監察、前瞻性和回顧性研究。

依《藥事法》(民國 107 年 1 月 31 日)第 45 條:經核准製造或輸入之藥物,中央衛生主管機關得指定期間,監視其安全性。藥商安全監視期間應遵行事項,由中央衛生主管機關定之。

《藥物安全監視管理辦法》(民國 102 年 11 月 21 日)依《藥事法》第 45 條第 2 項規定訂定之。

適用範圍如下:

1. 《藥事法》第 7 條所稱之新藥。
2. 經中央衛生福利主管機關公告指定之醫療器材。
3. 經中央衛生福利主管機關公告或核定應執行風險管理計畫之藥品。
4. 經中央衛生福利主管機關核定應執行上市後臨床試驗之藥品。
5. 其他經中央衛生福利主管機關公告認定適用者。

藥物之安全監視期間如下:

1. 新藥自發證日起 5 年。
2. 醫療器材自發證日起 3 年。
3. 應執行風險管理計畫之藥品及應執行上市後臨床試驗之藥品由中央衛生福利主管機關公告或核定。

中央衛生福利主管機關必要時得延長前項安全監視期間。

新藥、醫療器材及其他經中央衛生福利主管機關公告認定適用之藥物之製造或輸入藥商,於監視期間應蒐集國內、外藥物使用之安全資料,除依嚴重藥物不良反應通報辦法之規定為通報外,應依中央衛生福利主管機關公告格式,於指定期限內向中央衛生福利主管機關提出藥物定期安全性報告。

經中央衛生福利主管機關公告或核定應執行風險管理計畫之藥品之製造或輸入藥商,應依中央衛生福利主管機關公告或核定內容執行,於指定期限內提出追蹤報告。

經中央衛生福利主管機關核定應執行上市後臨床試驗之藥品之製造或輸入藥商,應依中央衛生福利主管機關指定期限內提出臨床試驗報告。

藥商為提出前述之報告,有蒐集、處理個人資料之必要時,應依《醫療法》、《個人資料保護法》及其相關規定,為必要之個人資料蒐集、處理及利用。

上市後藥品安全監視架構

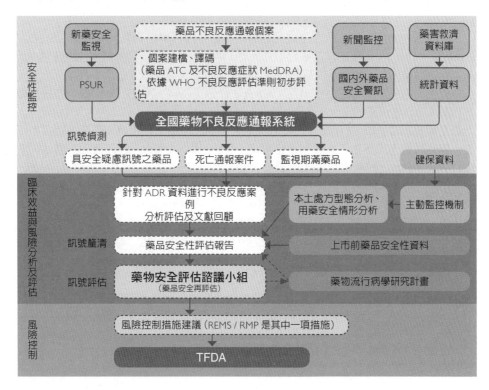

國內藥品風險管控措施法源

上市前後	法源
上市前藥品： 申請藥品許可 證階段	●《藥品查驗登記審查準則》第38條之1 申請新成分新藥查驗登記，除依第39條規定外，另應提供下列資料：一、研發階段在我國進行第一期及與國外同步進行第三期樞紐性臨床試驗（Phase III Pivotal Trial），或與國外同步在我國進行第二期臨床試驗及第三期樞紐性臨床試驗。二、上市後風險管理計畫。 ●《藥品查驗登記審查準則》第38條之4 申請新成分新藥查驗登記，如檢附十大醫藥先進國家二國以上之採用證明者，除依第39條規定外，仍需依第22條之1規定辦理。必要時，中央衛生主管機關得要求檢附上市後風險管理計畫。
上市後藥品	●《藥事法》第48條 藥物於其製造、輸入許可證有效期間內，經中央衛生主管機關重新評估確定有安全或醫療效能疑慮者，得限期令藥商改善，屆期未改善者，廢止其許可證。但安全疑慮重大者，得逕予廢止之。 ●《藥品優良安全監視規範》——第三章風險管理

8-2 藥物不良反應通報

疾病與藥物治療之間，所產生之問題環環相扣，因為藥物相關問題（Drug-Related Problems，DRPS）衍生出來之藥物不良反應，導致病人住院或延長病人住院時間、造成永久性殘疾、先天性畸形或需作處置以防止永久性傷害、危及生命、甚至死亡等，所有產生的各種藥物不良反應事件（Adverse Drug Events，ADE），無疑是在提醒醫療相關人員重視用藥的安全。

衛生福利部自民國 87 年起，委託社團法人中華民國臨床藥學會（現臺灣臨床藥學會）協助設置全國藥物不良反應通報系統，並於民國 92 年起，轉而委託財團法人藥害救濟基金會負責辦理。此系統的運作，由設立於台北市之全國 ADR 通報中心統籌，由北、中、南、東四區藥物不良反應通報中心及醫療器材不良反應通報中心協助推動及執行。

所謂「藥品不良反應」，是基於證據，或是可能的因果關係，而判定在任何劑量下，對藥品所產生之有害的、非蓄意的個別反應。其相關法規包括《藥事法》、《嚴重藥物不良反應通報辦法》，和《藥品優良安全監視規範》。

醫療機構、藥局及藥商對於因藥物所引起之嚴重不良反應，應行通報。（《藥事法》第 45 條之 1）。依《嚴重藥物不良反應通報辦法》第 3 條：因藥物所引起之嚴重藥物不良反應發生時，醫療機構、藥局、藥商應依本辦法填具通報書，連同相關資料，向中央衛生主管機關或其委託機構通報。

嚴重藥物不良反應，係指因使用藥物致生下列各款情形之一者：

1. 死亡。
2. 危及生命。
3. 造成永久性殘疾。
4. 胎嬰兒先天性畸形。
5. 導致病人住院或延長病人住院時間。
6. 其他可能導致永久性傷害需做處置者。

嚴重藥物不良反應通報對象如下：

1. 醫療機構及藥局應於得知死亡及危及生命之嚴重藥物不良反應之日起 7 日內，依規定辦理通報，並副知持有藥物許可證之藥商。前項通報資料如未檢齊，應於 15 日內補齊。通報資料如需持有藥物許可證之藥商提供產品相關資料，藥商不得拒絕。

2. 持有藥物許可證之藥商於得知嚴重藥物不良反應之日起 15 日內，依規定辦理通報。

醫療機構、藥局及藥商依本辦法辦理通報，得以郵寄、傳真或網路等方式為之。通報方式，於緊急時，得先行以口頭方式通報，並應於期限內完成書面通報。

中央衛生主管機關或其委託機構，於必要時，得向醫療機構、藥局及藥商請求提供嚴重藥物不良反應病人之就醫紀錄、給藥紀錄或產品資料，醫療機構、藥局及藥商不得拒絕。

藥物不良反應通報流程

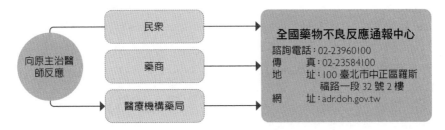

102 年度上市後藥品不良反應通報個案基本資料

類別	案件數	百分比（%）
通報者身分		
藥師	8619	80.8
廠商	1155	10.8
醫師	541	5.1
護理師	137	1.3
其他醫療人員	108	1.0
未明示	96	0.9
民眾	11	0.1
性別		
女性	5648	52.9
男性	4975	46.6
未註明	44	0.4
年齡		
0-10	224	2.1
11-20	390	3.7
21-30	796	7.5
31-40	1196	11.2
41-50	1550	14.5
51-60	2015	18.9
61-70	1752	16.4
71-80	1446	13.6
≧80	1007	9.4
未註明	291	2.7
通報ADR個案後果		
死亡	172	1.6
危及生命	164	1.5
導致病人住院或延長病人住院時間	1545	14.5
造成永久性殘疾	22	0.2
其他嚴重不良反應（具重要臨床意義之事件）	2323	21.8
胎嬰兒先天性畸形	4	0.0
非嚴重不良反應	6437	60.3
年度總案件	10667	100.0

資料來源：全國藥物不良反應通報中心

102 年度上市後藥品之不良反應經評估後通報個案分析

類別	症狀藥品配對數	百分比（%）
相關性		
確定	293	1.6
極有可能	5904	32.5
可能	9928	54.7
存疑	884	4.9
不相關	257	1.4
無法評估	876	4.8
總計	18142	100.0

由於評估乃根據通報個案中之所有藥品與症狀配對，因此單一個案可能有一個以上的評估相關性結果。

8-3 藥品再評估

藥品安全再評估之目的為了解療效是否確立、風險（不良反應）相對於所治療疾病之效益以及是否有較適當安全之替代藥品。

（一）啟動藥品安全再評估之時機

1. 死亡通報案件之藥品（自發性 ADR 通報系統）。
2. 訊號偵測（啟動藥品安全再評估之時機）。
3. 監視期滿藥品（新藥安全監視）。
4. 具安全疑慮訊號之藥品。
5. 國內、外新聞發布具安全疑慮藥品（新聞監控）。
6. 國內特殊關注事件或藥品（如疫苗）。
7. 國內高關注藥品不良反應通報案件之藥品（ADR 系統）。
8. 藥物不良反應資料庫經統計模式分析具安全疑慮藥品（ADR 系統）。

（二）藥品上市後之評估機制

1. 一般性評估：自發性通報之死亡案例、監視期滿藥品之整體性評估、季節流感疫苗之評估。

2. 機動性再評估：自發性通報資料中具安全疑慮之藥品、國外警訊、醫師、學會或其他建議再評估之藥品。

依《藥事法》第 48 條：藥物於其製造、輸入許可證有效期間內，經中央衛生主管機關重新評估確定有安全或醫療效能疑慮者，得限期令藥商改善，屆期未改善者，廢止其許可證。但安全疑慮重大者，得逕予廢止之。

經許可製造、輸入之藥物，經發現有重大危害時，中央衛生主管機關除應隨時公告禁止其製造、輸入外，並廢止其藥物許可證；其已製造或輸入者，應限期禁止其輸出、調劑、販賣、供應、運送、寄藏、牙保、轉讓或意圖販賣而陳列，必要時並得沒入銷燬之（《藥事法》第 76 條）。

依《藥品查驗登記審查準則》（民國 108 年 10 月 7 日）第 31 條規定：已領有許可證之藥品，如未通過療效及安全性評估，或列為應再評估之處方者，依下列規定處理：

1. 原列為評估未通過，如提出臨床資料申復，經再評估結果仍維持原議定案者，其藥品許可證有效期間屆滿時，不准展延。

2. 原列為應再評估之處方，如持有許可證之廠商提出臨床資料送審，經評估結果列為評估未通過者，其藥品許可證有效期間屆滿時，不准展延。

3. 原列為評估未通過，或應再評估之處方，如檢附完整之臨床資料，經再評估通過者，其藥品許可證得准變更、展延。如提出之臨床資料不完整或未提出任何資料申復之廠商，其原領之藥品許可證有效期間屆滿時，不准展延。

4. 原列為評估未通過，或應再評估之處方，持有相關處方藥品許可證之廠商，於申復期間內或送審再評估資料前，其許可證仍屬有效。但如已逾申復期限，無任何廠商提出資料或申復者，該相關處方藥品之許可證有效期間屆滿時，不准展延。

上市後藥品安全性評估之依據資料

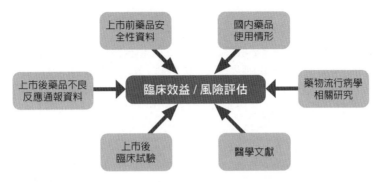

藥品下市之風險等級

風險程度	撤離市場方式	法源依據	配套措施	優點	缺點
1. 風險危及生命遠超過臨床效益	下市—立即廢證	廢證：藥事法第48條 回收：藥事法第80條	1.同意廠商另行申請外銷許可證。 2.公告再評估結果，同時請醫師儘速為病人尋找替代藥品，民眾儘速回診醫師。 3.行文相關公（學）會告知風險。	可立即避免消費者使用該藥品產生藥害。	對廠商衝擊大，如原料及庫存品之損失。
2. 具高度風險疑慮，惟仍需要資料加以確認	下架—立即暫停販售（暫不廢證）	暫停販售：消保法第38條 回收：藥事法第48、80條		1.可立即避免消費者使用該藥品對生藥害。 2.因廠商仍持有許可證，產品雖下架仍可外銷，短期間衝擊較小。	1.如藥商若無外銷，可能有庫存品及回收品銷燬損失之問題。 2.民眾及醫療人員對於高度風險藥品不予廢證之疑慮。 3.產品雖下架，如病人仍有使用該藥品而受害，則不符藥害救濟，恐引起醫療糾紛。
3. 風險雖危及生命但風險族群較小或無法立即停藥（如降血糖藥、降血壓藥）	下市—醫藥品特性，給予換藥緩衝期後廢證	廢證：藥事法第48、80條 回收：藥事法第80條	1.同意廠商另行申請外銷許可證。 2.公告再評估結果，同時請醫師儘速為病人尋找替代藥品，民眾儘速回診醫師。 3.行文相關公（學）會告知風險。	1.藥商有較長緩衝時間布局市場，減少廠商庫存之損失。 2.短期內廠商仍持有許可證，外銷時衝擊較小。	1.可能有庫存品及回收品銷燬損失之問題。 2.民眾及醫療人員對於產品不立即廢證之疑慮。 3.民眾仍有可能使用該藥品，如發生藥害，經審議不符合藥害救濟，則可能引起醫療糾紛。
4. 因療效再評估未獲通過	許可證屆滿不准展延	查驗登記準則第31條		1.減少廠商庫存之損失。 2.廠商仍持有內銷許可證，有充分時間布局市場。	1.民眾及醫療人員對於產品持續於市面流通之疑慮。 2.藥品經評估療效有疑慮，產品仍存於市場，有延誤治療之虞。 3.產品之療效有疑慮，若病人服用後產生藥害，經衛生署藥害救濟審議委員會審議後不救濟，恐引起醫療糾紛，病人亦可能申請國賠。 4.藥品藥效有疑慮，本局再評估未通過，仍允許存在於市場，不論健保給付或民眾自費，其適當性有爭議。

9-1 新藥開發

　　創新研發的製藥產業是一個高度跨領域整合產業，由最源頭的對於疾病病因學、病生理機轉的探求與了解；確定治療疾病作用標的；化合物的篩選、合成；潛力化合物的調整、試誤；新藥的各期試驗到最終產品之行銷上市，從生命科學理論到臨床應用，每一個過程都結合了基礎科學如有機化學、生物學、生理學、藥理學、病理學及醫學；臨床醫學如各期人體試驗；以及於產品設計如配方、劑型之設計，最終才能在跨領域的整合基礎下，成功地發展出新的商品或是技術。

　　一般而言，開發一項新藥，從該新藥被發現到其能夠實際地應用在治療病人，約耗時 10 到 15 年。如前所述，每發展一項新藥所需的平均資金投入約在十億美元左有，而如此大的花費包含了上千次的失敗：因為每 5,000 到 10,000 個進入研發的化合物中，最終往往只有一個能成功地獲得上市許可。

　　為了保護受試者，進入臨床試驗之前必須先經過實驗室研究和動物試驗，完成初步的有效性和了解才可以進入到人體臨床試驗。新藥研發過程需先申請人體臨床試驗階段（Investigational New Drug，IND），進而才能進行臨床試驗分期階段（Phase I、II、III 和 IV 期），第三期臨床試驗（Phase III）過程中若證實藥物療效，可申請新藥上市許可（New Drug Application，NDA）。

　　依《藥事法》第 7 條：新藥，係指經中央衛生主管機關審查認定屬新成分、新療效複方或新使用途徑製劑之藥品。第 5 條指出試驗用藥物，係指醫療效能及安全尚未經證實，專供動物毒性藥理評估或臨床試驗用之藥物。

　　試驗用藥物，應經中央衛生主管機關核准始得供經核可之教學醫院臨床試驗，以確認其安全與醫療效能（第 44 條）。

　　依《藥事法施行細則》第 2 條解釋新成分、新療效複方或新使用途徑。

　　1. 新成分：指新發明之成分可供藥用者。

　　2. 新療效複方：指已核准藥品具有新適應症、降低副作用、改善療效強度、改善療效時間或改變使用劑量之新醫療效能，或二種以上已核准成分之複方製劑具有優於各該單一成分藥品之醫療效能者。

　　3. 新使用途徑：指已核准藥品改變其使用途徑者。

　　研究、試製之藥品應備有研究或試製紀錄，並以無商品化之包裝者為限（《藥事法施行細則》第 5 條）。

新藥研究開發與上市的流程（摘自「臨床試驗申請須知」）

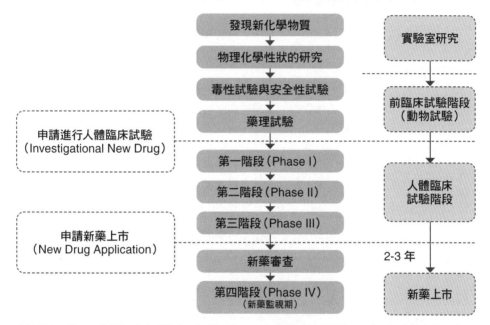

美國新藥研究開發各階段大約所需時間與費用

階段	所需時間	費用（US$）
前臨床試驗	3～5年	1～3 million
Phase I	0.5～1年	0.5～2.5 million
Phase II	1～2年	2～10 million
Phase III	3～5年	10～50 million
上市申請	1.5～2.5年	0.8～1.8 million

新藥臨床試驗及上市申請各階段之成功率

階段	成功率（%）
Phase I	5-15
Phase II	15-40
Phase III	40-80
上市申請	80-90
Phase IV	99

新藥研究開發與上市流程

作業流程		執行過程	時間
新藥開發		尋找新化學物質	2～3年
前臨床試驗階段		安全性、生活活性試驗	3～5年
申請進行人體臨床試驗（IND）		FDA審查資料	不定
臨床試驗	第一階段	安全性及劑量確認	整體試驗時間約3～5年
	第二階段	有效性及副作用實驗	
	第三階段	有效性確認與長期使用反應監測	
申請新藥上市（NDA）		新藥審查	2～3年
第四階段		上市後長期安全性監視	3～5年

9-2 人體試驗倫理

對於疾病的研究和新藥的開發，都免不了以人作為實驗的對象。人體試驗幫助了醫學之進步，但受試者可能常常在研究者欺騙、強迫，或是在不知情的情形下，成為了被研究的對象。

第二次大戰之前，有關的倫理規範仍只限於醫學界的一種道德的自律要求，只有德國曾有相關的法律制訂。人體實驗的倫理規範之被重視和成為國際和多個國家國內具有強制性的法律，始自於因審判納粹黨醫生在二次大戰中以集中營的囚犯作各種不人道的實驗而訂立的「紐倫堡守則」。

守則精神強調「受試者之自願同意」及「有益原則」，確立了人體試驗之基本法律原則，惟仍有許多缺陷與問題，例如其並未將告知後同意原則列入，忽視了受試者應有的權利。

1964 年，針對醫學研究倫理之需要，世界醫學會於芬蘭赫爾辛基召開第 18 屆年會宣讀並被採納，成為研究倫理準則，此即《赫爾辛基宣言》。其精神在保障受試者醫療權益，主張對於涉及人體之任何醫學試驗，強烈地要求必須以倫理為重，進行任何人體試驗，均要求必須明確告知受試者可能產生之危險、效益及責任。醫師以人體進行生物醫學研究，必須強調「病人之健康是醫師最首要之考量」，只有在符合病人的利益時，醫師才可提供可能對病人的生理與心理狀態產生不利影響之醫學措施。凡涉及以人體作為受試者之生物醫學研究，必須是以改進疾病之診斷、治療和預防方法及提高對疾病病因學和發病機制的了解為目的。

1982 年發布之《人體生物醫學研究之國際倫理方針》（International Ethical Guidelines for Biomedical Research Involving Human Subjects），此方針係由國際醫學組織委員會及世界衛生組織共同制定的法規，在一般倫理原則時，所有人體試驗必須要符合「對人之尊重」、「行善原則」及「正義原則」。易言之，在人體試驗進行時，必須要給予受試者必要的尊重，不得使受試者受到不必要的傷害。

於取得受試者同意時，應予以必要性的補償，應注意維護女性、兒童、低開發國家與開發中國家的人民等弱勢族群之人權等。其內容大致涵蓋六個領域，分別為告知後同意、受試者之挑選、資料保密、受試者遭意外傷害的賠償、審查程序、外國贊助之研究等範圍。

此方針主張，只要涉及人體試驗之研究，必須要提交人體試驗委員會為科學及倫理審查，研究者於執行研究前需要獲得人體試驗委員會的核准，人體試驗委員會亦必須監督審核進行中的人體試驗，方針並要求所有提人共給受試者之報酬、補償與醫療服務，都必要要受到人體試驗委員會的核准。人體試驗委員會於審查研究計畫時，必須要重視準則中所列出之告知後同意要件是否符合，才能認為已經履行保障受試者權利的義務。

紐倫堡守則（1947）／條文內容摘錄

1. 人體試驗絕對需要經受試者的同意。
2. 人體試驗必須有對社會有益的結果。
3. 人體試驗的設計必須建立在對疾病的知識以及動物實驗的結果之上。
4. 人體試驗的進行必須避免不必要的生理及心理折磨及傷害。
5. 不得進行任何可能帶來死亡或是足以造成殘障傷害的人體試驗。
6. 接受試驗者必續承擔的風險，絕不可大於它可解決的問題嚴重度。
7. 即使傷害、殘障或是死亡的機率極低，仍然必須提供受試者適當的保護措施。
8. 人體試驗只能由經合格科學訓練的人進行。
9. 試驗期間，受試者可以自由中止試驗。
10. 試驗期間，主持試驗者若是基於本身的良知或判斷，對於繼續進行試驗可能會對受試者造成傷害時，應有在任何時期中止試驗的準備。

赫爾辛基宣言（2008 年版）／條文內容摘錄

6. 在進行有關人體之醫學研究時，應將受試者之利益置於任何其他利益之上。
9. 人體研究之倫理標準，應以尊重生命、維護人類之健康及利益為依歸。對於特別之弱勢受試族群必須有特別之保護。如：無法自行同意或拒絕研究者，或可能在受脅迫下同意的人。
14. 在研究計畫書中，有關人體研究的每一個步驟，皆應清楚陳述其研究設計與執行內容。試驗計畫書須檢附相關倫理考量的聲明，並應符合本宣言所揭櫫之原則。此研究計畫書中必須說明經費來源、贊助者、相關機構、其他潛在利益衝突、對受試者的誘因，以及發生研究傷害時，受試者可獲得的治療或補償。計畫書中應說明研究結束後，若結果顯示新治療方法有效時，受試者如何繼續接受此新治療方法或其他的治療方式。
20. 除非醫師已充分評估並有自信能充分掌控研究可能產生的風險，否則不應從事人體研究。一旦發現研究的風險高過其潛在利益，或已可得到正面或有益之結論時，醫師應立即停止此研究。
23. 應採取一切之預防措施，以保護受試者之隱私，維護其個人資料的機密性，並將此研究對其身心及社會地位之影響降到最低。
34. 醫師應全盤告知病人，哪些醫療照護與研究有關。病人的拒絕參與研究或中途退出，絕對不應影響醫病關係。

人體試驗之基本倫理原則

原則	說明
行善原則	在人體試驗、醫學研究，或者是臨床實驗中，研究人員與醫師行為之動機及結果都應本諸於人類福祉、避免對人類造成傷害。
自主原則	應充分尊重受試者或病人之自主權，包含其思考上之自主、意願上之自主以及行為上之自主、尊嚴與生命之價值。
不傷害原則	盡量避免受試者或病人受到身心傷害，新興醫學技術之開發應該要以最小之代價換取受試者或病人最大之利益。
公平原則	研究對象之選取應符合公平正義，亦即不可為社會整體利益之理由，而由少數且弱勢者去承擔研究風險。

9-3 受試者的權益保障

　　人體試驗是以人作為試驗之客體。但在試驗進行之過程中，受試者往往會因為認知之差距、資訊不對等、利益衝突等複雜因素之下，被當作單純之客體而導致其人權遭到侵害。以人為試驗對象之醫學研究，均可稱為人體試驗。所有受試者均有受到保護之必要。

　　依《人體研究法》（民國 108 年 1 月 2 日）第 1 條第 1 項即開宗明義表示，係為保障人體研究之研究對象權益而制定。同條第 2 項規定，人體研究實施相關事宜，依本法之規定。但其他法律有特別規定者，從其規定。

　　《人體研究法》保障人體研究之研究對象權益，其範圍涵蓋所有與人有關之生物醫學研究，包含研究檢體及資訊，是人體研究之基本準則及規範。除對研究檢體及資訊有所規範，亦重新對研究機構、計畫主持人，與人體研究倫理審查會之不同責任予以界定。

　　研究對象除胎兒或屍體外，以有意思能力之成年人為限。但研究顯有益於特定人口群或無法以其他研究對象取代者，不在此限（第 12 條）。以屍體為研究對象，應得到死者生前以書面或遺囑同意或關係人之書面同意或死者生前有提供研究之意思表示，且經醫師二人以上之書面證明（第 13 條）。

　　《藥品優良臨床試驗準則》（民國 103 年 10 月 23 日）第 4 條宣示：執行臨床試驗應符合赫爾辛基宣言之倫理原則。同條第 2 ～ 4 項規定：臨床試驗進行前，應權衡對個別受試者及整體社會之可能風險、不便及預期利益。預期利益應超過可能風險及不便，始得進行試驗。受試者之權利、安全及福祉為藥品臨床試驗之最重要考量，且應勝於科學及社會之利益。人體試驗委員會應確保受試者之權利、安全，以及福祉受到保護，且對於易受傷害受試者之臨床試驗，應特別留意。

　　試驗機構為審查藥品臨床試驗，應設人體試驗委員會，組成人員應具備審查及評估藥品臨床試驗之科學、醫學或倫理資格及經驗。人體試驗委員會之委員至少五人，其中至少一位為非科學背景者，且至少一位為非試驗機構成員（第 25 條）。人體試驗委員會應根據受試者所承受之風險，定期評估進行中之臨床試驗。評估每年至少應進行一次（第 87 條）。

　　試驗主持人應於臨床試驗進行前，取得受試者自願給予之受試者同意書。試驗主持人或由其指定之人員，應充分告知受試者臨床試驗進行之資訊、受試者同意書之內容及所有由人體試驗委員會所核准與臨床試驗相關之書面意見，並使其充分了解後親筆簽名，並載明日期（第 5 條）。

　　在受試者參加試驗與後續追蹤期間，試驗主持人及試驗機構就受試者任何與試驗相關之不良反應，應提供受試者充分醫療照護。試驗主持人發現試驗期間受試者有疾病需要醫療照護時，應告知受試者（第 6 條）。

醫療損害之危險分配

醫療行為		常規醫療	臨床試驗	理由
有過失 （過量、違反禁忌症）		行為人負責	行為人負責	責任原理 （督促行為人注意）
無過失	已知副作用 （有據實告知）	原則：不必賠償 嚴重：藥害救濟	受試者 自擔風險	貫徹知情同意制度之 功能
	未知副作用或結 果超過預期	原則：不必賠償 嚴重：藥害救濟	試驗委託者 負責	藥廠是最大 潛在獲利者

國內臨床試驗保險與其他責任保險之比較

	醫療行為責任	產品責任	
		已知風險	非預期風險
國內臨床試驗保險	非承保範圍（由行為人自 行負責）	非承保範圍（知情 同意）	承保範圍（試驗委 託者負責）
醫療責任險	∨	∨	✕
產品責任險	✕	∨	✕
藥害救濟	✕	僅限嚴重結果	僅限嚴重結果

∨：承保範圍；✕：非承保範圍

受試者保護機制

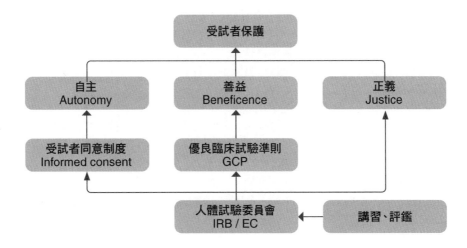

9-4 藥品臨床試驗

《藥品查驗登記審查準則》第 8 條規定：由國內自行研發之新藥、新劑型、新使用劑量、新單位含量製劑，免附處方依據。應附處方設計研究及該藥品之技術性資料。申請案件檢附藥品之化學、物理性質資料、藥理與毒性試驗資料、藥物動力學資料、生體可用率、臨床使用文獻及其他研究報告，應提出原始資料，不得以一般敘述性資料、摘要性資料或個案報告替代（第 13 條）。

申請新成分新藥查驗登記，應提供下列資料（第 38-1 條）：

1. 研發階段在我國進行第一期（Phase I）及與國外同步進行第三期樞紐性臨床試驗（Phase III Pivotal Trial），或與國外同步在我國進行第二期臨床試驗（Phase II）及第三期樞紐性臨床試驗（Phase III Pivotal Trial）。

2. 上市後風險管理計畫。

3. 經中央衛生主管機關認有實施國外查核之必要者，應配合其查核要求，且備齊相關資料。

臨床試驗的每一個階段都是設計來回答特定的問題，也因此必須要依循定義完善的方法來進行，以確保其安全性，並獲得準確的結果。

第一期臨床試驗：主要目的在於藥物的安全性，通常稱為「臨床藥理學研究」，係以健康受試者，有時也會直接以病患來當受試者，測試確認使用於人體之安全劑量範圍等安全性資訊。試驗中通常會加入使用安慰劑的對照組，以確認藥物的安全性和耐受性。次要目的是了解此藥物於人體之藥物動力學，探討藥物的吸收、分布、代謝及其於體內作用的時間。還可以進行與疾病相關的生物標記量測、多劑量遞增、食物與藥物或藥物與藥物之交互作用、生體等價性或生體可用率的研究。

第二期臨床試驗：主要目的是藥物療效及進一步的安全性評估。此研究需患此疾病的受試者參與。這一期將建立「概念性驗證」，亦即證明藥物確實可以有效治療此疾病。此期也會繼續評估藥物的安全性、所產生之副作用，同時會決定出最佳劑量、用法和給藥間隔。

第三期臨床試驗：主要目的是在藥物被批准上市前的最後驗證性研究，通常被稱為樞紐試驗。主要研究設計為大型、隨機、對照的試驗，可能於跨國或多個醫學中心執行。在美國，要取得新藥申請（NDA），一般需要兩個獨立的第三期臨床試驗研究，才可能被批准通過。

第四期臨床試驗：又稱為上市後監測期，主要目的為新的藥物、醫療器材或治療方法通過該國衛生主管機關核准上市後，藥廠會繼續進行安全性研究並持續監測副作用的產生與通報，以更加確定其安全和有效性。

人體研究（試驗）之類型

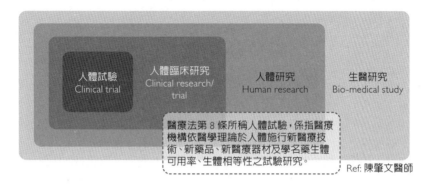

人體試驗
Clinical trial

人體臨床研究
Clinical research/
trial

人體研究
Human research

生醫研究
Bio-medical study

醫療法第 8 條所稱人體試驗，係指醫療機構依醫學理論於人體施行新醫療技術、新藥品、新醫療器材及學名藥生體可用率、生體相等性之試驗研究。

Ref: 陳肇文醫師

人體試驗　v.s. 與臨床試驗（醫療法第 8 條、藥事法第 5 條）

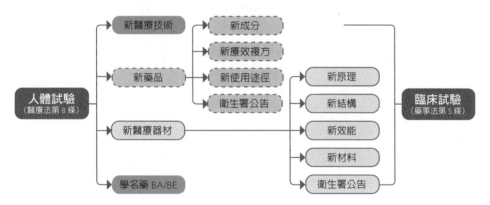

臺灣新藥的臨床試驗分類

類別	說明
Global Regional IND Clinical Trial	全球性新藥臨床試驗，主要資料以送審美國FDA為主。
Local Registration Trial	臺灣地區區域性的臨床試驗，此類的新藥僅是為了通過國內衛生署的審查以取得許可證。
Listing Trial	國內醫學中心在進新藥之前須於該中心進行臨床試驗。
Academic Clinical Trial	學術機構學術研究的臨床試驗。

9-5 藥品優良臨床試驗準則

　　為確保藥品臨床試驗之執行確實遵守研究倫理且試驗所得數據正確可信，依《藥事法》第 42 條授權之定，並參考國際醫藥法規協合會之 ICH E6 for Industry（E6 Good Clinical Practice：Consolidated Guidance）而訂定《藥品優良臨床試驗準則》。

　　《藥品優良臨床試驗準則》為我國目前最詳盡之人體試驗規範。此準則係以《藥事法》之審查藥品上市為目的所訂定，將「以發現或證明藥品在臨床、藥理或其他藥學上之作用為目的，而於人體執行之研究」作為臨床試驗之定義，且定義受試者為「參加臨床試驗而接受試驗藥品或對照藥品之個人」。遵守此準則可確保受試者之權利、安全與福祉，使臨床試驗執行與赫爾辛基宣言之原則相符，並可保證臨床試驗數據之可信度。

《藥品優良臨床試驗準則》專用名詞定義（第 3 條）

　　1. 藥品不良反應：使用藥品後所發生之有害且未預期之反應。此項反應與試驗藥品間，應具有合理之因果關係。

　　2. 不良事件：受試者參加試驗後所發生之任何不良情況。此項不良情況與試驗藥品間不以具有因果關係為必要。

　　3. 盲性：使參與試驗之一方或多方不知試驗治療分配之方式。單盲係指受試者不知治療分配之方式，雙盲是指受試者、試驗主持人、監測者，及在某些情況下，數據分析者亦不清楚治療分配之方式。

受試者同意書

　　臨床試驗開始前，試驗主持人應取得人體試驗委員會對受試者同意書和提供受試者之任何其他書面資料之核准。前項核准，應以書面為之（第 16 條）。若具有重要性之新資訊可能影響受試者之同意時，應修訂受試者同意書及提供受試者之任何其他書面資料，並應立即告知受試者、法定代理人或有同意權之人。修訂後之受試者同意書及提供受試者之任何其他書面資料，應先得到人體試驗委員會之核准；經主管機關核准進行之臨床試驗，並應得到主管機關之核准。皆應以書面為之（第 17 條）。

　　受試者同意書及提供受試者之任何其他書面資料，不得有任何會造成受試者、法定代理人或有同意權之人放棄其法定權利，或免除試驗主持人、試驗機構、試驗委託者或其代理商責任之記載（第 18 條）。有關試驗計畫之口頭及書面資料，包括受試者同意書，皆應使用口語化及非技術性之語言，且為受試者、法定代理人或有同意權之人所能理解者（第 19 條）。

取得同意的程序

　　試驗主持人或試驗相關人員不應強迫或不適當地影響受試者參與或繼續參與臨床試驗的意願（第 8 條）。充分時間和機會，以詢問試驗的細節並決定是否參與試驗。對於所有問題，應給予滿意的回答。參加試驗前，親筆簽署並載明日期（第 20 條）。

《藥品優良臨床試驗準則》架構

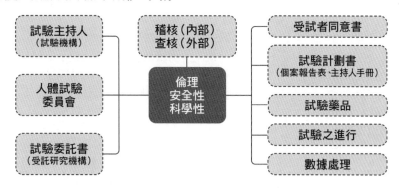

臨床試驗的風險與效益

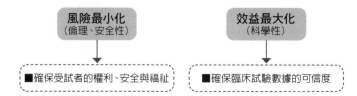

《藥品優良臨床試驗準則》的目的

受試者同意書或提供受試者之其他書面資料應說明以下內容：

1. 臨床試驗為一種研究。
2. 試驗之目的。
3. 試驗治療及每個治療之隨機分配機率。
4. 治療程序，包含所有侵入性行為。
5. 受試者之責任。
6. 臨床試驗中尚在試驗之部分。
7. 對受試者或對胚胎、嬰兒或哺乳中幼兒之可預期危險或不便處。
8. 可合理預期之臨床利益。
9. 其他治療方式或療程，及其可能之重要好處及風險。
10. 試驗相關損害發生時，受試者可得到之補償或治療。
11. 如有可獲得之補助，應告知參與臨床試驗之受試者。
12. 如有應支付之費用，應告知參與臨床試驗之受試者。
13. 受試者為自願性參與試驗，可不同意參與試驗或隨時退出試驗，而不受到處罰或損及其應得之利益。
14. 經由簽署受試者同意書，受試者即同意其原始醫療紀錄可直接受監測者、稽核者、人體試驗委員會及主管機關檢閱，以確保臨床試驗過程與數據符合相關法律及法規要求，並承諾絕不違反受試者身分之機密性。
15. 辨認受試者身分之紀錄應保密，且在相關法律及法規要求下將不公開。如果發表試驗結果，受試者之身分仍將保密。
16. 若新資訊可能影響受試者繼續參與臨床試驗之意願，受試者、法定代理人或有同意權之人會被立即告知。
17. 進一步獲知有關試驗之資訊和受試者權利之聯絡人，及與試驗相關之傷害發生時之聯絡人。
18. 受試者終止參與試驗之可預期情況及理由。
19. 受試者預計參與臨床試驗之時間。
20. 大約受試者人數。

9-6 臨床試驗品質

《藥品優良臨床試驗準則》對於臨床試驗的品質保證及品質管制，相關規定如下：

試驗委託者應以書面標準作業程序規定並持續執行品質保證及品質管制系統，以確保試驗進行及數據之產生、紀錄與報告皆遵守試驗計畫書與《藥品優良臨床試驗準則》之要求（第49條）。試驗委託者應負責取得試驗機構之同意，直接監測和稽核試驗相關場所、原始資料、文件及報告，並可接受主管機關查核（第50條）。

數據處理及保存規定如下：

數據處理之所有步驟應執行品質管制，以確保所有數據之可信度及其處理之正確性（第53條）。試驗委託者或其他數據所有者，應保存所有試驗委託者應負責與試驗相關之必要文件，至試驗藥品於我國核准上市後至少二年。但其他法規規定之保存期間長於二年者，從其規定（第58條）。試驗委託者應書面通知試驗主持人及試驗機構紀錄保存之必要性。試驗相關紀錄無須繼續保存者，試驗委託者應書面通知試驗主持人及試驗機構（第61條）。

試驗藥品關係臨床試驗之結果甚鉅，其管理如下：

試驗藥品、對照藥品及安慰劑之特性應合於藥品發展之階段，且其製造、處理及儲存，應符合藥品優良製造規範，其代碼及標籤，應得以保護盲性設計（第64條）。試驗委託者應決定試驗藥品之儲存溫度、儲存條件、儲存時間、溶劑及注射器材，並通知監測者、試驗主持人、藥師、倉儲及其他相關人員（第65條）。盲性試驗之藥品代碼系統，應能於緊急情況時迅速辨別所使用之藥品，而不會破壞盲性設計之功能（第67條）。臨床發展過程中試驗藥品或對照藥品之配方有重大改變者，應於新配方使用於臨床試驗前，完成新配方是否會明顯改變藥品安定性、溶離率、生體可用率及其他藥動學特性之研究評估（第68條）。

試驗監測規定如下：

試驗委託者應決定適當之監測範圍及性質。監測範圍與性質之決定應考量試驗之目標、目的、設計、複雜性、盲性、規模及療效指標。試驗開始前、試驗期間及試驗後，應進行實地監測。但試驗委託者得增加試驗主持人訓練或會議等監測程序。監測者選擇驗證數據時，得以統計抽樣方式為之（第76條）。監測者應遵守試驗委託者建立之書面標準作業程序，及試驗委託者為監測特定試驗而指定之程序（第78條）。報告應摘要描述監測者檢閱之部分、重大發現、偏離及缺失、結論、採取或將採取之措施，及為確保遵守試驗而建議之措施（第79條）。

稽核規定如下：

試驗委託者之稽核為獨立之制度，且不在監測及品質管制功能內，其目的為評估試驗之執行且確保其遵守試驗計畫書、標準作業程序、本準則及相關法規之要求（第80條）。

計畫審查準則

試驗計畫設計與執行	計畫主持人的資格及經驗之適當性。
	試驗執行機構之適當性，包括相關人員、設施與處理緊急狀況的能力。
	試驗設計合乎科學要求且周詳。
	選擇對照組之合理性。
	受試者提前退出試驗的條件與退出後的照顧是否適當。
	監測與稽核試驗進行之規定是否充足，是否組成資料安全監測委員會。
	預期風險與預期效益相較之合理性。
	試驗結果之報告與發表方式對受試者之身分是否保密。
	暫停或終止試驗的條件是否適當。
潛在受試者之招募	潛在受試者之母群體族群特性（包括性別、年齡、教育程度、文化背景、經濟狀況、種族淵源）。
	受試者招募方式之適當性，廣告品、補助費等應符合公平、誠實、合適等原則。
	將試驗資訊傳達給受試者的方式。
	受試者納入條件之適當性。
	受試者排除條件之適當性。
	為試驗目的而取消或暫停標準治療之合理性。
受試者照護	試驗期間及試後，提供受試者的醫療照顧是否適當（計畫結束後，是否有提供受試者繼續取得試驗產品之計畫）。
	對受試者的心理支持與精神上的照護是否足夠。
	受試者於試驗執行中自願提前退出時，所採取的處理方式是否合理。
	試驗產品延長使用、緊急使用及恩慈（同情）使用標準是否合理。
	受試者參與試驗之報酬是否合理。
	受試者因參與試驗而受傷、殘障或死亡時之補償與治療應合理，並於受試者同意書中載明。
受試者同意取得程序	是否符合免簽署受試者同意書。
	是否有取得受試者同意書的完整程序及負責人員。
	告知受試者或法定代理人的資訊是否完整、充足與適當（同意書與試驗說明書內容是否清楚易懂）。
	對無法親自行使同意權的受試者，取得合法代理人同意的理由與方式是否適當。
	是否確保受試者於試驗執行期間能即時獲得與其權利、安全與福祉相關的最新資訊。
	是否有受試者或其代理人投訴的管道與回應機制。
隱私保護	是否有記載可能接觸受試者資料（含醫療紀錄與檢體）之人。
	是否有提供為確保受試者隱私與個人資訊安全之措施。
	若為社區試驗，是否有說明試驗對社區的影響與貢獻，及與社區協商的過程。

臨床試驗使用電子資料處理系統或遠端電子資料處理系統時，試驗委託者應執行下列事項（《藥品優良臨床試驗準則》第 55 條）

1. 確保電子資料處理系統符合試驗委託者對資料完整性、精確度、可信度及一致性之要求。
2. 遵循並保存系統之標準作業程序。
3. 確保系統對資料更正之設計保存原始紀錄，且不將原輸入資料刪除。系統應分別保存稽核路徑、資料路徑與修正路徑。
4. 應有安全程序以防止未經授權者使用系統或數據。
5. 保有授權修正試驗數據之人員名單。
6. 保留適當之資料備份。
7. 確保盲性設計。

9-7 生體可用率、生體相等性

生體可用率及生體相等性（BA/BE）試驗依《藥品查驗登記審查準則》第 37 條：申請查驗登記須執行生體可用率及生體相等性試驗之藥品範圍、品目、對照品、試驗原則、施行期間、替代原則及其他有關試驗之事項，應依《藥品生體可用率及生體相等性試驗準則》之規定辦理。申請變更登記之藥品則依第 46 條規定辦理。

《藥品生體可用率及生體相等性試驗準則》（民國 104 年 3 月 6 日）具有明確的法律授權命令，係依《藥事法》第 42 條第 2 項規定訂定之。相關名詞定義如下：

生體可用率（Bioavailability）：指藥品有效成分由製劑中吸收進入全身血液循環或作用部位之速率（rate）與程度（extent）之指標。如係不具全身性吸收之藥品，則指以有效成分到達作用部位之速率與程度作評估之指標。

藥劑相等品（Pharmaceutical Equivalents）：指具有相同有效成分及相等含量之相同劑型之藥品，其成品檢驗規格符合相同之藥典或其他經中央衛生主管機關認可之品質規定者。

藥劑替代品（Pharmaceutical Alternatives）：指具有相同有效成分或其前驅藥物（precursor），惟劑型、含量、鹽基或酯類未必相同之藥品，其成品檢驗規格符合相同之藥典或其他經中央衛生主管機關認可之品質規定者。

生體相等性（Bioequivalence）：指二個藥劑相等品或藥劑替代品，於適當研究設計下，以相同條件、相同莫耳劑量（molar dose）給與人體時，具有相同之生體可用率。

非經血管內給藥且能發生全身性作用（systemic action）之各種製劑，如有下列情形之一者，應執行生體可用率或生體相等性試驗：

1. 新藥及藥品查驗登記審查準則規定應執行者。但申請人如有提出資料經中央衛生主管機關審查認可者，得免執行生體可用率或生體相等性試驗。

2. 非監視藥品經中央衛生主管機關認定應執行生體可用率或生體相等性試驗者。

申請查驗登記之學名藥，如含有列入新藥監視之成分者（含監視中及監視期滿成分），應檢附生體相等性試驗資料。

執行生體可用率及生體相等性試驗，其受試者之選擇，應符合人體試驗倫理規範，除有特殊情況外，原則上以自願健康成年人為對象，並考慮其性別、年紀與族群等因素，於計畫書中應詳述納入及排除條件，並以一般實驗室檢查（standard laboratory tests）、疾病史（medical history）及理學檢查（physical examination）等項目篩選，且應就個別藥品之特性作個別醫學檢查項目之要求（如心電圖等）。

受試者之人數，至少應有 12 名，且應用適當之檢定力計算（appropriate power calculations）以評估受試者之人數。試驗進行前，應經人體試驗委員會之同意，並取得受試者同意書。受試者同意書之內容，應依藥品優良臨床試驗準則之規定，且宜投保。受試者之臨床試驗間隔，應符合捐血者健康標準之規定，以保障受試者之權益。（第 10 條）

應進行與不需進行生體可用率或生體相等性試驗

應進行	不需進行
1.新藥及經本署認定之新劑型（如控釋劑型）。 2.藥品之療效濃度範圍狹窄者。 3.藥品主成分屬非線性藥物動態學性質者。 4.已有證據顯示可能有生體可用率問題者。 5.其他經本署認定須作本試驗者。	1.血管內給藥注射劑。 2.學名藥口服溶液劑，如其賦形劑不影響主成分吸收者。 3.血管外給藥注射劑，如學名藥注射溶液劑與原開發廠產品或藥典收載規格之酸鹼值相同，且除防腐劑、緩衝劑外之配方均相同者。 4.供吸入之氣體或蒸氣。 5.皮膚外用製劑之學名藥。但不含需皮下及皮內吸收之製劑。 6.眼用、耳用製劑之學名藥。 7.同一口服固體製劑之高、低劑量產品查驗登記，或已執行生體相等性試驗且經核准上市後之變更登記，經中央衛生主管機關認可得以溶離曲線比對試驗替代生體相等性試驗者。 8.其他經中央衛生主管機關依申請人檢附之資料核定得免除者。

食品藥物管理署 100 年度 BA/BE 報告不准原因

項目	缺失原因
分析缺失	● 分析方法未確效或確效範圍不當 ● 稀釋分析未確效 ● 分析方法靈敏度不足 ● 未敘明重分析原因
試驗設計或結果不良	● 藥品變異性高但受試者數量不足 ● CYP2C19代謝藥品採血點時間設計不足 ● lnCmax 90%CI超過規定範圍，事後分析選擇outlier排除於統計分析外
行政原因	● 批量過小 ● 生體可用率報告未併同臨床試驗報告一併送審

體內品管之指標——生體可用率（BA）

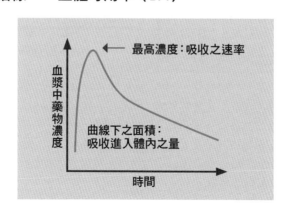

9-8 藥品非臨床試驗

世界各醫藥先進國家，為確保上市藥品之安全性與有效性，均明文規定應有足夠之藥理試驗、安全性試驗及人體臨床試驗為依據，證明該藥品安全性及有效性後始得上市。

《藥品非臨床試驗安全性規範》第五版（民國103年7月7日）作為一般化學醫藥品及生物製劑之藥理、毒理之安全性試驗規範。《藥物（藥品＋醫材）非臨床試驗優良操作規範》（民國95年3月）係提供藥物研發評估，做為藥物查驗登記申請文件中的非臨床試驗應遵循之規範。

非臨床試驗規範內容涵蓋藥理試驗與毒性試驗。藥理試驗方面有藥效試驗、藥動試驗。毒性試驗包含單一劑量毒性試驗、重複劑量毒性試驗、生殖毒性試驗、致突變性試驗、致癌性試驗、皮膚過敏性試驗、皮膚感光過敏性試驗、皮膚刺激性試驗，及眼睛刺激性試驗等。生物技術醫藥品品質管制包括細胞庫及製程的污染測試、細胞株的鑑定及偶發的病毒和反錄病毒之檢測等。

一般新藥品必須經過一系列的非臨床試驗，測定其安全性及有效性，再進入人體臨床試驗。然而長期毒性試驗及臨床試驗非常費時，為使新藥品能早日嘉惠病患，及減少不必要的使用動物，非臨床與臨床試驗的時程可相互並行，以短期毒性試驗之結果，援護初期的人體臨床試驗。

所有新藥品進入人體臨床試驗之前，必須提供其安全性評估資料，包括：1. 非臨床動物試驗數據，可以推衍至此藥品實際產生的作用；2. 臨床試驗數據或在其他國家的藥品使用情況證明。非臨床試驗包括藥理與毒性試驗。

1. 藥理試驗

（1）藥效學試驗（PD）：評估藥物在主要器官（心血管、中樞神經及呼吸系統）的藥理作用、作用機轉、劑量和反應關係等之研究，試驗結果為此藥開發之依據。

（2）藥動學試驗（PK）：進行藥物之吸收、分佈、代謝、排泄方面的研究。

2. 毒性試驗

（1）單一劑量毒性試驗：須先對至少兩種的哺乳類動物進行試驗。

（2）重複劑量毒性試驗。

（3）局部容許劑量試驗：觀察給藥部位的反應，評估其局部容許劑量。

（4）基因毒性試驗：體外致突變性測試方法評估試驗物質對基因之突變與染色體之傷害情形。

（5）致癌性試驗：凡對於①未來須持續給藥6個月以上之藥品；②過去之數據顯示此類別之藥品可能引起致癌性者；③藥品之作用機轉推測可能有致癌性者；④重複劑量毒性之試驗結果顯示有腫瘤生成現象之藥品；⑤藥品之成分或其代謝產物長期停留在組織中，產生局部的組織作用或病理生理反應；或⑥基因毒性試驗結果顯示有致突變性存在之藥品等，均應在藥物上市前完成致癌性測試。

（6）生殖與發育毒性試驗。

（7）其他毒性試驗。

新化學藥品上市流程圖

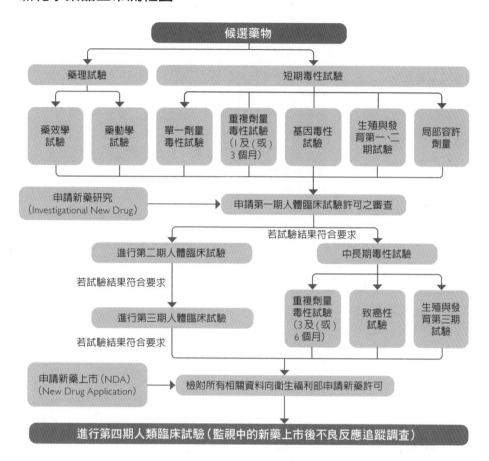

人體臨床試驗第一、二期與重複劑量毒性試驗試驗週期對照表

臨床試驗週期*	重複劑量毒性試驗試驗週期
≦ 2週	2週
≦ 1個月	1個月
≦ 3個月	3個月
≦ 6個月	6個月
> 6個月	6個月

* 某些狀況下，人體臨床試驗的試驗週期會依試驗需要延長，比重複劑量毒性試驗的試驗週期長。

人體臨床試驗第三期與重複劑量毒性試驗試驗週期對照表

臨床試驗週期*	重複劑量毒性試驗試驗週期
≦ 2週	1個月
≦ 1個月	3個月
> 1個月	6個月

* 某些狀況下，人體臨床試驗的試驗週期會依試驗需要延長，比重複劑量毒性試驗的週期長。

9-9 人體試驗

　　人體試驗，係指對人體從事任何試驗行為者，即應屬之。美國學者 Robert Levine 提出人體試驗的定義：「任何對於人類的控制、觀察或研究，或任何有關人類的控制、觀察、研究行為，此種行為主要目的係發展嶄新的知識，以別於傳統醫療的專業行為。」這個定義，指出了人體試驗乃以發展新知識技術為其主要的目的。

　　世界醫學會對人體試驗的定義，乃採廣義的解釋，不僅是在人身上進行的研究，只要是任何有關人體的組織或資料的研究，都可稱之為人體試驗。

　　在我國對人體試驗採取較為狹義的解釋，依據《醫療法》第 8 條第 1 項，僅限於與醫療行為相關的試驗行為，始可稱之為「人體試驗」：按「本法所稱人體試驗，係指醫療機構依醫學理論於人體施行新醫療技術、新藥品、新醫療器材及學名藥生體可用率、生體相等性的試驗研究」。

　　人體試驗係以人為醫學試驗的對象，以科學的方法進行，並控制對受試者觀察或研究的醫學行為過程。在研究人員研發出新醫療技術或藥品，大規模應用於病人身上前，必須先經過相關安全性試驗、動物藥理、毒理等測試，在幾乎可確定新醫療技術或藥品的效用的前提下，始可進行人體試驗，收集相關資料，確定是否得以實際用於醫學臨床。

　　由於人體試驗是研究，故有其不確定性，且是以人為對象，故不可隨意進行。必須有完整的研究計畫書，且經客觀獨立的人體試驗委員會，由受試者權益角度仔細核通過，且經病人簽署同意書後才能進行，是相當嚴謹的行為。

　　人體試驗依受試者面臨風險的程度，可分為需向政府主管機關報備的人體試驗、不需向政府主管機關報備的人體試驗、以人為對象的非侵入性研究、與人有關的研究等類別。

　　人體試驗與常規醫療行為會產生重疊的現象。二者均係由醫事人員在醫療機構中所為，是往往難以區分其差異，惟仍必須明確區分，不容許任何模糊不清。二者的差別，主要在於目的的不同。

　　醫療行為是為病人的利益所生，與人體試驗係以發展新知識的目的不同。按試驗常具有不確定性，對於人的生命、身體健康，難免造成相當程度的風險，應定位為研究行為。常規醫療行為乃係運用既經證實具有療效與安全性的醫療知識，提供個別病人診斷、預防或治療；而人體試驗的主要目的在於發展醫療科學，其結果非如治療行為，惟在個案之中，其區分仍有相當的困難。

人體試驗依照不同的標準，大致可作以下的區分

分類	說明
試驗技術	分為一般人體試驗及特殊人體試驗。前者係指將普通的藥物試驗或將已有的醫療技術應用於領域的試驗；後者則是進行未成熟的技術試驗，例如幹細胞試驗、基因治療試驗等，均屬之。
法律限制	分為人體試驗是否屬必須得到許可後始可為之，抑或是法律完全禁止進行的人體試驗。
受試對象	分為以健康受試者作為客體的人體試驗，與以病人作為客體的人體試驗。原則上病人為人體試驗最主要的受試者，因其健康條件可決定其受到人體試驗的影響結果，特別是絕症病人及醫療手段或對其產生巨大危險及副作用的病人。至於健康受試者，可分為以獲取利益為目的的受試者，與以公益為目的的受試者。目前各國立法嚴格限制前者，而後者則為各國法律所許可。

「告知後同意原則」在生物醫學研究與醫療行為上的差異

告知後同意	生物醫學研究	醫療行為
程序	較為正式 研究者必須對受試者提供完整說明，以達到告知後同意之要求；試驗計畫必須受到獨立機構之審查及核准，必須以同意書記載受試者同意之資訊。	較不正式 告知後同意之內容並無明確規範，亦不須送委員會審查；除了手術、解剖或侵入性治療，大部分醫療行為並沒有告知後同意之書面。
內容	目的是為「利他」 研究之目的是為了促進社會利益，而非受試者之利益；研究之利益與受試者之利益有衝突，告知後同意應謹慎進行，並避免侵害受試者基本權。	目的是為「利己」 病人為了本身之利益而求，並將一部分之自主決定權交給醫療人員。
研究者・受試者關係／醫・病關係	研究結束後，關係終止 研究者沒有時間與動機深入了解受試者，故告知後同意之內容應謹慎設計，包含受試者可理解之一切資訊。	醫病關係較為長期 告知後同意之內容因病人個人之特殊習慣、背景等因素而有其不同，主要取決於醫療人員與病人之互動。
對象	避免招募自主性有限之對象 一般招募受試者會避免自主性受限之對象，如未成年人，理想之受試者是具有完全行為能力人。	病人之自主性不一，無從限制 求醫乃為必須，無法避免自主性受限之人求醫。醫療人員會針對病人的自主能力，代為決定部分事項。
形式	具有一般適用性，並有詳細規定 研究是依照詳細計畫書執行，告知後同意亦有一套詳細規範，醫療法第79條就應告知之內容及形式均有所明文，適用於所有受試者。	無詳細規定，視個人狀況調整 醫病關係具有其特殊性，每個病人之狀況不盡相同，無從根據計畫書從事醫療行為，故無法就知情同意制定詳細規範。

9-10 銜接性試驗

「銜接性試驗」為可提供與國人相關之藥動／藥效學或療效、安全、用法用量等臨床試驗數據，使國外臨床試驗數據能外推至本國相關族群的試驗，減少臨床試驗重複執行。

執行設計良好的銜接性試驗所產生有意義的數據，將如實呈現於我國上市藥品仿單，供醫師處方參考。達到真正為民眾健康把關，又不延緩安全、有效產品上市時機。

衛生福利部參考國際醫藥法規協合會（ICH）E5 準則，彙整歷年藥品銜接性試驗評估相關案件審查原則，增訂《藥品查驗登記審查準則》第 22-1 條，銜接性試驗評估相關規定，制定《銜接性試驗基準》。

《銜接性試驗基準》是為了建立一架構，以評估「族群因素」對藥品作用的影響，亦可提供藥政法規管理和藥品研發參考之用，使得以適當地評估族群因素的影響，並減少重複的臨床試驗，迅速提供病患藥品，以保障其權益。目的如下：

1. 使國外臨床試驗數據得以外推至我國族群，以作為我國藥品查驗登記的依據。
2. 減少重複進行臨床試驗。
3. 可藉由銜接性試驗（Bridging Study）外推國外臨床數據。
4. 訂定研發策略以顯示族群因素對藥品安全、療效、用法及用量之影響。

銜接性試驗係基於毋須重複執行臨床試驗之前提下，於新藥查驗登記時，可接受全部或部分的國外臨床數據為審核依據。整套臨床資料（包括國內國外數據在內），應符合我國法規對試驗設計、試驗品質與試驗數據之要求。

藥品若具族群敏感性，則在國內與國外族群相異的情況下，通常需要執行銜接性試驗。若藥品不具族群敏感性，可能仍需要執行銜接性試驗時，試驗類型取決於藥品類別的使用經驗和外因性族群因素（包括臨床試驗之設計與試驗品質）對藥品安全性、療效及劑量 - 療效反應可能的影響。

不需要銜接性試驗而直接外推臨床數據，如：

1. 當藥品不具族群敏感性，且國內與國外的外因性族群因素：如醫療行為、臨床試驗之執行等均類似。
2. 當藥品具族群敏感性，而國內與國外的族群因素類似，且其他藥理作用類似之藥品，已有充分的臨床經驗得以確認此類藥品對國內與國外病患的療效、安全性和用法用量相似。

若藥品具族群敏感性且國內與國外族群相異，但外因性族群因素大致類似，如：醫療行為、臨床試驗的設計與試驗品質等，且國內對此類藥品相當熟悉，則可於國內進行對照設計的藥效學試驗。

執行銜接性試驗的必要性、試驗設計及其類型，往往在新藥研發的早期，根據其藥動學、藥效學、劑量 - 療效反應的初步結果，就可能可以決定。因此應盡量在研發早期階段（人體藥理及治療探索的研究階段），進行族群敏感性的分析。

銜接性試驗評估流程

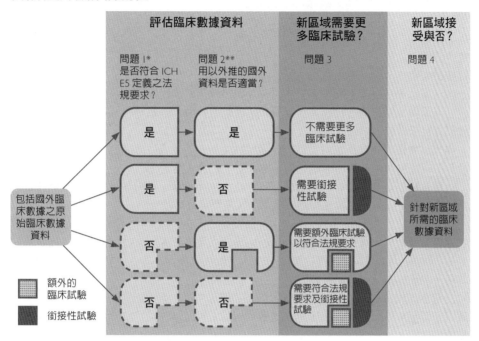

內因性及外因性族群因素

內因性			外因性
遺傳性	生理及病理情況		環境
性別	年齡 (小孩 - 老人)		氣候 日光 污染
	身高 體重		
	肝 腎 心臟血管功能		文化 社會經濟因素 教育程度 語言
	吸收、分布、代謝及排泄 受體敏感度		
種族			醫療行為 疾病定義 / 診斷定義 治療方式 用藥依從性
藥品代謝的基因多形性			
		抽菸 喝酒	
		飲食習慣	
遺傳性疾病	疾病	壓力	
			法規執行 / GCP 方法 / 評估指標

9-11 臨床試驗計畫書

　　人體研究的執行須依據嚴格的科學和倫理法則。每個臨床試驗都有試驗計畫書，計畫中詳細地說明研究內容、執行方法，以及研究中各部分的必要性。參與該試驗的醫師或研究中心，都使用相同的試驗計畫書。

　　依《藥品優良臨床試驗準則》，試驗計畫書係記載臨床試驗之目的、設計、方法、統計考量與編制等事項之文件，並得載明試驗之相關背景及理論（第3條）。臨床試驗應有科學根據，試驗計畫書之內容，應清楚詳盡（第12條）。

　　臨床試驗得經核准後才可進行，人體試驗委員會於審查受試者同意書、試驗計畫書及其他相關文件後，得核准試驗機構進行臨床試驗（第13條）。

　　人體試驗委員會之審查應以試驗之安全性為主要考量，試驗之設計應以達到預期療效指標為主。試驗計畫書主要應載明事項（主要審查事項）：

　　1. 一般資訊（General information）：計畫書之名稱、編號及日期；委託者及監測者之姓名與地址；負責簽署計畫書者（包括主持人及委託者）之姓名與職稱；委託者之名稱、職稱、地址與電話號碼；計畫主持人之姓名及頭銜；其他參與試驗之醫師姓名、職稱、地址與電話號碼；試驗醫療單位之名稱與地址。

　　2. 背景（Background information）：試驗藥品之敘述；相關臨床試驗結果摘要；給藥方式與治療期間；優良臨床試驗規範及相關法規之遵守；受試族群之敘述；參考文獻與資料。

　　3. 試驗目的（Trial objectives and purpose）：試驗目的。

　　4. 試驗設計（Trial design）：主要療效指標與次要療效指標的描述；試驗設計的描述；減低試驗誤差的方法：例如隨機分配與雙盲設計；試驗藥品之劑量及給藥方式；病患參與試驗的時間；隨機分配密碼的維持和解除密碼程序。

　　5. 受試者的選擇及退出（Selection and withdrawal of subjects）：受試者納入及排除條件；受試者停止用藥及退出試驗條件。

　　6. 給藥及處置方式（Treatment of subjects）：試驗前及試驗期間禁止使用的藥品；詳細給藥及處置方式；試驗前及試驗期間准許使用的藥品。

　　7. 療效評估（Assessment of efficacy）：明列療效參數；評估、紀錄、和分析療效參數之方法及時間點。

　　8. 安全性評估（Assessment of safety）：評估、紀錄、和分析安全性參數之方法及時間點；明列安全性參數；試驗期間發生的不良反應及其他疾病；受試者於不良反應發生後之追蹤時間。

　　9. 統計（Statistics）：試驗採用的統計分析方法，包括分析的時間點及是否執行期中分析等；試驗預計納入的人數，及其採用依據；決定統計檢定的顯著水準；終止試驗的條件；受試者納入分析的選擇。

臨床試驗受試者招募原則

1. 依《藥品優良臨床試驗準則》第83條訂定之。
2. 臨床試驗受試者招募廣告,不得於國中以下校園內刊登。
3. 招募廣告應經人體試驗委員會核准始得刊登。
4. 招募廣告得刊載下列內容:
   - 試驗主持人姓名及地址。
   - 試驗機構名稱及地址。
   - 試驗目的或試驗概況。
   - 主要納入及排除條件。
   - 試驗之預期效益。
   - 受試者應配合事項。
   - 試驗聯絡人及聯絡方式。
5. 招募廣告不得有下列內容或類似含義之文字:
   - 宣稱或暗示試驗藥品為安全、有效或可治癒疾病。
   - 宣稱或暗示試驗藥品優於或相似於現行之藥物或治療。
   - 宣稱或暗示受試者將接受新治療或新藥品,而未提及該研究屬試驗性質。
   - 強調受試者將可獲得免費醫療或費用補助。
   - 強調臨床試驗已經衛生主管機關或人體試驗委員會核准。
   - 使用名額有限、即將截止或立即聯繫以免向偶等文字。
   - 使用含有強制、引誘或鼓勵性質之圖表、圖片或符號。
   - 其他經中央衛生主管機關公告不得刊登之內容。

審查流程

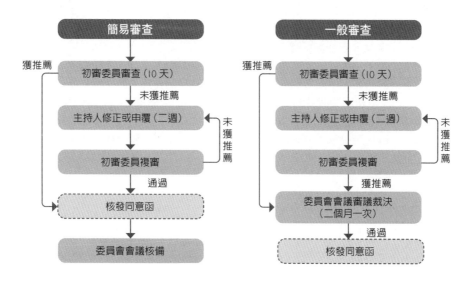

9-12 植物新藥臨床試驗

傳統的新藥開發，包括從化學合成與基因工程生物製劑等來源，其開發路程漫長，並多具不確定性，須要龐大的資金方得以支持與發展。具有基礎療效理論，在華人（如中醫方劑）與全世界（如傳統替代療法的生藥製劑等）的醫療體系中占有一席地位的中草藥與植物藥新藥開發，成為傳統的藥物開發外，一項重要的新藥研發途徑與策略。

植物藥新藥具有：1. 藥材來源的生物多樣性；2. 藥品組成的複雜多元性；3. 具有傳統人體使用的有效性經驗，與 4. 具有傳統人體使用的安全性經驗的特色與挑戰。基於考量植物藥新藥之特性，植物新藥的審查應有異於其他新藥來源的法規要求，與其獨特法規科學策略與審查原則。

衛生福利部公告《植物藥新藥臨床試驗基準》（民國 98 年 3 月），規定我國植物新藥申請臨床試驗的法規要求與審查原則、《植物藥新藥查驗登記審查基準》（民國 102 年 4 月）制定我國植物藥新藥查驗登記的審查原則及考量重點。

依《植物藥新藥臨床試驗基準》所稱之植物藥品，包括植物材料、藻類、大型真菌或前述的複方製成的藥品，但不包括以下各款情形：

1. 由基因轉殖植物而來的材料（亦即以重組去氧核糖核酸技術或基因選殖的植物）。

2. 植物性來源的高純度物質（如紫杉醇），或化學修飾物（如以山藥萃取物合成的雌激素）。

天然植物原料容易因物種、種植、採收季節及儲運等因素的差異而影響其品質，且與安全和療效也密切相關，因此植物藥的化學、製造與管制（Chemistry, Manufacturing, and Control, CMC）被視為植物藥新藥研發中最關鍵的技術。由於許多植物藥的活性成分及生物活性尚未確認，因此，活性成分的鑑定並非絕對必要。

依據植物性產品過去是否合法上市、有無安全性疑慮等風險程度，在植物新藥的第一期與第二期臨時試驗申請規範上有所不同：

1. 已合法上市且無安全性疑慮之植物性產品的第一期與第二期臨床試驗申請：須提供產品描述與人體使用經驗的文件、化學、製造與管制、現有的藥理學／毒理學的資料（廠商應提供有關臨床配方與配方內各植物性成分的先前人體使用經驗與動物毒性試驗資料，以支持植物藥產品的初期臨床試驗）、生體可用率，以及臨床考量事項等。

2. 未上市植物性產品與已知有安全性疑慮產品的第一期與第二期臨床試驗申請：除提供產品與人體使用經驗描述外，還須完整的文件、化學、製造與管制、非臨床安全性評估、生體可用率，以及臨床考量事項等。

植物藥新藥臨床試驗藥／毒理技術性資料查檢表

試驗種類	第一或第二階段（Phase I/II）	第三階段（Phase III）
主藥效學試驗	應提供。	應提供。
安全性藥理	應提供。	應提供。
單一劑量毒性	視個案情況（人體使用經驗、製程及有無安全性疑慮）做提供。	應提供兩種哺乳類動物（囓齒類或非囓齒類）試驗資料。
重複劑量毒性	視個案情況（人體使用經驗、製程及有無安全性疑慮）做提供，若需提供重複劑量毒性試驗，其時間原則上不得短於臨床試驗期間（參考表A）。	通常提供兩種哺乳類動物（其中一種是非囓齒類）試驗資料，且試驗期間不得短於臨床試驗進行時間（參考表B）。
體外基因毒性	應提供。	應提供。
體內基因毒性	可暫不提供。	應提供。
生殖毒性第一期（生育／生殖功能）	若臨床試驗中使用高效率避孕法，可暫不提供。	若臨床試驗中使用高效率避孕法，且重複劑量毒性試驗結果顯示藥品對於生殖系統無毒性作用者，可暫不提供。
生殖毒性第二期（致畸胎性）	若臨床試驗中使用高效率避孕法，可暫不提供。	應提供兩種哺乳類動物（囓齒類與非囓齒類各一）之試驗資料。
生殖毒性第三期（週產期前／後的右胎發育）	若臨床試驗中使用高效率避孕法，可暫不提供。	若臨床試驗中使用高效率避孕法，可暫不提供。
致癌性	可暫不提供。	除有特殊致癌性疑慮外，可暫不提供。
局部耐受性	視個案情況作判別。	應提供，惟已有相同投予途徑之人體使用經驗者，可不提供。
抗原性	若無特殊考量，可暫不提供。	若無特殊考量，可暫不提供。
非臨床藥物動力學／毒理動力學試驗	鼓勵廠商提供此項資料。	鼓勵廠商提供此項資料。

10-1 不法藥物

偽藥不僅氾濫於開發中國家，也存在於已開發國家例如加拿大或英國，根據調查，有 84% 國家過去三年曾發生偽藥事件，根據歐盟的統計數據，2007 年查獲仿冒藥品的案件比 2006 年高出 384%，即使是合法取得執照的供應商亦曾發生藥品仿冒事件，其每年侵害市場價值約三千五百萬美金。國際刑警組織秘書長曾經表示，打擊偽藥就如同打擊恐怖主義一樣棘手，因為範圍廣大，難以追查，四十年的恐怖主義造成了 65 萬人的死亡，而假藥在中國一年就會奪走 20 萬人的性命。

偽、劣、禁藥及不良醫療器材之定義依《藥事法》，規定如下：

偽藥，係指藥品經稽查或檢驗有左列各款情形之一者（《藥事法》第 20 條）：

1. 未經核准，擅自製造者。未經核准，擅自製造者，不包括非販賣之研究、試製之藥品。此藥品應備有研究或試製紀錄，並以無商品化之包裝者為限（《藥事法施行細則》第 5 條）。

2. 所含有效成分之名稱，與核准不符者。

3. 將他人產品抽換或摻雜者。

4. 塗改或更換有效期間之標示者。

劣藥，係指核准之藥品經稽查或檢驗有左列情形之一者（藥事法第 21 條）：

1. 擅自添加非法定著色劑、防腐劑、香料、矯味劑或賦形劑者。

2. 所含有效成分之質、量或強度，與核准不符者。

3. 藥品中一部或全部含有污穢或異物者。

4. 有顯明變色、混濁、沉澱、潮解或已腐化分解者。

5. 主治效能與核准不符者。

6. 超過有效期間或保存期限者。

7. 因儲藏過久或儲藏方法不當而變質者。

8. 裝入有害物質所製成之容器或使用回收容器者。

禁藥，係指藥品有左列各款情形之一者（《藥事法》第 22 條）：

1. 經中央衛生主管機關明令公告禁止製造、調劑、輸入、輸出、販賣或陳列之毒害藥品。

2. 未經核准擅自輸入之藥品。但旅客或隨交通工具服務人員攜帶自用藥品進口者，不在此限。未經核准擅自輸入之藥品，指該藥品未曾由中央衛生主管機關依《藥事法》第 39 條規定核發輸入許可證者。

不良醫療器材，係指醫療器材經稽查或檢驗有左列各款情形之一者（《藥事法》第 23 條）：

1. 使用時易生危險，或可損傷人體，或使診斷發生錯誤者。使用，係指依標籤或仿單刊載之用法，作正常合理之使用者。

2. 含有毒質或有害物質，致使用時有損人體健康者。

3. 超過有效期間或保存期限者。

4. 性能或有效成分之質、量或強度，與核准不符者。

18 種常見偽藥

大幸正露丸	Norvasc	Viagra
Dulcolaxe	善存	Cialis
Zantac	銀寶善存	Levitra
Gaster	維骨力 骨力	Propecia（柔沛）
Losec		Xenical（羅氏鮮）
Stilnox	膚潤康	Reductil（諾美婷）

資料來源：打擊不法藥物行動聯盟

造成偽藥市場大幅成長的主要原因

主要原因	說明
研發新藥不易	必須花費大量財力物力人力來進行臨床實驗，但製造偽藥技術簡單，因此利潤豐厚。
全球化加速其發展並造成全球分工	偽藥的製造和供應散居世界各地，難以查緝。
網際網路資訊流通	分工體系快速便捷。
法律規範方面略顯不足	由於各國的國內法因其文化或社會狀況而有所不同，因而增加國際合作上的困難度。

10-2 不法藥物之處置與收回

　　領有許可證之合法藥品，如果發現重大安全危害時，可以廢止許可證。依《藥事法》第 48 條規定，藥物於其製造、輸入許可證有效期間內，經中央衛生主管機關重新評估確定有安全或醫療效能疑慮者，得限期令藥商改善，屆期未改善者，廢止其許可證。但安全疑慮重大者，得逕予廢止之。

　　第 76 條：經許可製造、輸入之藥物，經發現有重大危害時，中央衛生主管機關除應隨時公告禁止其製造、輸入外，並廢止其藥物許可證；其已製造或輸入者，應限期禁止其輸出、調劑、販賣、供應、運送、寄藏、牙保、轉讓或意圖販賣而陳列，必要時並得沒入銷燬之。

　　對於不法藥物，則可針對產品、人做處置及產品回收。直轄市或縣（市）衛生主管機關，對於涉嫌之偽藥、劣藥、禁藥或不良醫療器材，就偽藥、禁藥部分，應先行就地封存，並抽取樣品予以檢驗後，再行處理；就劣藥、不良醫療器材部分，得先行就地封存，並抽取樣品予以檢驗後，再行處理。其對衛生有重大危害者，應於報請中央衛生主管機關核准後，沒入銷燬之。未經核准而製造、輸入之醫療器材，準用之（《藥事法》第 77 條）。

　　查獲之偽藥或禁藥，沒入銷燬之。查獲之劣藥或不良醫療器材，如係本國製造，經檢驗後仍可改製使用者，應由直轄市或縣（市）衛生主管機關，派員監督原製造廠商限期改製；其不能改製或屆期未改製者，沒入銷燬之；如係核准輸入者，應即封存，並由直轄市或縣（市）衛生主管機關責令原進口商限期退運出口，屆期未能退貨者，沒入銷燬之。於經依法認定為未經核准而製造、輸入之醫療器材，準用之（第 79 條）。

　　對於產品收回，依《藥事法》第 80 條規定：藥物有下列情形之一，其製造或輸入之業者，應即通知醫療機構、藥局及藥商，並依規定期限收回市售品，連同庫存品一併依本法有關規定處理：

1. 原領有許可證，經公告禁止製造或輸入。
2. 經依法認定為偽藥、劣藥或禁藥。
3. 經依法認定為不良醫療器材或未經核准而製造、輸入之醫療器材。
4. 藥物製造工廠，經檢查發現其藥物確有損害使用者生命、身體或健康之事實，或有損害之虞。
5. 製造、輸入藥物許可證未申請展延或不准展延。
6. 包裝、標籤、仿單經核准變更登記。
7. 其他經中央衛生主管機關公告應回收。

　　製造、輸入業者回收前項各款藥物時，醫療機構、藥局及藥商應予配合。應回收之藥物，其分級、處置方法、回收作業實施方式及其他應遵循事項之辦法，由中央衛生福利主管機關定之。

不法藥物行為人之刑事責任（《藥事法》第 82 條）

過失	刑事責任
製造或輸入偽藥或禁藥者	處10年以下有期徒刑，得併科新臺幣1億元以下罰金
製造或輸入偽藥或禁藥，因而致人於死者	處無期徒刑或10年以上有期徒刑，得併科新臺幣2億元以下罰金
製造或輸入偽藥或禁藥，致重傷者	處7年以上有期徒刑，得併科新臺幣1億5000萬元以下罰金
因過失（含未遂犯）犯製造或輸入偽藥或禁藥	處3年以下有期徒刑、拘役或科新臺幣1000萬元以下罰金

不法藥物行為人之刑事責任（《藥事法》第 83 條）

過失	刑事責任
明知為偽藥或禁藥，而販賣、供應、調劑、運送、寄藏、牙保、轉讓或意圖販賣而陳列者	處7七年以下有期徒刑，得併科新臺幣5000萬元以下罰金
明知為偽藥或禁藥，而販賣、供應、調劑、運送、寄藏、牙保、轉讓或意圖販賣而陳列者，因而致人於死者	處7年以上有期徒刑，得併科新臺幣1億元以下罰金
明知為偽藥或禁藥，而販賣、供應、調劑、運送、寄藏、牙保、轉讓或意圖販賣而陳列者，致重傷者	處3年以上12年以下有期徒刑，得併科新臺幣7500萬元以下罰金
因過失（含未遂犯）犯販賣、供應、調劑、運送、寄藏、牙保、轉讓或意圖販賣而陳列者	處2年以下有期徒刑、拘役或科新臺幣500萬元以下罰金

不法藥物行為人之刑事責任（《藥事法》第 84 條）

過失	刑事責任
未經核准擅自製造或輸入醫療器材者	處3年以下有期徒刑，得併科新臺幣1000萬元以下罰金
明知為前項之醫療器材而販賣、供應、運送、寄藏、牙保、轉讓或意圖販賣而陳列者	處3年以下有期徒刑，得併科新臺幣1000萬元以下罰金
因過失犯未經核准擅自製造或輸入醫療器材者	處6月以下有期徒刑、拘役或新臺幣500萬元以下罰金

10-3 稽查與取締

《藥事法施行細則》第 4 條定義稽查與檢驗：稽查，係指關於藥物有無經核准查驗登記及與原核准查驗登記或規定是否相符之檢查事項。檢驗，係指關於藥品之性狀、成分、質、量或強度等化驗鑑定事項，或醫療器材之化學、物理、機械、材質等鑑定事項。

依《藥事法》第 71 條規定，衛生主管機關，得派員檢查藥物製造業者、販賣業者之處所設施及有關業務，並得出具單據抽驗其藥物，業者不得無故拒絕。但抽驗數量以足供檢驗之用者為限。藥物製造業者之檢查，必要時得會同工業主管機關為之。實施檢查辦法，由中央衛生主管機關會同中央工業主管機關定之。

為加強輸入藥物之邊境管理，中央衛生主管機關得公告其輸入時應抽查、檢驗合格後，始得輸入。輸入藥物之抽查及檢驗方式、方法、項目、範圍、收費及其他應遵行事項之辦法，由中央衛生主管機關定之（第 71-1 條）。

衛生主管機關得派員檢查醫療機構或藥局之有關業務，並得出具單據抽驗其藥物，受檢者不得無故拒絕。但抽驗數量以足供檢驗之用者為限（第 72 條）。

經稽查或檢驗為偽藥、劣藥、禁藥及不良醫療器材，除依本法有關規定處理外，並應為下列處分（第 78 條）：

1. 製造或輸入偽藥、禁藥及頂替使用許可證者，應由原核准機關，廢止其全部藥物許可證、藥商許可執照、藥物製造許可及公司、商業、工廠之全部或部分登記事項。

2. 販賣或意圖販賣而陳列偽藥、禁藥者，由直轄市或縣（市）衛生主管機關，公告其公司或商號之名稱、地址、負責人姓名、藥品名稱及違反情節；再次違反者，得停止其營業。

3. 製造、輸入、販賣或意圖販賣而陳列劣藥、不良醫療器材者，由直轄市或縣（市）衛生主管機關，公告其公司或商號之名稱、地址、負責人姓名、藥物名稱及違反情節；其情節重大或再次違反者，得廢止其各該藥物許可證、藥物製造許可及停止其營業。

以上規定，於未經核准而製造、輸入之醫療器材，準用之。

《藥事法施行細則》第 38 條規定地方衛生主管機關應設置取締單位：取締偽藥、劣藥、禁藥、不良醫療器材及未經許可製造或輸入之醫療器材，直轄市衛生主管機關得設置查緝中心；縣（市）衛生主管機關得設置查緝小組。

《藥事法施行細則》第 39 條規定查獲獎金之設置：舉發偽藥、劣藥、禁藥、不良醫療器材或未經核准製造或輸入之醫療器材經緝獲者，應由直轄市或縣（市）衛生主管機關核發獎金。

協助查緝機關緝獲偽藥、劣藥、禁藥、不良醫療器材及未經核准製造或輸入之醫療器材者，其獎勵準用關於舉發人之規定《藥事法施行細則》（第 41 條）。

舉發獎金核發計點標準

項目	計點標準
舉發製造或輸入偽藥、禁藥或未經核准製造或輸入醫療器材者	4至10點
舉發以批發方式轉售（讓）偽藥、禁藥或未經核准製造或輸入醫療器材者	2至5點
舉發零售、運送、儲（寄）藏、牙保或意圖販賣而陳列偽藥、禁藥或未經核准製造或輸入醫療器材者	2至3點
舉發製造、輸入、販賣劣藥或不良醫療器材者	2至3點

多人舉發獎金核發標準

多人舉發	核發標準
2人以上聯名舉發	由原舉發人聯名具領
2人以上分別舉發案件而有相同部分者	獎金應發給最先舉發者
2人以上分別舉發案件而有相同部分者	如無法分別先後時，平均分發之

建立跨部會合作機制阻斷不法源頭

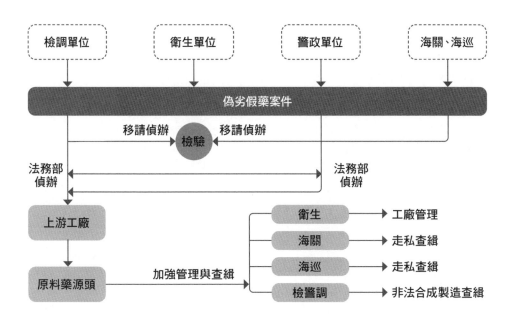

11-1 藥物廣告管理

依《藥事法》對藥物廣告的規定，藥物廣告，係指利用傳播方法，宣傳醫療效能，以達招徠銷售為目的之行為（第 24 條）。採訪、報導或宣傳，其內容暗示或影射醫療效能者，視為藥物廣告（第 70 條）。非藥物不得為醫療效能之標示或宣傳（第 69 條）。

藥物廣告不是人人都可為之，第 65 條規定非藥商不得為藥物廣告。刊播藥物廣告需先得到核准（第 66 條）：

1. 藥商刊播藥物廣告時，應於刊播前將所有文字、圖畫或言詞，申請中央或直轄市衛生主管機關核准，並向傳播業者送驗核准文件。原核准機關發現已核准之藥物廣告內容或刊播方式危害民眾健康或有重大危害之虞時，應令藥商立即停止刊播並限期改善，屆期未改善者，廢止之。

2. 藥物廣告在核准刊登、刊播期間不得變更原核准事項。

3. 傳播業者不得刊播未經中央或直轄市衛生主管機關核准、與核准事項不符、已廢止或經令立即停止刊播並限期改善而尚未改善之藥物廣告。

4. 接受委託刊播之傳播業者，應自廣告之日起六個月，保存委託刊播廣告者之姓名（法人或團體名稱）、身份證或事業登記證字號、居住所（事務所或營業所）及電話等資料，且於主管機關要求提供時，不得規避、妨礙或拒絕。

藥物廣告不得以左列方式為之（第 68 條）：

1. 假借他人名義為宣傳者。

2. 利用書刊資料保證其效能或性能。

3. 藉採訪或報導為宣傳。

4. 以其他不正當方式為宣傳。

《藥事法施行細則》對藥物廣告的規定，包含第 44 條：刊載或宣播藥物廣告，應由領有藥物許可證之藥商，填具申請書，連同藥物許可證影本、核定之標籤、仿單或包裝影本、廣告內容及審查費，申請中央或直轄市衛生主管機關核准後為之。

第 45 條：藥物廣告所用之文字圖畫，應以中央衛生主管機關所核定之藥物名稱、劑型、處方內容、用量、用法、效能、注意事項、包裝及廠商名稱、地址為限。 中藥材之廣告所用文字，其效能應以本草綱目所載者為限。

藥物廣告應將藥商名稱、藥物許可證及廣告核准文件字號，一併登載或宣播（第 46 條）。

藥物廣告之內容，具有左列情形之一者，應予刪除或不予核准（第 47 條）：

1. 涉及性方面之效能者。

2. 利用容器包裝換獎或使用獎勵方法，有助長濫用藥物之虞者。

3. 表示使用該藥物而治癒某種疾病或改進某方面體質及健康或捏造虛偽情事藉以宣揚藥物者。

4. 誇張藥物效能及安全性者。

《藥事法》對藥物廣告的規定

條文	内容重點
第24 條	藥物廣告之定義
第65 條	非藥商不得為藥物廣告
第66 條	刊播藥物廣告之核准
第66 條之1	藥物廣告核准之有效期間與展延
第67 條	刊登藥物廣告之限制
第68 條	藥物廣告之禁止
第69 條	非藥物不得為醫療效能之標示或宣傳
第70 條	暗示醫療效能之藥物廣告

違規廣告罰則

違反藥事法規	違法事實	現行罰鍰（元）	三讀修正通過罰鍰（萬元）
第66條第1項	未經廣告申請核准	3至15萬	20至500萬
第66條第2項	與核准廣告內容不符	3至15萬	20至500萬
第68條	1. 假借他人名義為宣傳 2. 利用書刊刊登保證其效能 3. 藉採訪或報導為宣傳 4. 以其他布正當方式為宣傳	3至15萬	20至500萬
第65條	非藥商刊播藥物廣告	6至30萬	20至500萬
第67條	醫師處方藥於一般媒體刊播	3至15萬	20至500萬
第69條	非藥物宣稱醫療效能	6至30萬	60至2500萬
第66條第3項	傳播業者播出違法藥事法規定之廣告	第一次1至5萬 繼續刊播6至30萬	第一次20至500萬 繼續刊播60至2500萬
第66條第4項	傳播業者規避妨礙或拒絕提供委託刊播廣告業者資料	---	6至30萬

民國 95 年 5 月 17 日總統府公布修正《藥事法》，對於違規廣告之罰則予以提高。

11-2 藥物廣告登載

藥品廣告核准之有效期間為 1 年，自核發證明文件之日起算。期滿仍需繼續廣告者，得申請展延，每次核准延長之期間，不得超過 1 年。（藥事法第 66 條之 1）

刊登藥物廣告之限制（第 67 條）：須由醫師處方或經中央衛生主管機關公告指定之藥物，其廣告以登載於學術性醫療刊物為限。

網頁上廣告之定義為：「一種以電子資訊服務的使用者為溝通對象的電子化廣告」故於網頁上刊登之公司資料及藥物、化粧品資訊，即如同刊登於其他媒體如報紙、電視等之資訊一般，旨皆藉由傳遞訊息以招徠消費者循線購買的消費行為。

為避免誤導消費者，非屬藥物廣告，而以健康促進或預防疾病為目的，且經相關醫學會認定可達衛生教育作用之宣導活動，其內容不應涉及特定藥物，並應與相關藥物廣告篇幅作明顯區隔。

「明顯區隔」之界定，應就個案呈現之效果，判定是否同時符合下列要件：

1. 平面廣告之藥物廣告與衛教廣告，不得刊登於同一版面及連續版面。

2. 動態廣告之藥物廣告與衛教廣告間，應刊播其他廣告作為區隔，不得連續刊播，使消費者誤認二則廣告為同一廣告。

3. 藥物廣告與衛教廣告，不得由相同人士演出或代言，使消費者誤認二則廣告為同一廣告。

4. 不得有其他使消費者誤認藥物廣告與衛教廣告為同一廣告之刊登方式。

廣告依媒體特性分為動態廣告及靜態廣告，應分別申請：

1. 動態廣告：

（1）指於電視、電影等廣電媒體，傳播影像、聲音供公眾直接視、聽。

（2）廣告件數之認定以連續刊播為 1 件，申請時應註明秒數。

（3）電視頻道及節目性廣告應提出節目中關於產品介紹部分之分鏡圖及旁白腳本，並註明刊播之秒數。

2. 靜態廣告：

（1）指於雜誌、報紙、宣傳單、廣告牌等平面媒體，透過印刷，送到讀者眼前或者讓大眾可見，傳遞廣告訊息。

（2）廣告件數之認定以 1 個版面為 1 件，不計算產品件數。

3. 網路及電台，依其廣告呈現方式是否與前二點相符，予以分類。

型錄、網路廣告，依其版面之設計方式，1 則廣告可包含 10 件產品，廣告文案可達 15 頁，且須完整刊登。第 11 件產品或廣告文案第 16 頁起，請另則申請。

藥商申請時，應於廣告申請核定表上勾選欲刊播之媒體，動態媒體並應註明秒數，內容相同者可複選，例如電台廣告之詞句內容與電視廣告相同，則可同時勾電台及電視媒體；電台廣告之詞句內容與平面媒體之文字相同，則可同時勾選電台及平面媒體。

藥物網路廣告處理原則

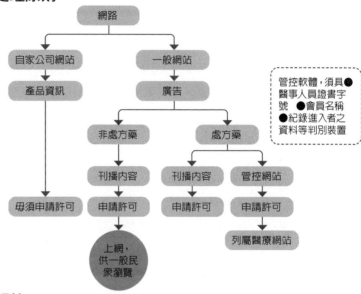

藥事人員代言規範

代言內容	處罰
藥事人員為產品代言，其行為或內容涉及違規之食品廣告或藥物廣告者	依違反《食品安全衛生管理法》或《藥事法》等衛生法規處辦
藥事人員如無客觀之科學依據，而藉其藥事專業身分為產品代言，或背書、影射產品具誇大不實之效能，致有誤導消費者誤信廣告內容而購買之虞者	應依《藥師法》第21條第5款規定移付懲戒

藥物廣告不適當詞句

分類	舉例
誇張藥物安全性	完全無副作用、人畜無害、安全使用（安全可以保證、（最）安全、（絕）對無副作用、無過敏性及毒性、徹底安全、安心的交給……）
誇張藥物效能	根治、完全預防、徹底消除（最佳、效果真好、根本治療、唯一、最理想的、更（最）佳、獨創（特）的、最常用、最適用於此、首創唯一、世界風行、風行全球）
誇張藥物效力快速	三分鐘奏效、立即見效、藥到病除（迅速、非常（特別）有效、特效、速效、幾分鐘ＯＫ、瞬間（馬上）舒解）
誇張藥物製法最高技術、最進步製法、最新科學	（經特殊科技）
保證藥物效能	可具保單、無效退款、效果絕對保證（百分之百、比一般傳統的○○更優異）
假借他人名義為宣傳者	（是醫師推薦的）

12-1 醫藥分工制度

醫藥分業是醫師與藥師對於醫療業務的分工合作制度，換言之，即醫師診斷處方而不調劑，藥師調劑給藥而不診斷處方之意。

醫藥分業是在醫療發展日益精緻複雜化下，專業分工的必要方式之一，實施醫藥分業的理由則包括了：1. 保障民眾知藥與選擇之權利。2. 醫師與藥師合作提高醫療效能。3. 確保民眾用藥安全。4. 重整我國藥品流通之下游體系。

一般提及醫藥分業，皆著重在藥品「處方權」與「調劑權」的分立與合作。但在探討醫藥分業與藥品價差之關聯性時，醫藥分業的重點並非在調劑權的分配歸屬，而是著重於將藥品之「買賣」，也封是將「處方者」與「買賣者」分開，切斷藥品價差利潤與處方的連結。

醫師為病患進行診療而開立藥品處方時，如同時有藥品買賣利益的誘因存在，則難保處方開立與病患用藥不會產生利益衝突。

實施醫藥分業之相關法源依據包括有：

《藥事法》第 102 條：醫師以診療為目的，並具有本法規定之調劑設備者，得依自開處方，親自為藥品之調劑。全民健康保險實施二年後，前項規定以在中央或直轄市衛生主管機關公告無藥事人員執業之偏遠地區或醫療急迫情形為限。

《藥事法施行細則》第 50 條：本法第 102 條第 2 項所稱醫療急迫情形，係指醫師於醫療機構為急迫醫療處置，須立即使用藥品之情況。

《全民健康保險法》第 40 條：保險對象發生疾病、傷害事故或生育時，保險醫事服務機構提供保險醫療服務，應依訂定之醫療辦法、訂定之醫療服務給付項目及支付標準、藥物給付項目及支付標準之規定辦理。第 71 條：保險醫事服務機構於診療保險對象後，應交付處方予保險對象，於符合規定之保險醫事服務機構調劑、檢驗、檢查或處置。保險對象門診診療之藥品處方及重大檢驗項目，應存放於健保卡內。

《全民健康保險醫療辦法》第 6 條：特約醫院、診所應將門診處方交由保險對象，自行選擇於該次就醫之特約醫院、診所或其他符合規定之保險醫事服務機構調劑、檢驗、檢查或處置。第 15 條：保險對象持特約醫院、診所醫師交付之處方箋，應在該特約醫院、診所調劑或選擇至特約藥局調劑。但持慢性病連續處方箋者，因故無法至原處方醫院、診所調劑，且所在地無特約藥局時，得至其他特約醫院或衛生所調劑。

依據司法院大法官民國 108 年 6 月 14 日釋字第 778 號解釋，對於藥事法第 102 條第 2 項醫療急迫情形之解釋部分，為增加法律所無之限制，逾越母法之規定，與憲法第 23 條法律保留原則之意旨不符，應自解釋公布之日起，失其效力。

衛生及醫療政策推動之國家與社會關係簡表

推動之政策 / 部門關係	全民健保	醫藥分業
國家與社會之間 （between state and society）	無顯著衝突	顯著衝突 （醫師團體不同意調劑禁治權）
社會內部 （within societies）	無顯著衝突	顯著衝突 （醫師與藥師團體數度上街對峙）
國家內部 （within state）	顯著衝突 （不同部會對單一保險制有異見）	無顯著衝突

全民健保門診醫療費用明細概況

單位：%

年度 / 項目	1997	1999	2001	2003	2005	2006*	2007*	2008*
診療及材料費	35.62	36.79	39.33	39.39	39.60	40.40	41.05	41.25
藥費	29.14	30.09	29.86	29.62	30.09	30.34	30.14	30.70
診察費	32.45	29.86	27.69	27.91	27.23	26.06	25.54	24.86
藥事服務費	2.79	3.26	3.12	3.08	3.08	3.20	3.27	3.18

資料來源：衛生署「衛生統計資訊網：衛生統計動向（95 年）」（行政院衛生署，2008b）；*「全民健康保險統計（95～97 年）」（行政院衛生署，2009a）。

病患健康照護系統流程圖

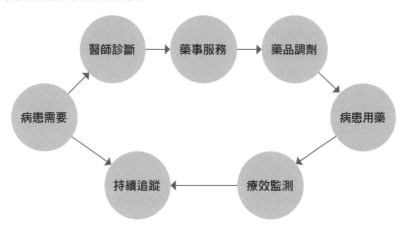

12-2 臺灣的醫藥分業

　　臺灣於民國86年3月1日「依法」施行「醫藥分業」。從施行現狀看來，「施藥診所」仍是基層醫藥服務體系的普遍現象。除了過去若干「權宜性分業」模式有些許改變之外，「理念性分業」的醫藥服務型態其實仍未見落實。

　　民國18年國民政府頒發《藥師暫行條例》、32年公布《藥師法》、36年頒訂《臺灣省管理藥商辦法》、59年公布《藥物藥商管理法》、68年修訂《藥師法》；五十年之間，在規範、賦予甚至強化藥師調劑權的同時，並未減損醫師根據《醫師法》，得以「親自調劑」或「交付藥劑」的合法權利。直到82年《藥物藥商管理法》更名為《藥事法》並修訂第102條確定，醫師的調劑權將有受限，醫藥兩界一直在「法律上」共有共享調劑權的情況即開始有了明顯的變化。

　　《醫師法》第11條明白賦予醫師調劑權利，《藥事法》第102條則限制醫師的調劑權。衛生福利部法規會曾解釋，在「特別法優於一般法」、「後法優於前法」的原則下，醫師的調劑行為應以適用《藥事法》為宜。

　　醫藥分業在健保法立法之初，即已存在許多爭議與疑慮，尤其全民健康保險何時實施，當時亦未能明顯預見，因此醫界、藥界甚至衛生署均未能先行做好妥善規劃。隨著全民健保在民國84年開始實施後，醫藥分業制度依法必須於二年後執行，直到時限接近，相關各界才真正體會到執行的急迫性。

　　在法定執行期限將屆之際，醫界與藥界雙方對醫藥分業的實施方式仍有異議，甚至因此強烈爭執對峙，於是衛生福利部在政策上做了妥協，以公告行政命令的方式，採取分區分階段辦理的方式，在民國86年3月1日開始實施時，實施範圍僅限於臺北市與高雄市。

　　衛生福利部隨後又公告：「臺北市、高雄市醫療機構依該公告規定，必須聘請藥事人員調劑或交付處箋由民眾持至健保特約藥局調劑，而民眾亦可選擇在醫院、聘有藥事人員調劑之診所取藥或是持醫師交付的處方箋至健保特約藥局調劑」。此即俗稱的醫藥分業「雙軌制」，即基層診所是否釋出處方箋，仍由醫師是否聘請藥師來主導決定。

　　之後衛生福利部再針對《藥事法》第102條第2項，有關「醫療急迫情形」之解釋，予以從寬認定，即在實施《藥事法》第102條之地區，如有符合下列情形者，醫師得親自調劑，且得依病患之要求，暫不釋出處方箋，一年後再行檢討：1. 三歲以下兒童；2. 六十五歲以上老人(慢性病處方箋除外)；3. 領有殘障手冊者；4. 孕婦；5.《全民健康保險法》第43條，以及《全民健康保險緊急傷病自墊醫療費用核退辦法》第3條所定之緊急傷病患者。此種從寬認定的態度，使得醫藥分業制度出現極大的執行彈性空間，因而形成了所謂「三軌制」或「兩軌半制」的醫藥分業現象。

影響醫院處方箋釋出的因素

對象	因素
病患	1. 擔心社區藥局缺藥，無法拿到原處方藥或被換藥。 2. 在原醫院拿藥較安心。 3. 不方便向醫師主動索取。
醫師或醫院方面	1. 擔心病人流失。 2. 降低醫病關係之密切性。 3. 釋出之藥費仍回歸醫院總額。 4. 醫院無法取得藥事服務費或藥品之利潤等因素。
社區藥局藥師	1. 調劑費不高，誘因太小。 2. 處方藥種類多，備藥不易。 3. 專業服務之準備壓力。

總額對藥界之可能負面影響

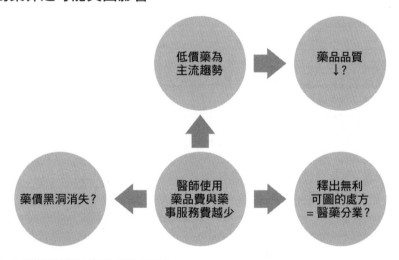

資料來源：本圖摘自基層醫療總額研討會 (2001)

13-1 藥事服務與消費者保護

藥品廣告作為商業廣告的事例之一，其目的在於增進藥品的銷售，在商業收益的考量之下，藥品的負面訊息，往往被隱藏。藥品廣告所呈現出來的是藥品的正面訊息而非負面資訊，這對於消費者而言，藥品訊息的傳達並非全面的，而是僅有片段的傳遞。這使得消費者進行藥品使用決定時，在判斷所依據的資訊有限的情況之下，因為資訊不足的決定而招致的風險難以想像。

《消費者保護法》第 22 條規定：企業經營者應確保廣告內容之真實，其對消費者所負之義務不得低於廣告之內容。廣告內容的真實性，廣告主（企業經營者）應加以確保，而且廣告主（企業經營者）對於消費者所承擔的義務不能低於廣告內容，也就是說企業經營者所負的義務，至少應與廣告內容同其程度。

《消費者保護法》所定義之廣告依據《消費者保護法施行細則》第 23 條之定義，乃指利用電視、廣播、影片、幻燈片、報紙、雜誌、傳單、海報、招牌、牌坊、電腦、電話傳真、電子視訊、電子語音或其他方法，可使多數人知悉其宣傳內容之傳播。

（一）對藥商的限制

藥商（廣告主）對消費者進行藥品之廣告，亦必須遵守消費者保護法 22 條之規定，蓋民眾購買藥品服用，乃是消費之行為而與藥商（企業經營者）發生消費關係，因此藥商從事藥品廣告，必須遵守消費者保護法 22 條廣告內容真實之規定，亦即藥商所負之義務必須確保至少與廣告同程度。

（二）對廣告代理商的限制

《消費者保護法》並未以法律條文明確地對於廣告製作者加以限制，而是透過對於廣告主之要求，而附帶地約束廣告製作者製作廣告的界限。亦即以間接的方式，對於廣告代理商從事廣告製作的行為設下限制。

（二）對傳播媒體的限制

《消費者保護法》第 23 條規定：刊登或報導廣告之媒體經營者明知或可得而知廣告內容與事實不符者，就消費者因信賴該廣告所受之損害與企業經營者負連帶責任。前項損害賠償責任，不得預先約定限制或拋棄。

對於播出廣告的媒體採取連坐的規範，乃是因為廣告與媒體的相互依存關係，亦即廣告需要媒體的播出，而媒體需要廣告之播出而收取廣告費用，因此消費者保護法的規定將媒體與廣告主對於不實廣告的責任加以連結，使媒體也負起消費資訊之責任，亦即促使媒體盡可能審查廣告內容得真實性，並且拒絕刊登或播放不實的廣告。

無法預先約定限制或拋棄，亦即阻卻媒體以契約方式迴避責任。也就是說，消費者保護法要求傳播媒體對廣告內容進行篩選，亦即要求媒體為特定之行為，就此，消費者保護法與公平交易法之規定相同，法規範已對播出藥品廣告的傳播媒體產生了限制。

買賣與消費關係比較

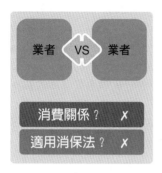
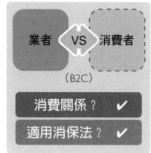
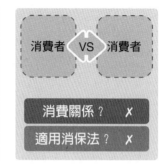

重要的消費者權利

項目	說明
消費者選擇權	有多樣化的產品和服務可供選擇。
安全權利	享用安全且不危害健康的產品或服務。
資訊權利（知情權）	被告知產品和服務的資訊，這些資訊必須準確、充分且沒有欺騙成分。
投訴被處理的權利	有機構或部門負責處理消費者對產品或服務的投訴。
賠償的權利	因為不安全產品而導致受傷，或在交易中受到不公平的對待，有權要求獲得適當的賠償。
物有所值的權利	產品、服務的功能與品質如同廣告所宣稱的一樣。
消費者教育的權利	讓消費者有能力了解和理性地使用五花八門的資訊，做出明智的消費選擇。
政策參與權利	有人能代表消費者的利益來發言和參與政策的制訂。
健康環境的權利	產品或服務必須是有利於環境的。
隱私權	消費者的個人、消費、財務等資料的蒐集、儲藏、傳遞、使用等必須遵守相關的法律或規範。

欺騙性廣告的法律考量

法律名稱	條文
《公平交易法》	第21條（虛偽不實或引人錯誤之表示或表徵）、第35條、第41條（罰則）
《消費者保護法》	第22條（廣告內容之真實）、第23條（廣告媒體的連帶損害賠償責任）
《刑法》	第339條（詐欺罪）
《藥事法》	若產品屬於藥品，還可能違反《藥事法》第82條（針對製造或輸入者）、第87條（針對銷售人員）的規定。

13-2 消費者保護運動

1962 年 3 月 15 日，美國總統甘迺迪向國會提出消費者權利咨文中，明白揭示消費者四大基本權利：求安全的權利（the right to safety）、明瞭事實真相的權利（the right to be informed）、選擇的權利（the right to choose）及意見受尊重的權利（the right to be heard）；並強調政府應推動更多的立法與行政措施，以善盡保護消費者四大權利之職責。

《消費者保護法》第 1 條的立法宗旨：「維護消費者權益、促進消費生活安全、提升消費生活水準」，故在方向上，我國消費者政策本非完全偏向「需求面（消費者端）」為考量而不顧及「供給面（企業端）」的政策。

近年來國際消費者政策方向如下：

1. 美國消費者保護局：其主要手段為：執行聯邦保護消費者法令，以強化消費者信心；藉由充實消費資訊賦權消費者，以協助消費者行使權利及避免詐欺事件；從消費者的申訴或資訊索取中，聽取消費者意見。而其消費者及企業經營者的教育任務，係提供消費者在作消費決定時，以及提供企業經營者服從法律所需要的工具。

2. 歐盟：依據 2012 年出版之「歐洲消費者議程─提升信心與成長」，邁向 2020 年的 4 個關鍵目標及達成步驟如下：

（1）改善消費安全：①改善產品和服務安全的管理架構，及強化市場監測機制；②加強食品供應鏈的安全。

（2）加強知識：①改進資訊和提高消費者和貿易商對消費者權利的認知；②建立消費者更有效地參與市場的知識和能力。

（3）改善執行情況，加強執法及救濟：①有效執行消費者法律，並聚焦於關鍵的部門（數位領域、能源、金融服務、產品環境宣稱等）；②提供消費者有效解決爭端的方法（包括實體及線上爭端解決機制）。

（4）調整權利和關鍵政策因應經濟和社會的變化：①調整消費者法，以因應數位時代；②推動可持續成長及支援消費者於關鍵部門（數位、金融服務、食物、能源、旅遊及交通、永續產品）的利益。

3. 日本：依據日本消費者基本計畫，消費者政策的基本方向如下：

（1）消費安全、安心的確保：包括建立消費者資訊網、迅速正確資訊的收集及發布，對所收集資訊進行原因分析及建制事故調查機關，採取確保食的安全、安心之政策等。

（2）消費者自主、合理選擇權機會的確保：包括消費者交易適當化的政策落實（如修訂特定商交易法並落實、不當推銷規範），以及標示、規格、標準的適當與落實執行。

（3）對消費者啟發活動的推行與消費生活教育的充實：包括推展學校等消費者教育與支援，及消費資訊的提供與啟發。

（4）確保消費者意見反應在消費者政策上。

（5）消費者被害救擠及消費申訴處理與紛爭解決的促進。

國際消費者組織聯盟（IOCU）八大權利及五大義務

項目	說明
八大權利	基本需求、講求安全、正確資訊、決定選擇、表達意見、請求賠償、消費教育及健康環境
五大義務	認知、行動、關懷、環保及團結

我國重要消費者保護組織

項目	組織
官方機構	1.公平交易委員會 2.消費者保護委員會
民間組織	1.中華民國消費者協會 2.中華民國消費者文教基金會

消費者保護行政機關體系表

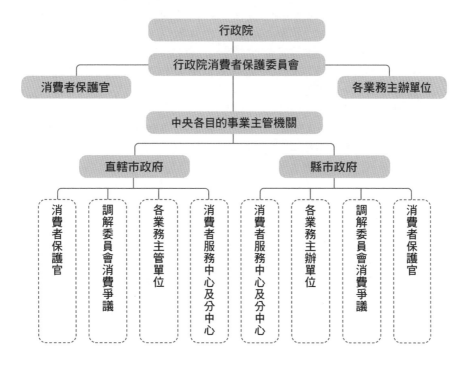

13-3 消保法立法重點

消費者保護是當前的世界潮流與時代趨勢，各國政府皆甚為重視。消費者保護法主要是針對企業經營者與消費者間所產生的消費關係的規範，消費者保護團體的任務與主管機關應有的行政監督，以及如何去處理及避免不必要的消費爭議，用以保障消費者之權益。

我國《消費者保護法》係於民國 83 年 1 月 11 日制定公布，共 7 章 64 條，除總則及附則外，分別為第 2 章消費者權益、第 3 章消費者保護團體、第 4 章行政監督、第 5 章消費爭議之處理及第 6 章罰則。

消費者權益乃消費者保護之標的。《消費者保護法》除於第 4 條，就企業經營者之義務明定，企業經營者對於其提供之商品或服務，應重視消費者之健康與安全，並向消費者說明商品或服務之使用方法，維護交易之公平，提供消費者充分與正確之資訊，及實施其他必要之消費者保護措施外。對於消費者權益事項亦有具體規定，並將其分為健康與安全保障、定型化契約、特種買賣、消費資訊之規範等四大類。

《消費者保護法》有關消費者權益，首先規範健康與安全保障，內容主要規定企業經營者的義務及法律責任。《消費者保護法》除將企業經營者分為製造者（從事設計、生產、製造商品或提供服務之企業經營者）、經銷者（從事經銷之企業經營者）及輸入者（輸入商品或服務之企業經營者）三類，分別規定其應負的義務及法律責任外，並規定所有企業經營者於認其提供之商品或服務有危害消費者安全與健康之虞時，應即回收該批商品或停止其服務。

（一）定型化契約

現代經濟社會，隨著工商之發展與契約之普遍化，交易雙方為求簽約的迅速、簡便，定型化契約已隨處可見。這些定型化契約由於多數係由企業經營者所訂定印製，因此多偏向企業經營者而忽略消費者權益，消費者在簽訂契約時也多未詳看契約內容，導致消費權益受損。因此，《消費者保護法》針對定型化契約予以規定，以保護消費者應有權益，內容主要規定定型化契約之意義、原則、效力及行政規制。

（二）特種買賣

《消費者保護法》所規定的特種買賣，包括郵購買賣、訪問買賣、現物要約、分期付款買賣。此四種買賣的交易行為因與傳統的買賣不同，消費者不很清楚，很容易受騙、上當。因此，《消費者保護法》特別加以規範，以保護消費者應有權益，其內容主要規定郵購買賣及訪問買賣企業經營者的告知義務、消費者的解除權；現物要約商品的處理、損害的賠償；分期付款買賣契約應記載事項等。

郵購買賣與訪問買賣之意義

項目	說明
郵購買賣	依《消費者保護法》第2條第1項第10款規定，指企業經營者以廣播、電視、電話、傳真、型錄、報紙、雜誌、網際網路、傳單或其類似之方法，使消費者未能檢視商品而與企業經營者所為之買賣。
訪問買賣	依《消費者保護法》第2條第1項第11款規定，指企業經營者未經邀約而在消費者之住居所或其他場所從事銷售，所為之買賣。

消費者保護法之規範架構

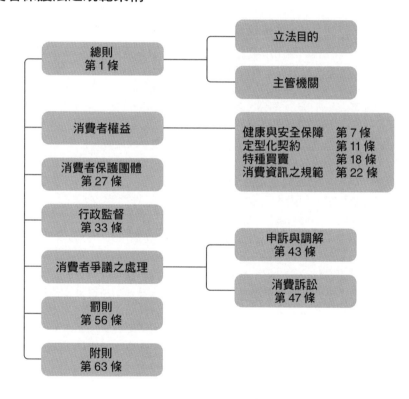

13-4 公平交易

公平交易政策就是保護經濟上的弱者，使社會資源不會過度集中於少數資本家手中，產生壟斷情況，加以排除；並對於危害公共利益的不肖業者或個人等所實施不正當競爭行為，加以阻止與制裁，並給予受害者予以補償。

《公平交易法》是規範市場的「經濟憲法」在兼顧一般社會利益、公平競爭與產業發達的前提下，使經濟自由發展，為《公平交易法》規範的目的。內容包含：「獨占、結合、聯合」（反托拉斯法）及「不公平競爭」。

經濟上的弱者，除了指廣大個體之消費者外，還包括在職的或失業的及退休的雇、傭勞動者，以及與獨占企業發生關係時的中、小企業。

我國《公平交易法》規範主體，分為兩大部分：第一部分是自由競爭法，旨在防止因產業集中，而產生的濫用市場力量的行為，主要安排在《公平交易法》第二章，規範事業之獨占、寡占、結合、聯合行為等，採「低度立法」原則。換言之，就是容許獨占、寡占的存在，但不得濫用其獨占地位阻礙競爭，而對聯合行為採取「原則禁止，例外許可」原則，此一部分，就是構成一種反壟斷行為的規範法規，稱之為「反壟斷法」，其尚包括反限制競爭法（反托拉斯法）等。

第二部分則是規範不公平競爭行為，以建立公平競爭的競賽規則，如以我國《公平交易法》對不正競爭行為規範類型為：禁止限制轉售價格、涉有妨礙公平競爭之虞的杯葛、奪取客戶，或限制交易相對人的交易行為等不正當作法；亦禁止仿冒、不實廣告、散布營業祕密，以及不正當多層次傳銷及其他欺罔或顯失公平的行為。

該等行為規範於公平交易法第3章，採「高度立法」原則，對違法者採取重罰原則。自由競爭法著重在防範具有獨占力或寡占力的廠商，濫用其市場力量，著眼點於競爭自由的保護，以追求經濟效益。

聯合行為，謂事業以契約、協議或其他方式的合意，與有競爭關係之他事業共同決定商品或服務之價格，或限制數量、技術、產品、設備、交易對象、交易地區等，相互約束事業活動的行為而言。

其他方式之合意，指契約、協議以外之意思聯絡，不問有無法律拘束力，事實上可導致共同行為者。同業公會藉章程或會員大會、理、監事會議決議或其他方法所為約束事業活動之行為，亦為聯合行為。

多層次傳銷：謂就推廣或銷售的計畫或組織，參加人給付一定代價，以取得推廣、銷售商品或勞務及介紹他人參加的權利，並因而獲得佣金、獎金或其他經濟利益者而言。

違法的多層次傳銷

多層次傳銷，其參加人如取得佣金、獎金或其他經濟利益，主要係基於介紹他人加入，而非基於其所推廣或銷售商品或勞務的合理市價者，不得為之。

公平交易法規範行為

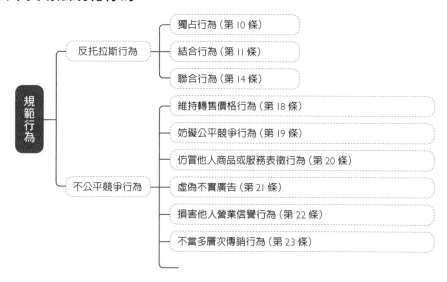

公平交易法基本結構

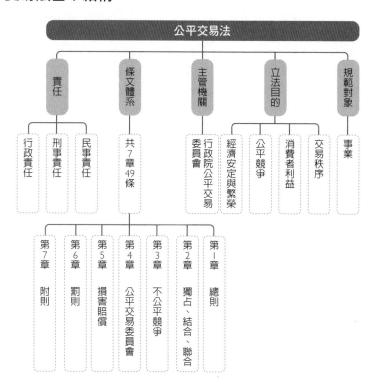

13-5 公平交易與藥事服務

　　規制藥品廣告的法律，除了《藥事法》很明確地規定之外，其他的法律也有可能對於藥品廣告進行限制。這是因為藥品廣告，除了作為「藥品」廣告手段之外，在性質上也是屬於商業廣告之一，這也意味著藥品廣告亦具備商業競爭工具的性格，因此規範競爭秩序之《公平交易法》，對於廣告的規定，自然也適用於藥品廣告之上。另外從消費者利益所出發的《消費者保護法》，對於藥品廣告亦產生限制。

（一）對藥商的限制

　　《公平交易法》第21條第1項規定：事業不得在商品或其廣告上，或以其他使公眾得知之方法，對於商品之價格、數量、品質、內容、製造方法、製造日期、有效期限、使用方法、用途、原產地、製造者、製造地、加工者、加工地等，為虛偽不實或引人錯誤之表示或表徵。藥品廣告亦應符合《公平交易法》第21條所稱之廣告。

　　藥品廣告作為藥品市場的競爭手段，不可避免的需要遵守《公平交易法》第21條之規定，亦即藥商不得在藥品廣告之中對於交易資訊為虛偽不實或引人錯誤的表示或表徵，而且對於載有虛偽不實或引人錯誤的商品，不得加以販賣、運送、輸出或輸入。換句話說，《公平交易法》限制藥商採取不實廣告的方式進行競爭。

（二）對廣告代理商的限制

　　《公平交易法》第21條第5項規定：廣告代理業在明知或可得而知情形下，仍製作或設計有引人錯誤之廣告，與廣告主負連帶損害賠償責任。廣告媒體業在明知或可得而知其所傳播或刊載之廣告有引人錯誤之虞，仍予傳播或刊載，亦與廣告主負連帶損害賠償責任。廣告薦證者明知或可得而知其所從事之薦證有引人錯誤之虞，而仍為薦證者，與廣告主負連帶損害賠償責任。但廣告薦證者非屬知名公眾人物、專業人士或機構，僅於受廣告主報酬10倍之範圍內，與廣告主負連帶損害賠償責任。

　　薦證廣告：指廣告薦證者，於廣告中反映其對商品或服務之意見、信賴、發現或親身體驗結果，製播而成之廣告。廣告薦證者：指廣告主以外，於薦證廣告中反映其對商品或服務之意見、信賴、發現或親身體驗結果之人或機構，其可為知名公眾人物、專業人士、機構及一般消費者。外國人從事上開薦證行為者，亦屬之。

（三）對傳播媒體的限制

　　公平交易法第21條第5項規定課以廣告媒體業負連帶民事責任，係以明知或可得知情況下始有適用。其目的在使廣告媒體業能對不實或引人錯誤之廣告作相當程度之篩選，因此該條所謂之媒體業，限於對廣告主或廣告代理業所提出之廣告有支配能力之可能足以篩選時始有適用。

薦證廣告的商品或服務涉及違反公平交易法的行為態樣

有下列虛偽不實或引人錯誤之表示或表徵者，涉及違反本法第21條規定	1. 無廣告所宣稱之品質或效果。 2. 廣告所宣稱之效果缺乏科學學理論支持及實證，或與醫學學理或臨床試驗之結果不符。 3. 無法於廣告所宣稱之期間內達到預期效果。 4. 廣告內容有「公平交易委員會對於《公平交易法》第21條案件之處理原則」第三章所示情形之一。 5. 經目的事業主管機關認定為誇大不實。 6. 其他就自身商品或服務為虛偽不實或引人錯誤之表示或表徵。
薦證廣告之內容以比較廣告方式為之者，如其對自身商品或服務並無不實，而對他人商品或服務有虛偽不實或引人錯誤之表示情事者，依其具體情形可能涉及違反本法第24條或第25條規定。	
薦證廣告之內容如有其他足以影響交易秩序之欺罔或顯失公平行為者，涉及違反本法第25條規定。	

廣告主對薦證者資訊的真實原則

1	廣告內容須忠實反映薦證者之真實意見、信賴、發現或其親身體驗結果，不得有任何欺罔或引用無科學依據或實證效果之表現或表示。
2	以知名公眾人物或專業人士（機構）從事薦證者，薦證廣告商品或服務之內容或品質變更時，廣告主須有正當理由足以確信該薦證者於廣告刊播期間內，並未變更其於廣告中對所薦證商品或服務所表達之見解。
3	以專業人士（機構）從事薦證廣告，或於薦證廣告中之內容明示或暗示薦證者係其所薦證商品或服務之專家時，該薦證者須確實具有該方面之專業知識或技術，且其薦證意見須與其他具有相同專業或技術之人所為之驗證結果一致。
4	以消費者之親身體驗結果作為薦證者，須符合以下要件： （1）該消費者於薦證當時即須係其所薦證商品或服務之真實使用者；以非真實之使用者作為薦證時，在廣告中應明示該薦證者並非廣告商品或服務之真實使用者。 （2）除薦證內容有科學依據或實證效果外，廣告中應明示在廣告所設定之情況下，消費者所可能獲得之使用結果，或在某些條件下，消費者始可能達成該薦證廣告所揭示之效果。

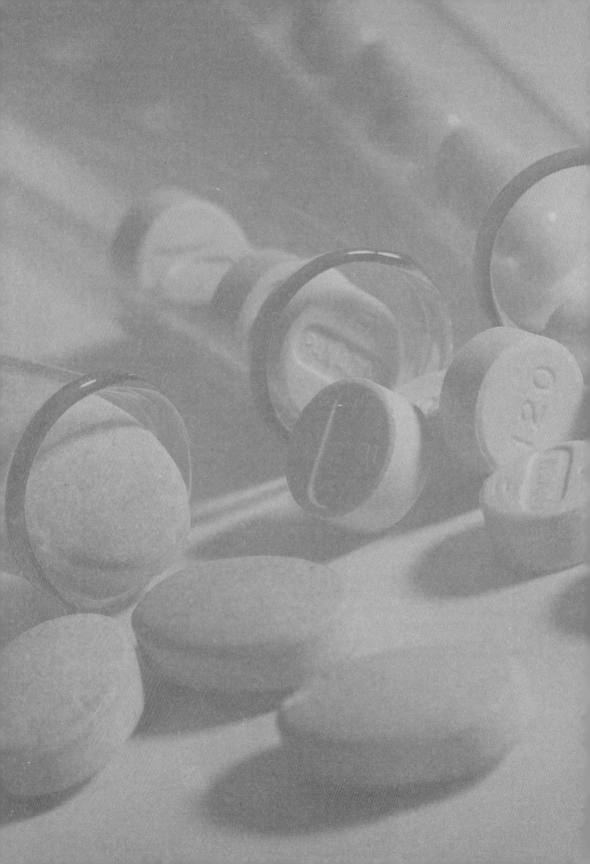

四、
管制藥品管理及藥物濫用防治

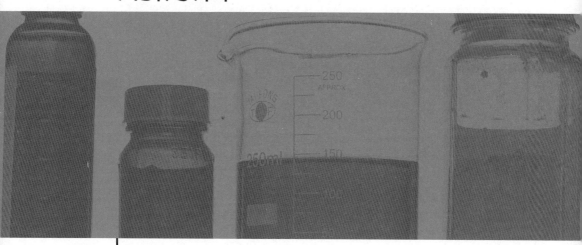

14-1 管制藥品與毒品

　　人類最早以萃取或燃燒植物做為興奮劑已有數千年的歷史，以地域之分布而言，最廣泛的濫用植物為鴉片（opium），它是由罌粟（opium poppy）而來，起初主要在中東被大量使用，後發展到熱帶及亞熱帶國家。

　　另一被廣泛濫用的為大麻（hemp），在伊斯蘭教及猶太教基於教條禁止飲酒，大麻被當成酒類的代替物。相較於上述的大麻及鴉片以外的其他天然藥物，則受限地理氣候因素並不如此廣泛的被運用，如古柯葉（coca leaf）在南美州的西北部及印度部落被嚼食大約有數千年歷史，阿拉伯南部及東非有一部份的常綠灌木阿拉伯茶（evergreen shrub khat）也被嚼食以獲得快感，墨西哥的某些區域有將致幻性魔菇（psilocybe mushrooms）作為酒類的替代品，以上均為較常見的天然植物性毒品。

　　「毒品」與「管制藥品」具有一體兩面關係，非醫療使用而濫用藥物即為「毒品」，由醫師診斷開列處方供合法醫療使用則為「管制藥品」。非法毒品與合法管制藥品的二者區分，其級別、品項，除第四級管制藥品 Mifepristone（俗稱 RU486）、Clobenzorex 未列入毒品外，PMMA 為第二級管制藥品，毒品僅列入第三級毒品管理，其餘級別、品項皆相同。

　　毒品之定義係依《毒品危害防制條例》第 2 條：條例所稱毒品，指具有成癮性、濫用性及對社會危害性之麻醉藥品與其製品及影響精神物質與其製品。毒品依其成癮性、濫用性及對社會危害性分為四級。毒品之分級及品項，由法務部會同衛生福利部組成審議委員會，每三個月定期檢討，報由行政院公告調整、增減之，並送請立法院查照。

　　醫藥及科學上需用之麻醉藥品與其製品及影響精神物質與其製品之管理，另以法律定之。管制藥品之定義係依《管制藥品管理條例》第 3 條：係指成癮性麻醉藥品、影響精神藥品、其他認為有加強管理必要之藥品。管制藥品限供醫藥及科學上之需用，依習慣性、依賴性、濫用性及社會危害性之程度，分四級管理。其分級及品項，由衛生福利部設置管制藥品審議委員會審議後，報請行政院核定公告。

　　我國毒品原以是否為天然產物區分煙與毒，所謂「煙」係指天然成癮性之物；而「毒」係指化學合成物。由於百年來新興合成毒品濫用日趨嚴重，故立法者認此種分法已不合時代潮流，因此於 1997 年修法改以「成癮性」、「濫用性」及「社會危害性」等特徵作為毒品定義及分級標準，並認為不同分級毒品給予不同程度刑罰始符合社會正義原則。

管制藥品與毒品之管理區別

	管制藥品	毒品
主管機關	衛生福利部（食品藥物管理署）	法務部（檢察司）
法規前身	麻醉藥品管理條例 18.11.11 公布	肅清菸毒條例 81.7.27 公布
法規名稱	管制藥品管理條例 88.6.2公布 106.6.14 修正公布	毒品危害防制條例 87.5.20 公布 106.6.14 修正公布
定義	1.成癮性麻醉藥品 2.影響精神藥品 3.其他認為有加強管理必要之藥品 ＊限供醫藥及科學上之需用	具有成癮性、濫用性及對社會危害性之 1.麻醉藥品與其製品 2.影響精神物質與其製品
分級依據	習慣性、依賴性、濫用性、社會危害性；分四級管理	成癮性、濫用性、社會危害性 分四級管理
分級品項審議	衛生福利部管制藥品審議委員會審議，報請行政院核定公告	法務部會同衛生福利部組成審議委員會審議，報請行政院核定公告，並送立法院查照

管制藥品與毒品之級別及品項差異表

品項	管制藥品	毒品
Mifepristone (RU486)	第四級 90/3/23	未列入
Clobenzorex (體內代謝成Amphetamine)	第四級 95/8/8	未列入
PMMA	第二級 95/8/8	第三級 95/8/8
Hydroxylimine（Ketamine前驅物）	未列入	第四級 毒品先驅原料 96/12/21
Thiamylal	第四級 100/1/14	未列入
鄰 - 氯苯機還戊基酮 o-Chlorphenyl cyclopentyl ketone、 2-Chlorophenyl cyclopentyl ketone、 o-Chlorobenzoylcyclopentane	未列入	第四級 毒品先驅原料 102/3/8
氟甲基安非他命 (Fluoromethamphetamine、FMA) 包括 2-FMA、3-FMA、4-FMA	第二級 102/10/21	第二級　　　　102/9/18 4-FMA　　　　3-FMA 101/6/29　　　審議中 2-FMA
氯安非他命（2-Chloroamphetamine、CA) 包括 2-CA、3-CA、4-CA (PCA)	第三級 102/10/21	第三級　　　　3-CA PCA　　　　　102/9/18 100/6/20
苄基哌嗪 (Benzylpiperazine、BZP)	第二級 103/10/6	第二級 103/4/16

14-2 毒品危害防制條例

　　《毒品危害防制條例》（民國 106 年 6 月 14 日）之修訂，確認了我國對毒品施用者視為兼具病人與犯人特性的刑事政策，對毒品施用者戒癮治療政策的主要影響有下列幾項：

　　1. **毒品品項的定義與分級**：對毒品種類，依其成癮性、濫用性與社會危害性分成三級（民國 92 年修訂後分為四級），對不同等級毒品之吸食行為，有不同的刑罰規定。

　　2. **觀察勒戒與強制戒治優先於刑罰處遇**：對毒品施用者之處遇，針對毒品施用者具有「病患性犯人」之特質，在刑事政策上雖仍設有刑事制裁之規定，但執行上改為先施以勒戒、強制戒治之處分，以戒除其毒癮，並視戒治成效，設有「停止戒治」、「保護管束」、「延長戒治」、「追蹤輔導」等相關規定。五年內再犯者，經觀察、勒戒後，認有繼續施用毒品之傾向或三犯以上者，先令入戒治處所施以強制戒治後，再予刑罰處遇。

　　3. **修訂觀察勒戒處所之設立規定**：原則上勒戒處所，由法務部委託行政院國軍退除役官兵輔導委員會、衛生福利部或省市政府於醫院內附設之。前項之勒戒處所，應於本條例修正施行後一年內設立。在未設立完成前，得先於看守所或少年觀護所內附設，並由衛生福利部、省（市）政府衛生處（局）或國防部指定之醫療機構負責其醫療業務。前二項勒戒處所所需員額及經費，由法務部編列預算支應；其戒護業務由法務部負責。第一項之委託辦法，由法務部會同行政院國軍退除役官兵輔導委員會、行政院衛生署擬訂後報由行政院核定之。

　　4. **新增戒治處所之設立規定**：戒治處所，由法務部設立。未設立前，得先於監獄或少年輔育院內附設。並由國防部、衛生福利部或省（市）政府衛生處（局）指定之醫療機構負責其醫療業務。其所需員額及經費，由法務部編列預算支應。戒治處所之組織，另以法律定之。

　　5. **增訂強制採驗尿液之規定**：犯第 10 條之罪而付保護管束者，於保護管束期間，警察機關或執行保護管束者應定期或於其有事實可疑為施用毒品時，通知其於 24 小時內到場採驗尿液，無正當理由不到場或到場拒絕採驗者，得報請檢察官或少年法庭許可，強制採驗。強制戒治期滿或依第 20 條第 2 項、第 21 條第 2 項為不起訴之處分或不付審理之裁定或犯第 10 條之罪經執行刑罰或管訓處分完畢後二年內，警察機關得適用前項之規定採驗尿液。此為革命性改變，以追蹤管制毒品施用者是否再施用毒品。

施用毒品初犯處理流程

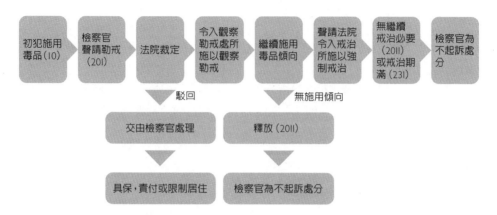

《毒品危害防制條例》之罰則（第 4 條）

項目	罰則
製造、運輸、販賣第一級毒品者	處死刑或無期徒刑；處無期徒刑者，得併科新臺幣2000萬元以下罰金
製造、運輸、販賣第二級毒品者	處無期徒刑或7年以上有期徒刑，得併科新臺幣1000萬元以下罰金
製造、運輸、販賣第三級毒品者	處7年以上有期徒刑，得併科新臺幣700萬元以下罰金
製造、運輸、販賣第四級毒品者	處5年以上12年以下有期徒刑，得併科新臺幣300萬元以下罰金
製造、運輸、販賣專供製造或施用毒品之器具者	處1年以上7年以下有期徒刑，得併科新臺幣100萬元以下罰金

《毒品危害防制條例》之罰則（第 5 條）

項目	罰則
意圖販賣而持有第一級毒品者	處無期徒刑或10年以上有期徒刑，得併科新臺幣700萬元以下罰金
意圖販賣而持有第二級毒品者	處5年以上有期徒刑，得併科新臺幣500萬元以下罰金
意圖販賣而持有第三級毒品者	處3年以上10年以下有期徒刑，得併科新臺幣300萬元以下罰金
意圖販賣而持有第四級毒品或專供製造、施用毒品之器具者	處1年以上7年以下有期徒刑，得併科新臺幣100萬元以下罰金

14-3 管制藥品管理條例

《管制藥品管理條例》全文共有6章44條，第1章為「總則」，第2章規範「使用及調劑」，第3章規範「輸入、輸出、製造及販賣」，第4章規範「管制」，第5章為「罰則」，第6章為「附則」，其立法精神及立法目的解析如下：

1. 由於社會環境的改變，把麻醉藥品與影響精神藥品合為一個規範體系，成為一種主流趨勢。因此，由「麻醉藥品管理條例」更名為「管制藥品管理條例」。

2. 明訂主管機關。

3. 清楚界定「管制藥品」的定義及其分級、品項：基於「法律明確原則」，法律必須明確規定該法律之構成要件與法律效果，使民眾對於該法律有可預見性、可量度性及可信賴性。因此，必須將「管制藥品管理條例」中管制藥品的定義及其分級、品項明確表達。

4. 專設管制藥品管理機關及製藥工廠：設立具有稽核及管制功能的專責管理機關，以有效管理管制藥品。由於第一級及第二級管制藥品屬醫藥用者皆為成癮性麻醉藥品，為防止流用、濫用，麻醉藥品自開始管制以來，即由政府生產、輸入、銷售，以達有效管制之目的，故限由食品藥物管理署下設之製藥工廠辦理；同時為配合日後國際性業務之需要，明訂「輸出」業務之項目。

5. 管制藥品使用者及使用時之限制：為避免管制藥品遭到濫用及不當使用，訂定麻醉藥品及影響精神藥品證照管理制度，嚴格管制。對於使用管制藥品人員有積極的資格限制，同時限制使用管制藥品的醫療人員，必須要有正當的醫療目的才可使用管制藥品，對於研究試驗人員更須經主管機關核准之後方得使用。

6. 管制藥品之使用、管制及專用處方箋之訂定：為了加強管理，並易於掌握管制藥品使用情形及其流向，由中央衛生主管機關就實際使用及管制情形，訂定使用專用處方箋之格式及內容。

7. 管制藥品調劑者及領藥時之限制：依藥事法第37條第2項及第102條第1項之規定，明訂調劑藥品人員之資格限制為醫師、牙醫師、藥劑師及藥劑生，但藥劑生不得調劑含麻醉藥品之管制藥品。

8. 限制管制藥品使用範圍：醫療機構必須經過中央衛生主管機關之核准，方能使用在特殊之用途。

9. 使用司法機關沒收之毒品。

10. 管制藥品管理人之設置及資格之限制。

11. 明訂各機構業者經營事項，建立證照管理制度：限定管制藥品在特定專業人員及場所流通，以避免流用、濫用及誤用。

12. 管制藥品使用數量之核定、陳報及公告。

13. 管制藥品之輸入及輸出。

14. 國內運輸應申請憑照。

15. 加強保管及管理措施：要求管制藥品應專設櫥櫃儲藏，規定管制藥品之標籤。

聯合國三大反毒公約

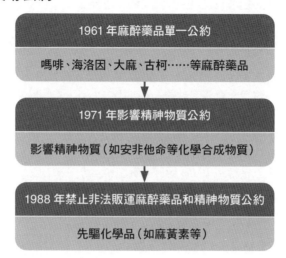

管制藥品管理目的

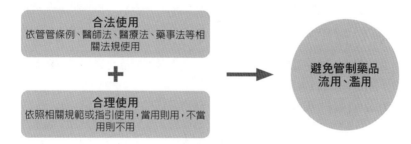

管制藥品管理條例架構

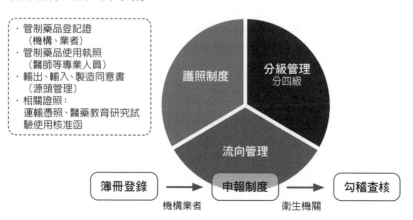

14-4 管制藥品的使用及調劑

依《管制藥品管理條例》第 5 條：管制藥品之使用，除醫師、牙醫師、獸醫師、獸醫佐或醫藥教育研究試驗人員外，不得為之。獸醫佐使用管制藥品，以符合《獸醫師法》第 16 條第 2 項規定者為限。醫師、牙醫師、獸醫師及獸醫佐非為正當醫療之目的，不得使用管制藥品。醫藥教育研究試驗人員非經中央衛生主管機關核准之正當教育研究試驗，不得使用管制藥品（第 6 條）。

（一）醫師、牙醫師使用管制藥品之規定

1. 必須為正當醫療之目的（第 6 條）。

2. 使用第一級至第三級管制藥品，應開立管制藥品專用處方箋（第 8 條）。

3. 領有食品藥物管理署核發之管制藥品使用執照，才可使用第一級至第三級管制藥品或開立管制藥品專用處方箋（第 7 條）。

4. 醫療機構未經中央衛生主管機關核准，不得使用第一級、第二級管制藥品，從事管制藥品成癮（以下簡稱藥癮）治療業務（第 12 條）。從事管制藥品成癮治療業務者，應檢附治療計畫，向食品藥物署申請，並經中央衛生主管機關核准後，始得為之。但為配合中央衛生主管機關核定之專案計畫者，不在此限（《施行細則》第 6 條）。

5. 使用第一級至第三級管制藥品時，應將使用執照號碼載明於管制藥品專用處方箋（《施行細則》第 4 條）。

依《管制藥品管理條例》第 9 條：管制藥品之調劑，除醫師、牙醫師、藥師或藥劑生外，不得為之。藥劑生得調劑之管制藥品，不含麻醉藥品。醫師、牙醫師調劑管制藥品，依《藥事法》第 102 條之規定。

管制藥品調劑之規定如下

1. 醫師、牙醫師、藥師或藥劑生調劑第一級至第三級管制藥品，非依醫師、牙醫師開立之管制藥品專用處方箋，不得為之（第 10 條）。

2. 第一級至第三級管制藥品，應由領受人憑身分證明簽名領受（第 10 條）。

3. 第一級、第二級管制藥品專用處方箋，以調劑一次為限（第 10 條）。

4. 供應含管制藥品成分屬醫師、藥師、藥劑生指示藥品者，應將領受人之姓名、住址、所購品量、供應日期，詳實登錄簿冊。但醫療機構已登載於病歷者，不在此限（第 11 條）。

獸醫師及獸醫佐使用管制藥品之規定

1. 必須為正當醫療之目的（第 6 條）。

2. 領有食品藥物管理署核發之管制藥品使用執照，才可使用第一級至第三級管制藥品或開立管制藥品專用處方箋（第 7 條）。

3. 獸醫師、獸醫佐使用管制藥品，其診療紀錄應記載飼主之姓名、住址、動物種類名稱、體重、診療日期、發病情形、診斷結果、治療情形、管制藥品品名、藥量及用法（第 8 條）。

4. 使用第一級至第三級管制藥品時，應將使用執照號碼載明於診療紀錄（施行細則第 4 條）。

臺北市政府衛生局處理違反管制藥品管理條例事件統一裁罰基準

罰鍰單位：新臺幣

違反事件	法條依據	法定罰鍰額度或其他處罰	統一裁罰基準
非醫師、牙醫師、獸醫師、獸醫佐或醫藥教育研究試驗人員使用管制藥品。	第5條第37條	處15萬元以上75萬元以下罰鍰。	1.第一次處罰鍰15萬元至45萬元。2.第二次處罰鍰30萬元至60萬元。3.第三次以上處罰鍰45萬元至75萬元。
醫師、牙醫師、獸醫師及獸醫佐非正當醫療目的或醫藥教育研究試驗人員非經核准使用管制藥品。	第6條第39條第1項、第3項	處6萬元以上30萬元以下罰鍰，其所屬機構或負責人亦處以上之罰鍰。	1.第一次處罰鍰6萬元至16萬元。2.第二次處罰鍰12萬元至20萬元。3.第三次以上處罰鍰16萬元至30萬元。
醫師、牙醫師使用第一級至第三級管制藥品，未開立管制藥品專用處方箋。	第8條第1項第39條第1項、第3項	處6萬元以上30萬元以下罰鍰，其所屬機構或負責人亦處以上之罰鍰。	1.第一次處罰鍰6萬元至16萬元。2.第二次處罰鍰12萬元至20萬元。3.第三次以上處罰鍰16萬元至30萬元。
非醫師、牙醫師、藥師或藥劑生調劑藥品。藥劑生調劑麻醉藥品。	第9條第1項、第2項第37條	處15萬元以上75萬元以下罰鍰。	1.第一次處罰鍰15萬元至45萬元。2.第二次處罰鍰30萬元至64萬元。3.第三次以上處罰鍰45萬元至75萬元。
醫師、牙醫師、藥師或藥劑生非依管制藥品專用處方箋調劑第一級至第三級管制藥品。	第10條第1項第39條第1項、第3項	處6萬元以上30萬元以下罰鍰，其所屬機構或負責人亦處以上罰鍰。	1.第一次處罰鍰6萬元至16萬元。2.第二次處罰鍰12萬元至20萬元。3.第三次以上處罰鍰16萬元至30萬元。
管制藥品專用處方箋，領受人未簽名。	第10條第2項第40條第1項、第3項	處3萬元以上15萬元以下，其所屬機構或負責人亦處以上之罰鍰。	1.第一次處罰鍰3萬元至8萬元。2.第二次處罰鍰6萬元至10萬元。3.第三次以上處罰鍰8萬元至15萬元。
第一級、第二級管制藥品專用處方箋調劑一次以上。	第10條第3項第39條第1項、第3項	處6萬元以上30萬元以下罰鍰，其所屬機構或負責人亦處以上之罰鍰。	1.第一次處罰鍰6萬元至16萬元。2. 第二次處罰鍰12萬元至20萬元。3. 第三次以上處罰鍰16萬元至30萬元。

管制藥品使用及其適用法律

藥品來源	使用情形	適用法律	案例
合法管制藥品	合法使用	《管制藥品管理條例》（管制藥品）	簿冊登載或申報不詳實
合法管制藥品	非法使用	《毒品危害防制條例》（毒品）	美沙冬流出轉賣
非法管制藥品	合法使用	《藥事法》（偽禁藥）	醫院貪便宜購買到假藥
非法管制藥品	非法使用	《毒品危害防制條例》（毒品）、《藥事法》（偽禁藥）	施用海洛英、安非他命

14-5 醫事機構的證照管理

依《管制藥品管理條例》（民國 106 年 6 月 14 日）第 14 條規定：醫療機構、藥局、醫藥教育研究試驗機構、獸醫診療機構、畜牧獸醫機構、西藥製造業、動物用藥品製造業、西藥販賣業、動物用藥品販賣業使用或經營管制藥品，應置管制藥品管理人管理之。

管制藥品管理人之資格，除醫療機構、藥局應指定醫師、牙醫師或藥師擔任外，其餘由中央衛生主管機關定之。醫療機構、藥局購用之管制藥品不含麻醉藥品者，得指定藥劑生擔任管制藥品管理人（第 14 條）。

管制藥品管理人之資格規定如下（施行細則第 7 條）

1. 醫療機構：所屬醫師、牙醫師或藥師。但購用之管制藥品不含麻醉藥品者，得為藥劑生。

2. 藥局及西藥販賣業：所屬藥師。但購用或販賣之管制藥品不含麻醉藥品者，得為藥劑生。

3. 醫藥教育研究試驗機構：所屬專任教師、編制內醫師、牙醫師、獸醫師、獸醫佐、藥師、研究人員或檢驗人員。

4. 獸醫診療機構及畜牧獸醫機構：所屬獸醫師或獸醫佐。

5. 西藥製造業：所屬藥師。

6. 動物用藥品製造業及動物用藥品販賣業：所屬藥師、獸醫師或獸醫佐。

管制藥品管理人如有下列情形之一者，不得充任管制藥品管理人；已充任者，解任之（第 15 條）：

1. 違反管制藥品相關法律，受刑之宣告，經執行完畢未滿 3 年者。

2. 受監護或輔助宣告尚未撤銷或藥癮者。

管制藥品之輸入、輸出、製造、販賣、購買機構或業者，應向食品藥物管理署申請核准登記，取得管制藥品登記證。規定如下：

1. 食品藥物管理署之製藥工廠得辦理第一級、第二級管制藥品之輸入、輸出、製造、販賣。

2. 西藥製造業或動物用藥品製造業得辦理管制藥品原料藥之購買、輸入及第三級、第四級管制藥品之輸出、製造、販賣。

3. 西藥販賣業或動物用藥品販賣業得辦理第三級、第四級管制藥品之輸入、輸出、販賣。

4. 醫療機構、藥局、獸醫診療機構、畜牧獸醫機構、醫藥教育研究試驗機構得購買管制藥品。

5. 登記事項變更時，應自事實發生之日起 15 日內，向食品藥物管理署辦理變更登記。

管制藥品登記證不得借予、轉讓他人。

管制藥品登記證變更登記需備具下列文件：（1）管制藥品登記證變更登記申請書；（2）變更登記事項之證明文件；（3）原管制藥品登記證正本；（4）管制藥品收支結存申報表（網路申報免附）。

機構異動判定

變更	歇業
權利義務主題仍存在 機構內辦理管制藥品交接 管制藥品管理責任繼續承接 例如： － 機構名稱 － 管制藥品管理人變更 － 法人或公立機構負責人變更 － 同縣市遷址	權利義務主體消滅 管制藥品依法應先結清（轉讓或銷燬） 管制藥品管理責任個別分屬 例如： － 私立醫療院所負責人變更 － 藥局負責人變更 － 獸醫診療機構負責人變更 － 不同縣市遷址

管制藥品登記證字號

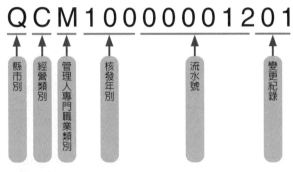

QCM10000001201

縣市別　經營類別　管理人專門職業類別　核發年別　流水號　變更紀錄

管制藥品登記證繳還申請流程

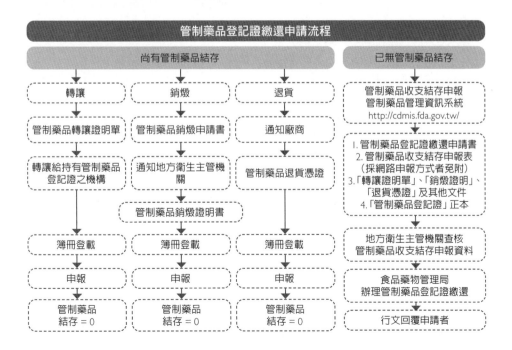

14-6 管制藥品憑照管理

（一）國內運輸憑照管理

依《管制藥品管理條例》規定，在國內運輸第一級、第二級管制藥品，應向食品藥物管理署申請核發憑照，始得為之。但持有當地衛生主管機關證明，為辦理該藥品銷燬作業而運輸者，不在此限（第23條）。

在國內運輸第一級、第二級管制藥品，應由起運機構或業者檢附下列資料，向食品藥物管理署申請核發管制藥品運輸憑照（《施行細則》第21條）：

1. 起運及運達機構或業者之名稱、地址、負責人、管制藥品登記證字號、管制藥品管理人及其專門職業證書字號。

2. 擬運輸管制藥品之品名、規格、數量及批號。

3. 運輸原由。

4. 預定運輸日期。

（二）輸入、輸出憑照管理

食品藥物管理署之製藥工廠輸入、輸出第一級、第二級管制藥品，應向食品藥物管理署申請核發憑照。輸入、輸出口岸，由中央衛生主管機關核定之（第19條）。

向食品藥物署申請核發第一級、第二級管制藥品輸入憑照者，應備具申請書，並檢附下列文件（《施行細則》第9條）：

1. 中央衛生主管機關核發之藥品輸入、製造許可證影本或經核准之醫藥教育研究試驗計畫文件影本。但上開證件影本已送食品藥物管理署備查者，無須檢附。

2. 申請輸入之管制藥品於申請日前月之收支結存情形。但已依第26條規定申報者，無須檢附。

輸入憑照（《施行細則》第8條）

1. 一式五聯，第一聯交輸入者轉輸出者，據以向輸出國政府申請輸出憑照。

2. 第二聯交輸入者於通關時使用，經海關核驗簽署後，由輸入者於15日內交還食品藥物管理署。

3. 第三聯由海關存查。

4. 第四聯由食品藥物管理署轉輸出國政府。

5. 第五聯由食品藥物管理署存查。

輸出憑照（《施行細則》第8條）

1. 一式五聯，第一聯交輸出者隨貨運遞。

2. 第二聯交輸出者於通關時使用，經海關核驗簽署後，由輸出者於15日內交還食品藥物管理署。

3. 第三聯由海關存查。

4. 第四聯由食品藥物管理署寄輸入國政府簽署後寄回。

5. 第五聯由食品藥物管理署存查。

輸入憑照、輸出憑照，以使用一次為限；其輸入、輸出期限，自簽發日起不得超過6個月。未於輸入憑照、輸出憑照期限內辦理輸入、輸出者，應將輸入憑照、輸出憑照繳回食品藥物管理署註銷（《施行細則》第8條）。

管制藥品輸出、輸入、製造同意書

	輸出憑照	輸入憑照	輸出同意書	輸入同意書	製造同意書
第一級管制藥品	✔	✔			
第二級管制藥品	✔	✔			
第三級管制藥品			✔	✔	✔
第四級管制藥品			✔	✔	✔

管制藥品輸入管制

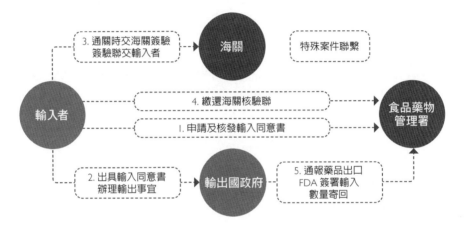

管制藥品輸出管制

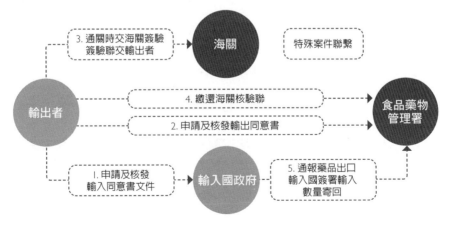

14-7 管制藥品之收支與申報

依《管制藥品管理條例》之規定：領有管制藥品登記證者，應於業務處所設置簿冊，詳實登載管制藥品每日之收支、銷燬、減損及結存情形。前項登載情形，應依中央衛生主管機關規定之期限及方式，定期向當地衛生主管機關及食品藥物局申報（第28條）。

西藥或動物用藥品製造業者及販賣業者依《管制藥品管理條例》第28條第1項規定登載簿冊時，應依各藥品品項及批號分別登載下列事項（《施行細則》第24條）：

1. 品名、管制藥品成分、含量、許可證字號、級別、批號、最小單位及製造廠名稱。

2. 收入及支出資料，包括收入或支出之日期、原因、數量、收入來源或支出對象機構、業者之名稱、地址、電話號碼與其管制藥品登記證字號及下列事項：

（1）收入原因為輸入或製造者，並應載明輸入或製造同意書編號。

（2）收入原因為查獲減損之管制藥品者，並應載明減損管制藥品查獲證明文號。

（3）支出原因為輸出、銷燬或減損者，並應載明輸出同意書編號、銷燬或減損證明文號。

（4）支出原因為用於製造藥品者，並應載明生產製劑之品名、批號及製造同意書編號。

3. 結存數量。

醫療機構、藥局、獸醫診療機構、畜牧獸醫機構及醫藥教育研究試驗機構依《管制藥品管理條例》第28條第1項規定登載簿冊時，應依各藥品品項分別登載下列事項（《施行細則》第25條）：

1. 品名、管制藥品成分、含量、許可證字號、級別、最小單位及製造廠名稱。

2. 收入及支出資料，包括收入或支出之日期、原因、數量及下列事項：

（1）收入原因為購買或受讓者，並應登載藥品批號、來源之機構或業者名稱及其管制藥品登記證字號。

（2）收入原因為查獲減損之管制藥品者，並應載明減損管制藥品查獲證明文號。

（3）支出原因為銷燬或減損者，並應載明藥品銷燬或減損證明文號。

（4）支出原因為退貨或轉讓者，並應載明支出對象之機構或業者名稱及其管制藥品登記證字號。

（5）支出原因為調劑、使用第一級至第三級管制藥品者，並應逐日詳實登載病人姓名　（或病歷號碼、飼主姓名）及其領用數量。

（6）支出原因為調劑、使用第四級管制藥品者，並應逐日詳實登載總使用量。

（7）支出原因為研究、試驗者，並應登載研究試驗計畫名稱與其核准文號及使用者姓名。

3. 結存數量。

管制藥品申報規定

項目	上游業者	購用機構
定期申報	月報（次月20日前）	年報（次年1月底前）
不定期申報	辦理管制藥品登記證變更、藥品減損、停歇業繳還等	
申報對象	當地主管機關 銷售地衛生主管機關 食品藥物管理署	當地衛生主管機關 食品衛藥物管理署
申報內容	管制藥品收支結存表 （總表及明細表） 原料表及標準品申報表	收入：逐筆載明批號及來源 支出：調劑使用登載申報期間總使用量
申報方式	請盡量以電子媒體方式申報 詳管制藥品管理資訊系統操作手冊	

這些藥品很像？但是不一樣！應依藥品許可證字號分別登載簿冊、分別申報收支結存情形

	主成分	許可證字號	管藥代碼	申請商名稱	製造廠名稱
利福全錠0.5毫克 （可那氮平） RIVOTRIL TABLETS 0.5MG (CLONAZEPAM)	CLONAZEPAM	衛署藥製字第036079號	A036079	羅氏大藥廠股份有限公司	聯亞生技開發股份有限公司新竹廠
"羅氏" 利福全錠0.5毫克 RIVOTRIL 0.5MG	CLONAZEPAM	衛署藥輸字第003077號	B003077	羅氏大藥廠股份有限公司	F410104000 ROCHEFARMAS. A.
立舒定錠1.5毫克 LEXOTAN 1.5MG	BROMAZEPAM	衛署藥製字第034849號	A034849	羅氏大藥廠股份有限公司	聯亞生技開發股份有限公司新竹廠
立舒定錠1.5毫克 LEXOTAN 1.5MG	BROMAZEPAM	衛署藥輸字第004459號	B004459	羅氏大藥廠股份有限公司	F430093000 F. HOFFMANN-LA ROCHE LTD.

辦理不定期申報之申報期間

機構 醫院、診所、藥局　醫藥教育研究試驗機構 獸醫診療機構　畜牧獸醫機構		業者 販賣業 製造業	
申請案提出日	第 1-4 級申報起迄日	申請案提出日	第 1-4 級申報起迄日
6/16	1/1 ～ 6/15	5/25	5/1 ～ 5/24
8/15	1/1 ～ 8/14	9/10	8/1 ～ 8/30 9/1 ～ 9/9
10/25	1/1 ～ 10/24		

14-8 管制藥品銷燬、減損、轉讓

（一）管制藥品銷燬

依《管制藥品管理條例》規定，領有管制藥品登記證者銷燬管制藥品，應申請當地衛生主管機關核准後，會同該衛生主管機關為之。領有管制藥品登記證者調劑、使用後之殘餘管制藥品，應由其管制藥品管理人會同有關人員銷燬，並製作紀錄備查（第26條）。管制藥品之銷燬者，應備具申請書；銷燬後，由當地衛生主管機關出具銷燬證明，並副知食品藥物管理署（《施行細則》第22條）。

（二）管制藥品減損

管制藥品減損時，管制藥品管理人應立即報請當地衛生主管機關查核，並自減損之日起7日內，將減損藥品品量，檢同當地衛生主管機關證明文件，向食品藥物管理署申報。其全部或一部經查獲時，亦同。前項管制藥品減損涉及遺失或失竊等刑事案件，應提出向當地警察機關報案之證明文件（第27條）。管制藥品之減損涉及遺失或失竊等刑事案件時，應保留現場，立即向當地警察機關報案，並取得報案之證明文件；警察機關應列入管制刑案，加強偵辦（《施行細則》第23條）。

（三）管制藥品轉讓

第一級、第二級管制藥品不得借貸、轉讓。但因為歇業或停業時轉讓者，不在此限（第31條）。

領有管制藥品登記證者，其開業執照、許可執照、許可證等設立許可文件或管制藥品登記證受撤銷、廢止或停業處分時，應依下列規定辦理（第29條）：

1. 自受處分之日起15日內，將管制藥品收支、銷燬、減損及結存情形，分別向當地衛生主管機關及食品藥物管理署申報。

2. 簿冊、單據及管制藥品專用處方箋，由原負責人保管。

3. 受撤銷或廢止處分者，其結存之管制藥品，應自第1款所定申報之日起60日內轉讓予其他領有管制藥品登記證者，並再分別報請當地衛生主管機關及食品藥物署查核，或報請當地衛生主管機關會同銷燬後，報請食品藥物署查核。

4. 受停業處分者，其結存之管制藥品得依前款規定辦理或自行保管。

領有管制藥品登記證者，其申請歇業或停業時，應依下列規定辦理（第30條）：

1. 將管制藥品收支、銷燬、減損及結存情形，分別向當地衛生主管機關及食品藥物署申報。

2. 申請歇業者，應將結存之管制藥品轉讓予其他領有管制藥品登記證者，並報請當地衛生主管機關查核無誤，或報請當地衛生主管機關會同銷燬後，始得辦理歇業登記。

3. 申請停業者，其結存之管制藥品得依前款規定辦理或自行保管。當地衛生主管機關於核准歇業或停業或受理前項第一款之申報後，應儘速轉報食品藥物管理署。

管制藥品收支結存簿冊（醫療機構、藥局、醫藥教育研究試驗機構、獸醫診療機構、畜牧獸醫機構）

項目	說明
藥品以最小單位登錄	粒、支、片、公撮、公克等
收入原因	包括：購買、受讓、退藥、盈餘、減損查獲等
支出原因	包括：調劑、零售、研究、試驗、退貨、轉讓、銷燬、減損、耗損等

轉、受讓管制藥品

管制藥品等級	轉、受讓
第一級、第二級管制藥品	不得借貸、轉讓。但依《管制藥品管理條例》第29條（設立許可文件或登記證受撤銷、廢止或停業處分）、第30條（停業、歇業）規定轉讓者，不在此限。
第三級、第四級管制藥品	原則上得借貸、轉讓，惟以領有管制藥品登記證者間為限。 轉讓者、受讓者應辦理事項： 1.領有管制藥品登記證 2.轉讓證明文件 3.簿冊登錄 4.申報（收入原因：受讓；支出原因：轉讓）

管制藥品銷燬之處理程序

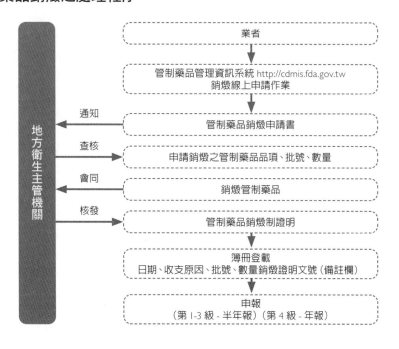

15-1 藥物濫用防治

　　毒品對國家安全為害之鉅舉世皆然，從世界各地不斷地揭露的毒品犯罪，以及戕害國民健康的報導中，可以得到強力的證明。毒品犯罪與愛滋病、恐怖活動並稱為世界三大公害，困擾著整個人類。它不僅對人們的身心健康及社會安全造成巨大傷害，而且往往誘發嚴重財產犯罪，並且對社會的經濟增長、和諧穩定和文化發展帶來極深的影響。

　　民國 82 年政府有鑑於毒品氾濫日趨嚴重，在行政院正式「向毒品宣戰」的號召與領導下，旋即成立召開「中央反毒會報」，提升會報層級，以整合各部會之力量，決心要肅清毒害，全力消滅毒品。

　　會報中確立反毒工作重點，提出「斷絕供給」及「減少需求」之反毒策略為目標，以「緝毒」、「拒毒」及「戒毒」為方法，進行各部會的任務分工，並逐項檢討辦理，由各相關機關積極執行。其中最重要者，厥為法務部對舊法的「肅清煙毒條例」作大幅修正，並更名為「毒品危害防制條例」，將毒品的種類、毒品犯罪的態樣、吸毒犯之定性、勒戒、戒治、刑責與監控等，均有革命性的改變。

　　管制藥品濫用防治，依《管制藥品管理條例》（民國 106 年 6 月 14 日），各級政府及有關機關應編列預算，宣導管制藥品濫用之危害及相關法令，並得委請公益團體協助辦理。各級衛生主管機關或經中央衛生主管機關指定之醫療機構、精神復健機構或相關公益團體，得成立管制藥品防治諮詢單位，接受民眾諮詢（第 34 條）。各級衛生主管機關及經中央衛生主管機關指定之醫療機構、精神復健機構，得視需要置專人辦理藥癮防治諮詢服務（第 35 條）。

　　中央衛生主管機關為偵測管制藥品濫用情形及辦理預警宣導，應建立監視及預警通報系統，對於醫療（事）與其他相關機構、團體及人員通報濫用個案者，並得予以獎勵；其通報對象、內容、程序及相關獎勵措施之辦法，由中央衛生主管機關定之（第 34-1 條）。

　　採用醫療及監禁方式雙管齊下降低毒品需求，以有效遏止毒品氾濫蔓延。行政院並於 95 年 6 月成立「行政院毒品防制會報」，並將反毒策略由原「斷絕供給，降低需求」調整為「首重降低需求，平衡抑制供需」，更是確立了政府今日毒品防制政策「斷癮優先，降低需求」的方向。

我國反毒四大區塊工作重點

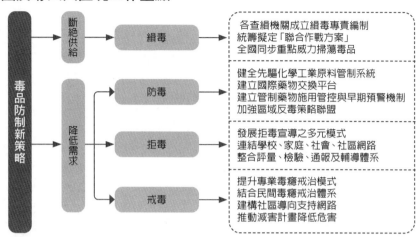

藥物濫用的原因

個人因素	體質缺陷、好奇、尋求刺激、反抗權威、被忽視、人格發展缺陷（情緒不穩、悲觀、無法忍受挫折、自我脆弱）
環境因素	家庭方面：婚姻不完整、管教不當、冷漠、衝突性家庭 生活習慣之偏差、父母是酒癮或藥物濫用者 學校因素：課業壓力大適應不良、尋求團體及朋友認同、反抗權威
社會經濟地位	社會風氣的影響、醫源性所造成
教育因素	缺乏正確人生觀及價值觀、自我表現及成就未受到肯定、缺乏自我表現的機會、錯誤行為未能及時導正
社會因素	文化風氣、金錢、奢靡、娛樂及生活空間的影響

毒品案件裁判確定有罪人數再累犯情形表

年別	毒品犯		
	總計	同罪名	
	a	b	c=b/a
90年	13,511	9,035	66.9%
91年	11,856	7,780	65.6%
92年	12,677	8,368	66.0%
93年	14,640	9,903	67.6%
94年	22,540	15,873	70.4%
95年	24,545	18,568	75.6%
96年	27,199	21,775	80.1%
97年	41,120	35,732	86.9%
98年	36,758	31,437	85.6%
99年	35,460	29,238	82.5%

資料來源：2010 年 12 月法務統計月報。
註：本表「同罪名」係本次犯罪經與其前科罪名比對為相同罪名者。

15-2 美沙冬替代療法

臺灣地區於民國 73 年出現第一位愛滋病患，77 年出現第一位藥癮愛滋病犯，愛滋病毒之疫情在過去二十年尚在控制之中，然至 93 年愛滋病毒感染人數衝破千人大關後，於 94、95 年疫情達到顛峰。

若以感染愛滋病毒之因素統計發現，其中又以毒癮者所占比例最高（42％），顯見毒癮者之間因共用針具或稀釋液等危險行為所造成感染 HIV 之比例甚高，國內毒品使用者因共用針具或稀釋液以及缺乏正確完善之衛教知識等因素，造成毒癮者感染愛滋病毒之人數遽增，成為愛滋感染者之主要族群。

衛生福利部配合法務部參考國外之減害計畫，而於 95 年確立我國推行毒品病患愛滋減害計畫政策之大方針，包含清潔針具計畫、替代療法計畫以及諮商教育與轉介戒毒等措施。於 94 年先後公告《替代療法作業原則》、《辦理替代療法業務之作業基準》及《替代療法臨床規範》以進行減害計畫，疾病管制署於 94 年 12 月 6 日核定「毒品愛滋病患減害計畫」，並選擇臺北市、臺北縣、桃園縣及臺南縣 4 縣市先行試辦，開始我國毒品愛滋病患減害計畫之執行。

於 95 年 3 月 7 日修正上開《替代療法作業原則》、《辦理替代療法業務之作業基準》及《替代療法臨床規範》整合為《毒品病患愛滋減害計畫之鴉片類物質成癮替代療法作業基準》，並擴大至全國實施。

根據現行之《鴉片類物質成癮替代療法作業基準》規定，我國替代療法之收案原則為：

1. 經精神科專科醫師診斷符合心理疾病診斷統計手冊第四版（DSM-IV）鴉片類成癮者，且無不適合使用，或對美沙冬鹽酸鹽（Methadone HCL）、丁基原啡因鹽酸鹽（Buprenorphine HCL）有使用禁忌者。

2. 採替代療法個案應簽署行為約定書。未滿二十歲之限制行為能力人，經精神科專科醫師證明以其他方式戒癮無效者，應與其法定代理人共同簽署。未滿二十歲已結婚者，由本人簽署，不須經法定代理人同意。無行為能力人，應由法定代理人代為簽署。

3. 替代療法藥物以美沙冬鹽酸鹽及丁基原啡因鹽酸鹽為主。

4. 替代療法藥物應由執行替代療法之醫師處方，並應在醫事人員監督下服用。

5. 替代療法以三個月至六個月為一次療程，每次療程結束後須重新接受評估。

6. 採替代療法個案應依需要不定期接受鴉片類、其他毒品尿液篩檢，或人類免疫缺乏病毒（HIV）篩檢。

7. 收案及治療紀錄應包括：病史、身心狀況、意願、動機、各項檢查（檢驗）報告、個案配合度及相關治療評估等事項。

8. 個案如連續兩週未依約接受替代療法，視為終止治療。依個案需要可再開始接受治療。

9. 替代療法執行機構及其所屬人員，因職務或執行業務知悉或持有他人秘密之資訊，不得無故洩漏。

美沙冬（圖左）與海洛因（圖右）之結構式

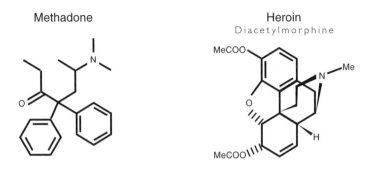

Methadone

Heroin
Diacetylmorphine

美沙冬維持療法與替代療法比較

	維持療法	替代療法
意義	長期持續提供毒癮者藥物	取代原有藥物的治療
藥物	海洛因（英國、荷蘭）、美沙冬、丁基原啡因	美沙冬 丁基原啡因

美沙冬替代療法成效圖

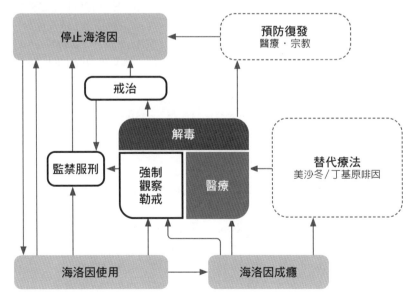

15-3 藥物濫用尿液篩檢

濫用藥物尿液檢驗依《濫用藥物尿液檢驗作業準則》（民國 103 年 10 月 23 日）規定辦理。

尿液檢驗，分為初步檢驗及確認檢驗。初步檢驗應採用免疫學分析方法。檢驗結果尿液檢體中濫用藥物或其代謝物之濃度在下列閾值以上者，應判定為陽性：

1. **安非他命類藥物**：500 ng/mL。
2. **鴉片代謝物**：300 ng/mL。
3. **大麻代謝物**：50 ng/mL。
4. **古柯代謝物**：300 ng/mL。
5. **愷他命代謝物**：100 ng/mL。

前項以外之濫用藥物或其代謝物，其初步檢驗結果依各該免疫學分析方法載明之依據及閾值認定之。無適當免疫學分析方法者，得採用其他適當之儀器分析方法檢驗，並依其最低可定量濃度訂定適當閾值。

初步檢驗結果在閾值以上或有疑義之尿液檢體，應再以氣相或液相層析質譜分析方法進行確認檢驗。確認檢驗結果在下列閾值以上者，應判定為陽性：

1. **安非他命類藥物**：
　（1）安非他命：500 ng/mL。
　（2）甲基安非他命：甲基安非他命 500 ng/mL，且其代謝物安非他命之濃度在 100 ng/mL 以上。
　（3）3,4- 亞甲基雙氧甲基安非他命（MDMA）：500 ng/mL。同時檢出 MDMA 及 MDA 時，兩種藥物之個別濃度均低於 500 ng/mL，但總濃度在 500ng/mL 以上者，亦判定為 MDMA 陽性。
　（4）3,4- 亞甲基雙氧安非他命（MDA）：500 ng/mL。
　（5）3,4- 亞甲基雙氧 -N- 乙基安非他命（MDEA）：500ng/mL。

2. **海洛因、鴉片代謝物**：
　（1）嗎啡：300 ng/mL。
　（2）可待因：300 ng/mL。

3. **大麻代謝物**（四氫大麻酚 -9- 甲酸，Delta-9-tetrahy drocannabinol-9-carboxylicacid）：15ng/mL。

4. **古柯代謝物**（苯甲醯基愛哥寧，Benzoylecgonine）：150 ng/mL。

5. **愷他命代謝物**
　（1）愷他命（Ketamine）：100 ng/mL。同時檢出愷他命及去甲基愷他命（Norketamine）時，兩種藥物之個別濃度均低於 100ng/mL，但總濃度在 100 ng/mL 以上者，亦判定為愷他命陽性。
　（2）去甲基愷他命：100 ng/mL。

前項以外之濫用藥物或其代謝物，得依各該氣相或液相層析質譜分析方法最低可定量濃度訂定適當閾值。

各級學校特定人員尿液篩檢

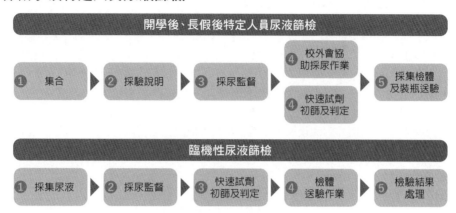

各級學校特定人員尿液篩檢作業流程圖

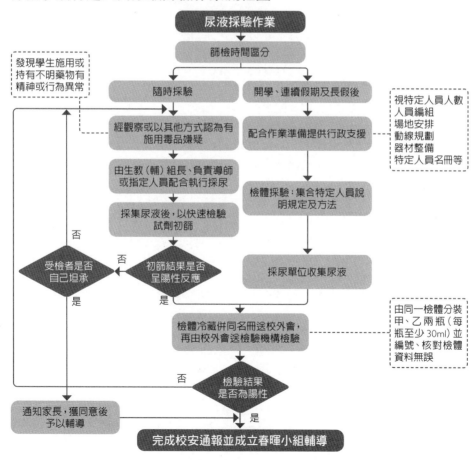

15-4 管制藥品分級及品項

「成癮性」與「習慣性」的根本區別在於有用藥成癮性者，於停藥後會產生戒斷症狀。如長期服用安眠藥的患者突然停藥，可出現乏力、焦慮、噁心、嘔吐、肌肉震顫，嚴重的還發生神志模糊。成癮性和戒斷症狀是臨床用藥中的一個嚴重問題。

由於「成癮性」還包括「生理成癮」與「心理成癮」，故毒癮者有成癮性後，縱使其生理成癮治癒後，由於心理成癮仍無法去除，故未能脫離施用毒品。

管制藥品依其習慣性、依賴性、濫用性及社會危害性之程度，分四級管理。管制藥品分級原則乃參採聯合國之分級精神，並依 88 年 8 月 18 日行政院衛生署管制藥品審議委員會第二次會議，其分級原則如下：

1. 第一級：

（1）成癮性較高，有高度濫用可能性之藥品或其他物質。（2）國內未核准使用於醫療用途之藥品、物質（如海洛因），或雖核准使用於醫療用途而國內有造成濫用之虞者（如嗎啡、鴉片）。

2. 第二級：

（1）有高度濫用可能性之藥品或其他物質，如 MDMA、LSD、PCP、古柯等。（2）國內未核准使用於醫療用途之藥品、物質（如安非他命、甲基安非他命、大麻等）或須嚴格監督控管方可使用於醫藥或科學上之藥品或其他物質（如可待因、吩坦尼、配西汀、美沙冬等）。（3）濫用可能造成嚴重心理或生理依賴。

3. 第三級：

（1）藥品或其他物質，其濫用可能性較第一級及第二級為低者。（2）國內核准使用於醫療用途之藥品、物質。（3）濫用可能導致中度至輕度心理或生理依賴，如愷他命、FM2、丁基原啡因、硝甲西泮（Nimetazepam）、戊巴比妥（Pentobarbital）等。

4. 第四級：

（1）藥品或其他物質，其濫用可能性較第三級為低者。（2）國內核准使用於醫療用途之藥品、物質或先驅化學品或有加強管理必要之藥，如假麻黃鹼（Pseudoephedrine)、甲基麻黃鹼（Methylephedrine）等。（3）濫用產生之心理或生理依賴性較第三級為低者，如阿普唑他（Alprazolam）、去甲羥安定（Oxazepam）、苯巴比妥（Phenobarbital）、佐沛眠（Zolpidem)、特拉嗎寶（Tramadol）等。

依據《毒品危害防制條例》第 2 條第 2 項之規定，將毒品依其成癮性、濫用性及社會危害性分為四級：

第一級：禁止醫療使用，高成癮性之麻醉藥品，唯 cocaine、opium、morphine 除外。如海洛因、嗎啡、鴉片、古柯鹼，國內第一級毒品之施用，則以海洛因及嗎啡為大宗。

第二級：禁止醫療使用之影響精神藥品，或成癮性較第一級為低之麻醉藥品，惟大麻除外。如安非他命、MDMA（搖頭丸）、大麻、LSD（搖腳丸、一粒沙）、速賜康。國內第二級毒品之施用，則以安非他命及甲基安非他命類為大宗。

第三級：醫療上使用，且成癮性較第二級為低之麻醉藥品，或醫療上使用，國內有濫用之虞之影響精神藥。如 FM2、小白板、丁基原啡因、Ketamine（K 他命）。

第四級：濫用性較第三級為低之影響精神藥品，或有管制必要之前驅化學物。如蝴蝶片、Diazepam（安定、煩寧）、Lorazepam、Nimetazepam（一粒眠）。

我國管制藥品與毒品共分四級

常見濫用藥物分級			
第一級	**第二級**	**第三級**	**第四級**
1. 海洛因 2. 嗎啡 3. 鴉片 4. 古柯鹼	1. 安非他命 2. MDMA（搖頭丸） 3. 大麻 4. LSD（搖腳丸、一粒沙） 5. Psilocybine（西洛西賓）	1. FM2 2. 小白板 3. 丁基原啡因 4. Ketamine（愷他命） 5. Nimetazepam（一粒眠）	1. Alprazolam（蝴蝶片） 2. Diazepam（安定、煩寧） 3. Lorazepam 4. Tramadol（特拉嗎寶）

近年管制藥品與毒品之增修情形

品項		管制藥品	毒品
5-MeO-DIPT	100年1月14日	第四級	第四級
Thiamylal	100年1月14日	第四級	未列入
Mephedrone	99年7月29日	第三級	第三級
Brotizolam	99年4月2日	第三級→第四級	第四級
PMEA	98年4月9日	第三級	第三級
Zaleplon	98年4月9日	第四級	第四級
Nalbuphine	96年2月16日	第三級→非管制藥品	刪除
Tramadol	96年2月16日	第三級→第四級	第四級
PMMA	95年8月8日	第二級	第三級
Clobenzorex	95年8月8日	第四級	未列入
Nimetazepam	95年8月8日	第四級→第三級	第三級

第一級管制藥品

項次	中文品名	英文品名	備註
1	乙醯托啡因	Acetorphine	（1）麻醉藥品
2	古柯鹼	Cocaine	（1）麻醉藥品 （3）修正
3	二氫去氧嗎啡	Desomorphine	（1）麻醉藥品
4	二氫愛托啡因	Dihydroetorphine	（1）麻醉藥品
5	愛托啡因	Etorphine	（1）麻醉藥品
6	海洛因	Heroin	（1）麻醉藥品 （3）修正
7	酚派丙酮	Ketobemidone	（1）麻醉藥品
8	鴉片（阿片）	Opium	（1）麻醉藥品
9	嗎啡	Morphine	（1）麻醉藥品 （3）修正

15-5 藥物濫用防治歷史

鴉片／罌粟在中國的輸入可以追溯自西元第七世紀，鴉片／罌粟使用在《本草拾遺》、《開寶本草》、《本草綱目》等醫學典籍中皆有記載，至 1729 年雍正頒布禁烟令止，中國對鴉片的使用已有數百年歷史。

1729 年的禁煙令僅規範販售鴉片與開設烟館，並未規範吸食行為，一直到 1764 年始有地方性法令規範禁止民眾吸食鴉片，至嘉慶 18 年（1813 年）始有全國性嚴禁吸食之條例，從禁止興販與開設煙館開始一直到禁吸，期間八十餘年並未規範施用行為。

我國對毒品之規範，可追溯自清雍正 8 年時期（1729 年）所頒布世界上第一個禁煙令，但當時禁煙令僅規範販售鴉片及私開煙館。至乾隆 29 年（1764 年）臺灣鳳山縣頒布嚴禁民眾吸食鴉片之地方性反毒禁令，才開始有禁止民眾吸食鴉片之法令規範。

民國成立後對毒品的法令規範主要延續清朝絕對禁止政策，以沿用自清朝新刑律鴉片煙罪章為主，吸食鴉片煙者，處五等有期徒刑（1 年以下 1 月以上）或 1000 元以下罰金。

民國 16 年（1927 年）國民政府奠都南京時，在中華民國拒毒會呈請下，由國民政府財政部設立禁煙處，並頒訂《禁煙暫行章程》，規定凡人民有鴉片烟癮者，除 25 歲以下絕對強迫禁吸外，25 歲以上者因年老或疾病關係，需請領戒煙執照保證戒煙方准吸食，並應用按年減食方法，自民國 17 年起每年至少減食 1/3，至 19 年止一律完全禁絕。

民國 17 年訂定《禁煙法》及《禁煙實行條例》，並規定民國 18 年 3 月 1 日後吸食鴉片者，依《刑法》第 275 條治罪（1000 元以下罰金）。《禁烟實行條例》則規定各地方政府得設立戒烟所及戒烟分所，但應一律於民國 18 年 2 月底撤廢。

國民政府播遷來台後，對臺灣的毒品管制主要為特別法《禁煙禁毒治罪暫行條例》。《禁煙禁毒治罪暫行條例》第 6 條則規定：「施打嗎啡或吸用毒品者處死刑。吸食鴉片者處一年以上 5 年以下有期徒刑，得併科 1000 元以下罰金，有癮者並限期交醫勒令戒絕，經交醫戒絕後而復吸食者，處死刑或無期徒刑。」民國 34 年 12 月修訂後更提高刑度，施打嗎啡或吸用毒品者仍處死刑。吸食鴉片者處 5 年以上 10 年以下有期徒刑，得併科 5000 元以下罰金，經勒令戒除後復吸食者，處死刑或無期徒刑。特別法對吸食毒品者嚴刑峻罰程度有此可見一斑。

在《禁煙禁毒治罪條例》於民國 41 年 6 月屆滿廢止後，煙毒案件仍不斷增加，立法院於 1955 年審議制訂《戡亂時期肅清煙毒條例》，除勒戒規定外，此時已規定勒戒處所由公立醫院附設。至 81 年修訂時，新增觀察勒戒之規定。同時將《戡亂時期肅清煙毒條例》更名為《肅清煙毒條例》。至 86 年再次修訂時，對《肅清煙毒條例》進行大幅度修正，並更名為《毒品危害防制條例》。

各時期禁毒法規之立法目的與施用毒品規範（民國後）

時間	法規	立法目的	施用毒品刑罰與處遇
1911（民國）	沿用新刑律（清制訂未頒布）	未明文	1年以下徒刑或1千元以下罰金。
1927	禁煙暫行章程	3年內完全禁絕鴉片煙	25歲以下禁吸；25歲以上漸禁特許管理。
1928	刑法鴉片罪章	未明文	1千元以下罰金。
1928	禁煙條例	3年內完全禁絕鴉片煙	25歲以下處1～5年徒刑；25歲以上私自吸食處3年以下徒刑或3千元以下罰金，再犯加重1/3。
1928	禁煙法	未明文（禁煙）	1千元以下罰金。
1929	禁煙法	未明文（禁煙）	1年以下徒刑得併科1千元以下罰金。
1930	禁煙法實行規則	未明文（禁煙）	有煙癮者限期勒令禁絕。
1935	禁煙治罪暫行條例	未明文（禁煙）	1年以下徒刑得併科1千元以下罰金，有癮者並限期令戒絕。再犯者，處5～10年徒刑得併科5千元以下罰金，並勒令戒絕。三犯者處死刑。
1935	禁毒治罪暫行條例	未明文（禁毒）	民國24年施打毒品者，處1～3年徒刑，並勒令戒絕，再犯者處死刑；民國25年施打毒品者，處3～7年徒刑，並勒令戒絕，再犯者處死刑；民國26年施打毒品者，處死刑。
1941	禁煙禁毒治罪暫行條例	未明文（禁煙毒）	施打嗎啡或吸食毒品者處死刑；吸食鴉片者，處1～5年（5～10年）徒刑得併科1千元（5千元）以下罰金，有癮者並勒令戒絕，富吸者處死刑或無期徒刑。
1946	禁煙禁毒治罪條例	未明文（禁煙毒）	施打嗎啡或吸食毒品者處3～10年徒刑；吸食鴉片者處1～5年徒刑。前二項應勒令禁戒，再犯處死刑或無期徒刑。
1955	戡亂時期肅清煙毒條例	肅清煙毒，防止共匪毒化，貫徹禁政	施用毒品或鴉片者處3 ～7年徒刑；吸用 煙或抵癮物品者處1～3年徒刑；前兩項強制勒戒，再犯者加重本刑至1/3；3犯者處死刑。
1992	肅清煙毒條例（原戡亂時期肅清煙毒條例）	肅清煙毒，維護國民身心健康	增加裁定勒戒前的勒戒觀察規定，以及勒戒與觀察日數折抵刑期規定。
1997	毒品危害防制條例（原肅清煙毒條例）	防制毒品危害，維護國民身心健康	毒品分級，施用第一級毒品者處6月～5年徒刑，施用第二級毒品者處3年以下徒刑。觀察勒戒與強制戒治優先於刑罰。
2003	毒品危害防制條例	防制毒品危害，維護國民身心健康	延長觀察勒戒期間至2月，戒治期間改為6月以上不得逾1年。勒戒處所於看守所、少觀所或醫院內附設。
2008	毒品危害防制條例	防制毒品危害，維護國民身心健康	增設附命完成戒癮治療之緩起訴處分優先於觀察勒戒規定。
2009	毒品危害防制條例	防制毒品危害，維護國民身心健康	增設觀察勒戒或強制戒治期滿後，由公立就業輔導機構輔導就業規定。

資料整理自中國禁煙法令變遷史。國民政府禁煙史料、立法院法律系統

15-6 我國藥癮治療模式

　　我國在 87 年 5 月《毒品危害防制條例》實施前，對吸毒犯採「以判刑為主，勒戒為輔」之處遇方式。當時因專門戒癮醫療機構欠缺，法令尚無強制戒治規定，致許多煙毒、麻藥犯一旦被查獲，即先移送看守所羈押，以免日後追捕困難，迄判刑確定送監執行。因此強制吸毒犯戒癮並不普及，亦不受重視。

　　我國之戒毒過程雖歷經三個階段，從觀察、勒戒，經強制戒治，至最後之追蹤輔導。希從生理解毒、心理治療，及社會復健等三階段矯正程序獲得重生。其中強制戒治階段是戒毒工作的核心，此亦為我國戒毒工作之重點。

　　吸毒犯開始被移送觀察、勒戒，先施以生理解毒，解毒期間一般較重醫療協助，以協助克服戒斷症狀。

　　依《毒品危害防制條例》第 20 條規定，犯第 10 條之施用毒品罪，由檢察官先將被告送勒戒處所觀察、勒戒，經觀察、勒戒後，若有繼續施用毒品傾向者，由檢察官聲請法院裁定令入戒治處所施以強制戒治，其期間為一年。

　　又依該條例第 22 條規定，強制戒治執行已滿三個月，戒治處所認無繼續戒治之必要者，得檢具事證，報由檢察官聲請法院裁定停止戒治，停止期間應付保護管束，期滿未經撤銷者，視為強制戒治期滿。

　　依《戒治所實施階段處遇課程應行注意事項》（民國 93 年）第 3 項規定，其處遇重點及課程內容如下：

　　1. 調適期：處遇重點在培養受戒治人體力毅力，增進其戒毒信心。課程內容強調受戒治人生活規律性與體能表現。

　　2. 心理輔導期：處遇重點在激發受戒治人戒毒動機與更生意志，協助其戒除對毒品之心理依賴。課程內容強調受戒治人生活規律性、對毒品的正確認識，與輔導課程參與。

　　3. 社會適應期：處遇重點在重建受戒治人之人際關係，與解決問題能力，協助其復歸社會。課程內容強調受戒治人生活規律性、社會資源運用之認識，與社會適應課程參與。

　　停止強制戒治期間應付保護管束，交由地檢署觀護人執行保護管束，進行追蹤輔導。依法務部規定需接受三階段之定期採尿，第一階段：前二個月每二週採一次。第二階段：中間三個月每月採一次。第三階段：所餘月份每二個月採一次。

　　另若有事實可疑為施用毒品時，可通知其於 24 小時內到場採驗尿液，為不定期採尿。採驗尿液結果報告，若呈陽性反應，執行之觀護人即須簽報檢察官聲請法院撤銷停止強制戒治之裁定，令入戒治所繼續施以未完之戒治，其前之停止期間，不算入強制戒治期間。惟若尿液檢驗報告，均未呈陽性反應，保護管束期滿未經撤銷者，視為強制戒治期滿。

現行毒品施用者處遇階段與模式

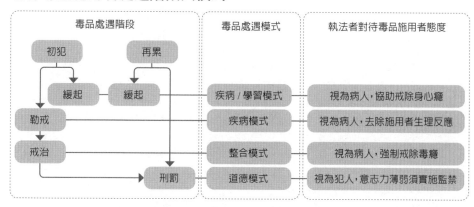

我國藥癮戒治體系主要戒治機構

戒治機構	說明
矯札機構	包括觀察勒戒(生理勒戒)、強制戒治（心理戒治）及監獄等三個系統
醫療機構	衛生福利部認定合格之藥癮戒治醫療機構有159家，治療對象以鴉片類成癮之美沙酮替代治療為主
宗教戒毒輔導機構	宗教戒毒組織為臺灣社區戒毒之主

毒品犯（初犯、含 5 年後再犯）司法處遇流程圖

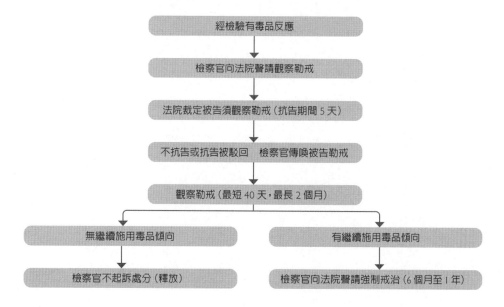

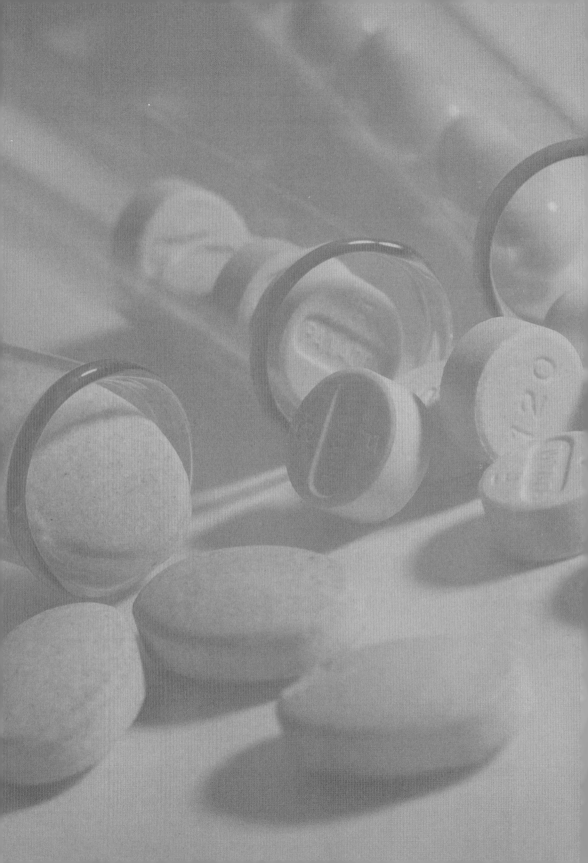

五、

化粧品衛生管理、查驗登記及廣告管理

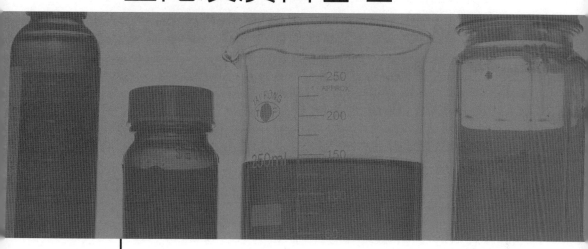

16-1 化粧品的種類、範圍

　　化粧品，依《化粧品衛生安全管理法》（民國107年5月2日）係指施於人體外部，以潤澤髮膚，刺激嗅覺，掩飾體臭或修飾容貌之物品；其範圍及種類，由中央衛生主管機關公告之。

市面常見的化粧品

1. 清潔用化粧品

（1）香皂：植物香皂，溫和洗淨及清除身體汙垢。

（2）洗面皂：清潔與清除臉部汙垢和油脂。

（3）酵素洗面霜：含有鳳梨或木瓜酵素，幫助表皮老舊角質的去除，促進表皮代謝的正常。

（4）洗髮精：清除、洗淨頭髮的汙垢。

（5）滋養洗髮精：洗淨頭髮的汙垢，滋潤髮絲和滋養髮根，強化髮質。

2. 保養用化粧品

（1）收斂化粧水：收斂毛孔，潤澤皮膚。

（2）乳液：供給皮膚水分、油分，具皮膚滋潤效果。

（3）晚霜：提供皮膚機能性活性成分及營養，利用皮膚在晚間的修護，促進皮膚吸收有效成分，改善膚質。

（4）眼霜：滋養眼部肌膚，舒緩眼部腫及減少眼袋產生。

（5）膠原蛋白面膜：可使肌膚立即達到保濕、淡化細紋、美白、促進新陳代謝。

3. 彩粧用化粧品

（1）粉底液：美化膚色、修飾臉部瑕疵。

（2）粉底霜：美化膚色、修飾臉部瑕疵、粉體含量較粉底液高。

（3）兩用粉餅：含有天然保濕因子，有滋潤保濕的效果，兼具美化膚色，修飾臉部瑕疵。

（4）遮瑕膏：快速有效掩蓋瑕疵、遮蓋力強。

（5）蜜粉：可定粧，減少臉部油光、增加臉部透明度。

4. 頭髮用化粧品

（1）潤絲精：抗靜電，使頭髮柔順好梳理、有光澤。

（2）護髮護液：滋養髮根，使頭髮柔順滑潤，形成一層保護膜。

（3）滋養水：促進毛髮生長、防止掉髮。

（4）護髮霜：滋養髮絲，使頭髮柔順。

（5）護髮定型液：使頭髮定型。

5. 身體用化粧品

（1）沐浴乳：溫和洗淨身體表皮的污垢。

（2）沐浴鹽：軟化水質，洗後清新舒暢。

（3）沐浴膠：透明狀的溫和滋潤身體清潔用品。

（4）磨砂沐浴乳：洗淨身體表皮的污垢及清除身體老化角質。

（5）美體緊膚霜：超強滲透，強化彈性纖維活性，改善浮肉，重建肌膚的彈性。

化粧品種類表

一、頭髮用化粧品類

1.髮油	2.髮表染色劑	3.整髮液	4.髮蠟
5.髮膏	6.養髮液	7.固髮料	8.髮膠
9.髮霜	10.染髮劑	11.燙髮用劑	12.其他

二、洗髮用化粧品類

1.洗髮粉	2.洗髮精	3.洗髮膏	4.其他

三、化粧水類

1.剃鬍後用化粧水	2.一般化粧水	3.花露水	4.剃鬍水
5.黏液狀化粧水	6.護手液	7.其他	

四、化粧用油類

1.化粧用油	2.嬰兒用油	3.其他

五、香水類

1.一般香水	2.固形狀香水	3.粉狀香水	4.噴霧式香水
5.腋臭防止劑	6.其他		

六、香粉類

1.粉膏	2.粉餅	3.香粉	4.爽身粉
5.固形狀香粉	6.嬰兒用爽身粉	7.水粉	8.其他

七、面霜乳液類

1.剃鬍後用面霜	2.油質面霜（冷霜）	3.剃鬍膏	4.乳液
5.粉質面霜	6.護手霜	7.助曬面霜	8.防曬面霜
9.營養面霜	10.其他		

八、沐浴用化粧品類

1.沐浴油（乳）	2.浴鹽	3.其他

九、洗臉用化粧品類

1.洗面霜（乳）	2.洗膚粉	3.其他

十、粉底類

1.粉底霜	2.粉底液	3.其他

十一、唇膏類

1.唇膏	2.油唇膏	3.其他

十二、覆敷用化粧品類

1. 　紅	2.胭脂	3.其他

十三、眼部用化粧品類

1.眼皮膏	2.眼影膏	3.眼線膏	4.睫毛筆
5.眉筆	6.其他		

十四、指甲用化粧品類

1.指甲油	2.指甲油脫除液	3.其他

十五、香皂類

1.香皂	2.其他

16-2 化粧品的流通

（一）化粧品販賣的規定

1. 化粧品販賣業者，不得將化粧品之標籤、仿單、外包裝或容器等改變出售（第7條）。

2. 經中央主管機關公告之化粧品種類及一定規模之化粧品製造或輸入業者應於化粧品供應、販賣、贈送、公開陳列或提供消費者試用前，完成產品登錄及建立產品資訊檔案（第4條）。

3. 輸入特定用途化粧品，如係供個人自用或供申請查驗登記或供研究試驗之用者，不得供應、販賣、公開陳列、提供消費者試用或轉供他用（第5條）。

4. 化粧品業者於國內進行化粧品或化粧品成分之安全性評估，除有下列情形之一，並經中央主管機關許可者外，不得以動物作為檢測對象：(1) 該成分被廣泛使用，且其功能無法以其他成分替代。(2) 具評估資料顯示有損害人體健康之虞，須進行動物試驗者。違反前項規定之化粧品，不得販賣 (第6條)。

（二）化粧品輸入的規定

1. 製造或輸入經中央主管機關指定公告之特定用途化粧品者，應向中央主管機關申請查驗登記，經核准並發給許可證後，始得製造或輸入。取得許可證之化粧品，非經中央主管機關核准，不得變更原登記事項。但經中央主管機關公告得自行變更之事項，不在此限（第5條）。

2. 化粧品之外包裝或容器，應明顯標示製造或輸入業者之名稱、地址及電話號碼；輸入產品之原產地（國）（第7條）。

3. 化粧品業者依本法辦理化粧品登錄、申請查驗登記、申請化粧品優良製造準則符合性檢查、申請化粧品輸入之邊境抽查與抽樣檢驗及申請證明書，應繳納費用（第30條）。

4. 經中央主管機關公告之化粧品種類及一定規模之化粧品製造或輸入業者應於化粧品供應、販賣、贈送、公開陳列或提供消費者試用前，完成產品登錄及建立產品資訊檔案（第4條）。

5. 輸入特定用途化粧品，如係供個人自用或供申請查驗登記或供研究試驗之用者，不得供應、販賣、公開陳列、提供消費者試用或轉供他用（第5條）。

6. 化粧品業者疑有違反本法規定或化粧品有下列情形之一者，主管機關應即啟動調查，並得命化粧品業者暫停製造、輸入或販賣，或命其產品下架或予以封存：(1) 逾保存期限。(2) 來源不明。(3) 其他足以損害人體健康之情事（第15條）。

7. 化粧品製造或輸入業者如有違反第4條至第8條及第10條者，應即通知販賣業者，並於主管機關所定期限內回收市售違規產品。化粧品來源不明或其他經中央主管機關公告有害衛生安全，亦同。製造或輸入業者回收化粧品時，販賣業者應予配合（第17條）。

《化粧品衛生安全管理法》第 15 ～ 18 條所稱來源不明之化粧品

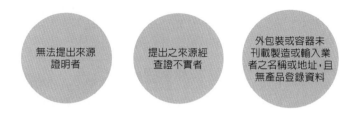

無法提出來源證明者

提出之來源經查證不實者

外包裝或容器未刊載製造或輸入業者之名稱或地址，且無產品登錄資料

化粧品衛生安全管理法個施行日期

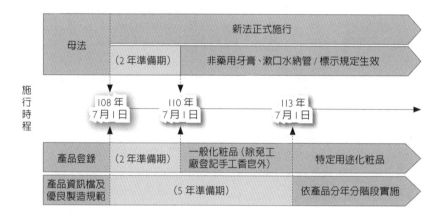

《化粧品衛生安全管理法》第 4 條建立 PIF 制度

PIF 制度

● Product Information File，產品資訊檔案：有關於化粧品品質、安全及功能之資料文件。

動機

● 一般化粧品免經上市前審查，產品品質、安全性與效能性資料難以追溯。
● 參酌歐盟等國際間管理模式，賦予業者確保產品品質、安全及功能之基本責任。

規範

● 經中央主管機關公告之化粧品種類及一定規模之製造及輸入化粧品業者應於產品販賣、贈送或提供消費者試用前，建立完整之產品資訊檔案。
● 項目、變更及其他應遵行事項將另訂辦法規範。

16-3 化粧品稽查與取締

化粧品的主管機關，依《化粧品衛生安全管理法》第 2 條，在中央為衛生福利部；在直轄市為直轄市政府；在縣（市）為縣（市）政府。

化粧品抽查、檢驗及管制

主管機關得派員進入化粧品業者之處所，抽查其設施、產品資訊檔案、產品供應來源與流向資料、相關紀錄及文件等資料，或抽樣檢驗化粧品或其使用之原料，化粧品業者應予配合，不得規避、妨礙或拒絕。

主管機關為前項抽樣檢驗時，其抽樣檢驗之數量，以足供抽樣檢驗之用為限，並應交付憑據予業者。執行抽查或抽樣檢驗之人員依法執行公務時，應出示執行職務之證明文件（第 13 條）。

中央主管機關為加強輸入化粧品之邊境管理，得對有害衛生安全之虞之化粧品，公告一定種類或品項，經抽查、抽樣檢驗合格後，始得輸入。前項抽查、抽樣檢驗之方式、方法、項目、範圍及其他應遵行事項之辦法，由中央主管機關定之（第 14 條）。

化粧品業者疑有違反本法規定或化粧品有下列情形之一者，主管機關應即啟動調查，並得命化粧品業者暫停製造、輸入或販賣，或命其產品下架或予以封存：1. 逾保存期限。2. 來源不明。3. 其他足以損害人體健康之情事。

主管機關執行前項調查或本法其他之抽查、抽樣檢驗，得命化粧品業者提供原廠檢驗規格、檢驗方法、檢驗報告書與檢驗所需之資訊、樣品、對照標準品及有關資料，化粧品業者應予配合，不得規避、妨礙或拒絕。經調查無違規者，應撤銷原處分，並予啟封（第 15 條）。

主管機關對於檢舉查獲違反本法規定之化粧品、標示、宣傳、廣告或化粧品業者，除應對檢舉人身分資料嚴守秘密外，並得酌予獎勵。檢舉獎勵辦法，由中央主管機關定之（第 19 條）。

《化粧品衛生安全案件檢舉獎勵辦法》（民國 108 年 06 月 27 日）係依《化粧品衛生安全管理法》第 19 條第 2 項規定訂定之。

檢舉人檢舉違反本法規定案件時，得以書面、言詞、電子郵件或其他方式敘明下列事項，向主管機關提出。以言詞檢舉者，應由受理檢舉機關作成紀錄，並與檢舉人確認其檢舉內容。受理檢舉機關對檢舉事項無管轄權者，應於確認管轄機關後 7 日內移送該機關，並通知檢舉人（第 2 條）。

主管機關對前條之檢舉，應迅速確實處理，並自接獲檢舉之次日起 30 日內，將處理情形通知檢舉人（第 3 條）。

因檢舉而查獲違反本法規定情事者，直轄市、縣（市）主管機關得發給檢舉人至少罰鍰實收金額百分之五之獎金。檢舉人現為或曾為被檢舉人之受雇人，且檢舉內容有如化粧品含有汞、鉛或其他經中央主管機關公告禁止使用之成分。者，得發給檢舉人至少罰鍰實收金額百分之十之獎金（第 4 條）。

《化粧品衛生安全管理法》新制重要時間點

- 108.07.01　化妝品衛生安全管理法，新法上路
- 108.11.09　禁止動物試驗，許可之化粧品成分安全性評估例外
- 109.01.01　特定用途化粧品成分名稱及使用限制表施行
- 110.07.01　將非藥用之牙膏、漱口水納入化粧品管理
　　　　　　外包裝、容器、標籤或仿單之標示規定施行
　　　　　　一般化粧品需完成產品登錄，免工廠登記固態手工香皂業除外
　　　　　　▶包含嬰兒用、唇用、眼部用與非藥用牙膏、漱口水
- 113.07.01　廢止查驗登記
　　　　　　特定用途化粧品需完成產品登錄、PIF、符合 GMP
　　　　　　▶包含染髮劑、護髮劑、止汗制臭劑、軟化角質、面皰預防、美白牙齒等
- 114.07.01　嬰兒用、唇用、眼部用與非藥用牙膏、漱口水需完成 PIF、符合 GMP
- 115.07.01　一般化粧品需完成 PIF、符合 GMP，免工廠登記固態手工香皂業除外

食品藥物管理署──食品藥物業者登錄平台（非登不可）

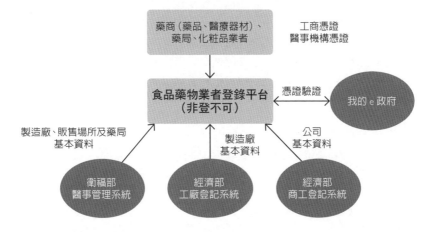

《化粧品衛生安全管理法》第 12 條～第 18 條，主動通報、邊境查驗及下架回收規定

主動通報	參酌歐盟化粧品管理，定明化粧品業者對於化粧品引起之嚴重不良反應事件及發現產品有危害衛生安全或有危害之虞，應行通報，並採取必要之處置。
邊境查驗	為加強源頭管理，定明中央主管機關得參酌產品風險程度、國內外警訊等有關資料，對於有害衛生安全之虞之化粧品，公告為邊境管制之抽查、抽樣檢驗措施。
主動通報	定明違規化粧品不得供應、販賣、贈送、公開陳列或提供消費者試用，應於主管機關所定期限內回收或銷毀。

16-4 化粧品管理

　　《化粧品衛生管理條例》於民國107年5月2日經修正後，法律名稱現更名為《化粧品衛生安全管理法》，為避免過大衝擊，使化粧品業者得因應調整，該修法施行日期經行政院核定除化粧品應標示事項相關規定自110年7月1日施行外，其餘規定於108年7月1日起正式施行生效。

　　《化粧品衛生安全管理法》第1條：為維護化粧品之衛生安全，以保障國民健康，特制定本法。主管機關：在中央為衛生福利部；在直轄市為直轄市政府；在縣（市）為縣（市）政府（第2條）。

　　為使我國化粧品管理規定與國際接軌，將非藥用之牙膏及漱口水等口腔清潔製劑納入管理，參考國際間化粧品定義，化粧品係指施於人體外部、牙齒或口腔黏膜，用以潤澤髮膚、刺激嗅覺、改善體味、修飾容貌或清潔身體之製劑。但依其他法令認屬藥物者，不在此限（第3條）。

　　為加強化粧品上市後品質安全管控，參酌歐盟等國際間管理模式，於第4條定明經中央主管機關公告之化粧品種類及一定規模之製造業者（包括國內自行製造或委託製造者，但不包括受託製造者）或輸入業者，應於產品供應、販賣、贈送、公開陳列或提供消費者試用前建立完整之產品資訊檔案。產品資訊檔案包含產品基本資料、安全性評估資料、製程、符合化粧品優良製造準則聲明及功能性測試資料等；並定明化粧品製造或輸入業者於產品供應、販賣、贈送、公開陳列或提供消費者試用前應完成產品登錄，以強化管理。

　　為符實際管理需求，有關辦理產品登錄及建立產品資訊檔案之相關辦法，授權由中央主管機關定之。

　　新法重點如下：

1. 修改化粧品定義：將非藥用之牙膏及漱口水納入化粧品管理。
2. 產品登錄制度：產品於上市前，業者須將產品登錄電子系統，產品資訊公開透明。
3. 建立產品資訊檔案：建立產品的安全與功能資料，並由專業領域的安全資料簽署人員確認產品安全（產品資訊檔案，PIF）。
4. 化粧品優良製造準則：化粧品製造場所須符合優良製造準則（GMP）。
5. 特定用途化粧品查驗登記：修正含藥（含有醫療及毒劇藥品成分）化粧品名稱為特定用途化粧品，新法實施五年內逐步以產品資訊檔案（PIF）制度取代查驗登記制度。
6. 主動通報、邊境查驗及下架回收。
（1）明訂廠商應該對化粧品引起不良反應事件或有衛生安全及危害疑慮者，採取必要措施。
（2）加強源頭管理，明定邊境查驗抽查抽樣措施。
（3）明訂違規廠商應限期回收或銷毀。
7. 廢除刑事罰並提高罰緩。
（1）配合國際趨勢除罪化，廢除刑事罰並提高罰鍰。
（2）涉及衛生安全者罰鍰並限期改善；未涉衛生安全者，限期改善，違者罰緩。
8. 取消廣告事前審查：歐美日等先進國並無化粧品廣告事前審查制度，我國也依據106年1月6日大法官744解釋取消廣告事前審查制度。

《化粧品衛生安全管理法》原規定 vs 新規定

變更項目	原規定	新規定
法律名稱	化粧品衛生管理條例	化粧品衛生安全管理法
新增化粧品使用範圍	口腔用化粧品類別僅有牙齒美白劑、牙齒美白牙膏	非藥用之牙膏漱口水
含藥化粧品名稱	化粧品含有醫療或毒劇藥品基準（含藥化粧品基準）	特定用途化粧品
含藥化粧品查驗登記作業	上市前需取得許可證才可販售	不需取得許可證，但需完成以下作業始可販售： 1.產品登錄制度 2.建立產品資訊檔案 (PIF) ＊ 3.製造場所須符合優良製造準則 (GMP)
一般化粧品	產品無含藥成分，符合「化粧品衛生管理條例」規範即可公開販售	需完成以下作業始可販售！ 1.產品登錄制度 2.建立產品資訊檔案 (PIF) 3.製造場所須符合優良製造準則 (GMP)
色素查驗	輸入化粧品色素需進行查驗登記	廢除化粧品色素查驗登記，並實施產品登錄制度。

＊ 新法實施五年內，逐步由「產品登錄制度」及「建立產品資訊檔案 (PIF)」取代。

《化粧品衛生安全管理法》修法 8 大重點

① 修改化粧品定義，符合國際管理

新增產品登錄制度，掌握上市後流通 ②　上市前　上市後　⑥ 主動通報、邊境查驗及下架回收

建立產品資訊檔案 (PIE)，納入專業人員評估 ③　　⑦ 廢除刑事罰提高罰鍰，新增吹哨子條款

化粧品優良製造準則 (GMP)，確保產品生產品質 ④　　⑧ 取消廣告事前審查，提高違規廣告罰則

⑤ 5 年制度轉換期內，特定用途化粧品查驗登記

17-1 化粧品查驗登記

製造或輸入經中央主管機關指定公告之特定用途化粧品者，應向中央主管機關申請查驗登記，經核准並發給許可證後，始得製造或輸入。前項取得許可證之化粧品，非經中央主管機關核准，不得變更原登記事項。但經中央主管機關公告得自行變更之事項，不在此限（第 5 條）。

輸入特定用途化粧品有下列情形之一者，得免申請第一項之查驗登記，並不得供應、販賣、公開陳列、提供消費者試用或轉供他用（第 5 條）：

1. 供個人自用，其數量符合中央主管機關公告。
2. 供申請第一項之查驗登記或供研究試驗之用，經中央主管機關專案核准。

化粧品不得含有汞、鉛或其他經中央主管機關公告禁止使用之成分。但因當時科技或專業水準無可避免，致含有微量殘留，且其微量殘留對人體健康無危害者，不在此限。

中央主管機關為防免致敏、刺激、褪色等對人體健康有害之情事，得限制化粧品成分之使用。禁止使用與微量殘留、限制使用之成分或有其他影響衛生安全情事者，其成分、含量、使用部位、使用方法及其他應遵行事項，由中央主管機關公告之（第 6 條）。

化粧品業者於國內進行化粧品或化粧品成分之安全性評估，除有下列情形之一，並經中央主管機關許可者外，不得以動物作為檢測對象：

1. 該成分被廣泛使用，且其功能無法以其他成分替代。
2. 具評估資料顯示有損害人體健康之虞，須進行動物試驗者。違反前項規定之化粧品，不得販賣。

化粧品製造場所應符合化粧品製造工廠設廠標準；除經中央主管機關會同中央工業主管機關公告者外，應完成工廠登記。經中央主管機關公告之化粧品種類，其化粧品製造場所應符合化粧品優良製造準則，中央主管機關得執行現場檢查。化粧品之國外製造場所，準用前項規定（第 8 條）。

製造化粧品，應聘請藥師或具化粧品專業技術人員駐廠監督調配製造。前項化粧品專業技術人員資格、訓練、職責及其他應遵行事項之辦法，由中央主管機關定之（第 9 條）。

化粧品之外包裝或容器，應明顯標示下列事項（第 7 條）：

1. 品名。
2. 用途。
3. 用法及保存方法。
4. 淨重、容量或數量。
5. 全成分名稱，特定用途化粧品應另標示所含特定用途成分之含量。
6. 使用注意事項。
7. 製造或輸入業者之名稱、地址及電話號碼；輸入產品之原產地（國）。
8. 製造日期及有效期間，或製造日期及保存期限，或有效期間及保存期限。
9. 批號。
10. 其他經中央主管機關公告應標示事項。

前項所定標示事項，應以中文或國際通用符號標示之。但第五款事項，得以英文標示之。因外包裝或容器表面積過小或其他特殊情形致不能標示者，應於標籤、仿單或以其他方式刊載之。標示格式、方式及其他應遵行事項，由中央主管機關公告之。

化粧品販賣業者，不得將化粧品之標籤、仿單、外包裝或容器等改變出售。

我國未來化粧品安全管理架構

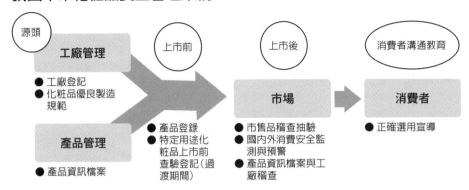

通常得使用之詞句例示或類似之詞句

種類	品目範圍	詞句
洗髮用化粧品類	1.洗髮精、洗髮乳、洗髮霜、洗髮凝膠、洗髮粉 2.其他	1.清潔毛髮頭皮髒污、清潔毛孔髒污 2. 滋潤/調理/活化/活絡/舒緩/強化滋養/強健髮根 3. 滋潤/調理/活化/活絡/舒緩/強化滋養頭皮 4. 滋潤/調理/活化/活絡/舒緩/強化滋養頭髮 5. 滋潤/調理/活化/活絡/舒緩/強化滋養毛髮 6. 滋潤/調理/活化/活絡/舒緩/強化滋養髮質 7.防止髮絲分叉、防止髮絲斷裂 8.調理因洗髮造成之靜電失衡，使頭髮易於梳理 9.防止（減少）毛髮帶靜電 10. 補充（保持）頭髮水分、補充(保持)頭髮油分 11. 使頭髮柔順富彈性 12. 防止（去除）頭皮之汗臭/異味/不良氣味 13. 防止（去除）頭髮之汗臭/異味/不良氣味 14. 使濃密、粗硬之毛髮更柔軟，易於梳理 15. 保持/維護/維持/調理頭皮的健康（良好狀態） 16. 保持/維護/維持/調理頭髮的健康（良好狀態） 17. 使頭髮呈現豐厚感、使頭髮呈現豐盈感、毛髮蓬鬆感（非指增加髮量） 18. 頭皮清涼舒爽感 19. 使秀髮氣味芳香 20. 使用時散發淡淡○○○（如玫瑰）香氣，可舒緩您的壓力 21.回復輕光采、晶亮光澤、青春的頭髮、呈現透亮光澤、迷人風采、迷人光采（彩）、清新、亮麗、自然光采（彩）、自然風采 22. 去除多餘油脂、控油、抗屑 23. 其他類似之詞句
香皂類	1.香皂 2.其他	1.清潔肌膚、滋潤肌膚、調理肌膚、去除髒污 2.去角質、促進角質更新代謝 3.淨白（嫩白）肌膚、美白肌膚、白肌膚、白皙 4.去除多餘油脂、控油、抗痘、保濕 5.使用時散發淡淡○○○（如玫瑰）香氣，可舒緩您的壓力 6.促進肌膚新陳代謝 7.展現肌膚自然光澤 8.通暢毛孔、緊緻毛孔、淨化毛孔、收斂毛孔 9.使人放鬆的○○○香氛 10.晶亮光澤、青春的容顏、呈現透亮光澤、均勻膚色、清新、亮麗、細緻肌膚、恢復生機、肌膚乾爽/平滑/柔嫩感、幫助維持肌膚健康（良好狀態）、幫助肌膚呼吸 11.其他類似之詞句

17-2 化粧品廣告管理

《化粧品衛生安全管理法》第 10 條：化粧品之標示、宣傳及廣告內容，不得有虛偽或誇大之情事。化粧品不得為醫療效能之標示、宣傳或廣告。

接受委託刊播化粧品廣告之傳播業者，應自刊播之日起 6 個月內，保存委託刊播廣告者之姓名或名稱、國民身分證統一編號或公司、商號、法人或團體之設立登記文件號碼、住居所或地址及電話等資料，且於主管機關要求提供時，不得規避、妨礙或拒絕。

虛偽、誇大與醫療效能之認定基準、宣傳或廣告之內容、方式及其他應遵行事項之準則，由中央主管機關定之。

《化粧品衛生安全管理法施行細則》（民國 108 年 6 月 27 日）第 8 條：《化粧品衛生安全管理法》第 20 條第 1 項及第 3 項所稱情節重大，指下列各款情形之一者：

1. 宣傳或廣告就同一產品宣稱醫療效能，經主管機關連續裁處仍未停止刊播。
2. 宣傳或廣告使民眾產生錯誤認知，致生人體健康之傷害或致人於死。
3. 其他經主管機關認定與前二款情節相當。

《化粧品標示宣傳廣告涉及虛偽誇大或醫療效能認定準則》（民國 108 年 6 月 4 日）係依《化粧品衛生安全管理法》（以下簡稱本法）第 10 條第 4 項規定訂定之。

本法第 10 條第 1 項或第 2 項所定標示、宣傳或廣告涉及虛偽、誇大，或醫療效能之認定，應就其傳達予消費者之品名、文字敘述、圖案、符號、影像、聲音或其他訊息之相互關聯意義，依整體表現綜合判斷之。

本法第十條第一項化粧品之標示、宣傳或廣告，表述內容有下列情形之一者，認定為涉及虛偽或誇大：

1. 與事實不符。
2. 無證據，或證據不足以佐證。
3. 逾越本法第三條化粧品定義、種類及範圍。
4. 附件一所列涉及影響生理機能或改變身體結構之詞句。

涉及影響生理機能或改變身體結構之詞句：活化毛囊；刺激毛囊不萎縮；瘦身、減肥；去脂、減脂、消脂；減少橘皮組織；消除浮腫；醫藥級；預防（防止）肥胖紋、預防（防止）妊娠紋；避免髮量稀少問題；放鬆肌肉牽引。

本法第十條第二項化粧品標示、宣傳或廣告，表述內容有下列情形之一者，認定為涉及醫療效能：

1. 涉及預防、減輕、診斷或治療疾病、疾病症候群或症狀，或如附件所列之其他醫療效能詞句。
2. 涉及藥品或醫療器材之效能或同等意義詞句。

涉及其他醫療效能之詞句：換膚；平撫肌膚疤痕；痘疤保證絕對完全消失；除疤、去痘疤；減少孕斑、減少褐斑；消除狐臭；睫毛（毛髮）增多；防止瘀斑出現；除毛、脫毛；預防抵抗感染、避免抵抗感染、加強抵抗感染。

精油產品分類原則

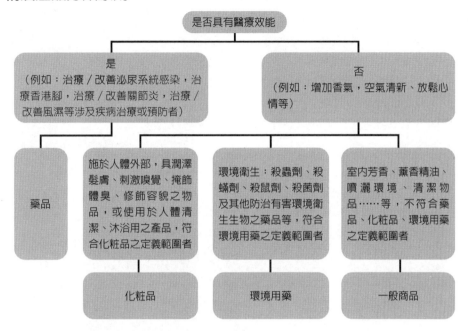

違反《化粧品衛生安全管理法》罰則

違反事件	法條依據	罰則
化粧品之標示、宣傳及廣告內容，有虛偽或誇大之情事	第10條第1項	處新臺幣4萬元以上20萬元以下罰鍰 應按次處罰至其改正或停止為止 主管機關並應令其不得供應、販賣、贈送、公開陳列或提供消費者試用
違反所定準則有關宣傳或廣告之內容、方式之規定	第10條第4項	處新臺幣4萬元以上20萬元以下罰鍰 應按次處罰至其改正或停止為止 主管機關並應令其不得供應、販賣、贈送、公開陳列或提供消費者試用
化粧品有醫療效能之標示、宣傳或廣告	第10條第2項	處新臺幣60萬元以上500萬元以下罰鍰 應按次處罰至其改正或停止為止 主管機關並應令其不得供應、販賣、贈送、公開陳列或提供消費者試用 情節重大者，並得令其歇業及廢止其公司、商業、工廠之全部或部分登記事項
傳播業者未自刊播之日起6個月內，保存委託刊播廣告者之姓名或名稱、國民身分證統一編號或公司、商號、法人或團體之設立登記文件號碼、住居所或地址及電話等資料	第10條第3項	處新臺幣6萬元以上30萬元以下罰鍰，並得按次處罰
違反廣告規定者，未於裁處書送達30日內，於原刊播之同一篇幅、時段刊播一定次數之更正廣告，其內容應載明表達歉意及排除錯誤訊息。繼續供應、販賣、贈送、公開陳列或提供消費者試用	第20條第4項	處新臺幣12萬元以上200萬元以下罰鍰

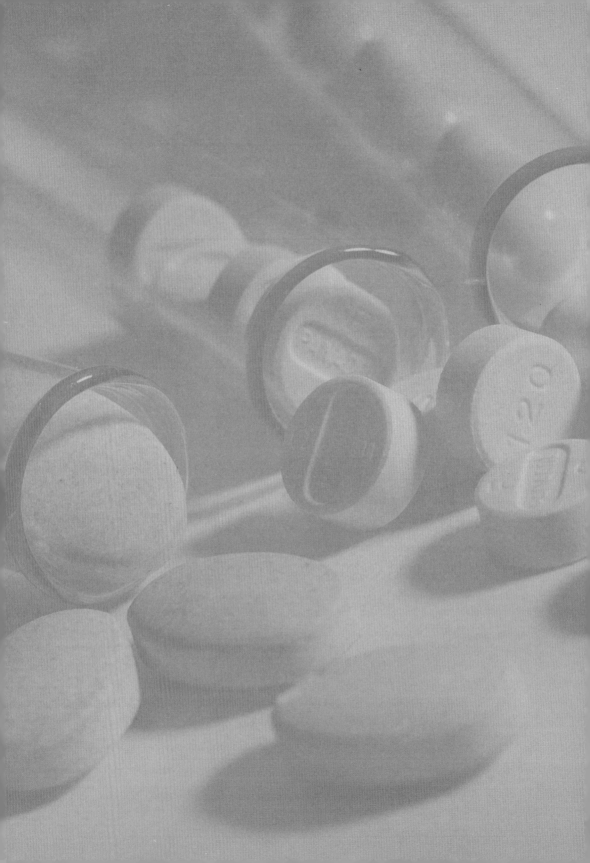

六

藥害救濟與
罕見疾病防治

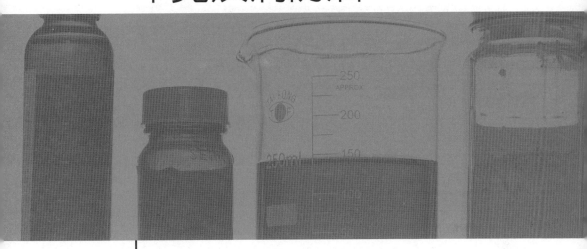

18-1 藥害救濟相關法律

　　藥害救濟是衛生福利部為使民眾在正當使用合法藥物卻發生藥物不良反應，而導致死亡、障礙或是嚴重疾病時，能獲得迅速救濟之服務。《藥害救濟法》（民國 100 年 5 月 4 日）第 1 條：為使正當使用合法藥物而受害者，獲得及時救濟。

　　有關藥害救濟用詞定義如下（第 3 條）：

　　1. 藥害：指因藥物不良反應致死亡、障礙或嚴重疾病。

　　2. 合法藥物：指領有主管機關核發藥物許可證，依法製造、輸入或販賣之藥物。

　　3. 正當使用：指依醫藥專業人員之指示或藥物標示而為藥物之使用。

　　4. 不良反應：指因使用藥物，對人體所產生之有害反應。

　　5. 障礙：指符合身心障礙者保護法令所定障礙類別、等級者。但不包括因心理因素所導致之情形。

　　6. 嚴重疾病：指主管機關參照全民健康保險重大傷病範圍及藥物不良反應通報規定所列嚴重不良反應公告之疾病。

　　因正當使用合法藥物所生藥害，得依規定請求救濟。救濟分為死亡給付、障礙給付及嚴重疾病給付；其給付標準，由主管機關另定之。主管機關於必要時，得考量藥害救濟基金財務狀況，依藥害救濟急迫程度，分階段實施之。

　　藥害救濟目前僅適用西藥製劑的使用，對於中藥及醫療器材而造成的傷殘死亡，尚未納入適用對象。衛生福利部於 89 年 6 月 20 日公告第一階段適用藥害救濟法之藥物範圍為「限於《藥事法》第 6 條規定之製劑，但暫不含中藥」。

　　下列情形不得申請藥害救濟（第 13 條）：

　　1. 有事實足以認定藥害之產生應由藥害受害人、藥物製造業者或輸入業者、醫師或其他之人負其責任。

　　2. 本法施行前已發見之藥害。

　　3. 因接受預防接種而受害，而得依其他法令獲得救濟。

　　4. 同一原因事實已獲賠償或補償。但不含人身保險給付在內。

　　5. 藥物不良反應未達死亡、障礙或嚴重疾病之程度。

　　6. 因急救使用超量藥物致生損害。

　　7. 因使用試驗用藥物而受害。

　　8. 未依藥物許可證所載之適應症或效能而為藥物之使用。但符合當時醫學原理及用藥適當性者，不在此限。

　　9. 常見且可預期之藥物不良反應。

　　10. 其他經主管機關公告之情形。

　　依《藥害救濟給付標準》（民國 105 年 12 月 26 日）第 3 條：申請藥害救濟案件經審議可合理認定係因使用藥品產生之不良反應致死者，最高救濟給付新臺幣 200 萬元。附死者解剖報告，經審議無法認定其有其他原因致死者，於給付標準範圍內，酌予救濟給付。未附死者解剖報告，經審議無法認定係因使用藥品產生之不良反應致死者，不予救濟給付。

因藥品之不良反應之給付標準（《藥害救濟給付標準》第 4 條）

障礙程度	給付標準
死亡	最高給付新臺幣200萬元
極重度障礙者	最高給付新臺幣200萬元
重度障礙者	最高給付新臺幣150萬元
中度障礙者	最高給付新臺幣130萬元
輕度障礙者	最高給付新臺幣115萬元
嚴重疾病	最高給付新臺幣60萬元

藥害救濟給付案之可疑藥品前十名

（1999 ～ 2012）第 1 ～ 180 次審議會

排名	藥品學名	案例數
1	Allopurinol	145
2	Phenytoin	108
3	Carbamazepine	102
4	Rifampin/Isoniazid/Pyrazinamide	67/67/65
5	Diclofenac	43
6	Co-trimoxazole	34
7	Lamotrigine	28
8	Cefazolin	23
9	Mefenamic acid	23
10	Ibuprofen	22

18-2 藥害救濟基金

依《藥害救濟法》第5條：為辦理藥害救濟業務，主管機關應設藥害救濟基金，基金之來源如下：

1. 藥物製造業者及輸入業者繳納之徵收金。
2. 滯納金。
3. 代位求償之所得。
4. 捐贈收入。
5. 本基金之孳息收入。
6. 其他有關收入。

主管機關為辦理藥害救濟業務，得委託其他機關（構）或團體辦理下列事項；必要時，並得捐助成立財團法人，委託其辦理（第6條）：

1. 救濟金之給付。
2. 徵收金之收取及管理。
3. 其他與藥害救濟業務有關事項。

衛生福利部於90年9月24日捐助成立「財團法人藥害救濟基金會」，並以權限委託方式，請該基金會代辦受理藥害救濟案件之申請、藥害救濟金之給付、藥害救濟徵收金之收取及管理以及藥害救濟審議之先行及後續作業，包括向醫療機構調閱申請個案之完整病歷資料或醫療費用等相關資料。

藥害救濟基金之徵收：依藥物製造業者及輸入業者應於主管機關規定期限內，依其前一年度藥物銷售額一定比率，繳納徵收金至藥害救濟基金。徵收金一定比率，於基金總額未達新臺幣三億元時，定為千分之一；基金總額達新臺幣三億元時，由主管機關視實際情形，衡酌基金財務收支狀況，於千分之零點二至千分之二範圍內，調整其比率。藥物製造業者或輸入業者無前一年度銷售額資料者，應就其當年度估算之銷售額繳納徵收金。估算銷售額與實際銷售額有差異時，應於次年度核退或追繳其差額（第7條）。

藥物製造業者或輸入業者所製造、輸入之藥物造成藥害，並依本法為給付者，主管機關得調高其次年度徵收金之收取比率至千分之十。

藥物製造業者或輸入業者未依規定期限繳納徵收金，經以書面催繳後仍未依限繳納者，每逾2日加徵1%之滯納金。但加徵之滯納金總額，以應繳納徵收金數額之2倍為限（第8條）。

藥物製造業者及輸入業者應依主管機關規定期限，申報當年度估算銷售額或前一年度銷售額及相關資料。主管機關為辦理藥害救濟及其相關業務，得要求藥物製造業者及輸入業者提供相關資料，藥物製造業者及輸入業者不得拒絕、規避或妨礙（第9條）。違者處新臺幣6萬元以上30萬元以下罰鍰，並得按次處罰；其有漏報或短報情事者，處應繳納徵收金之差額2倍至3倍之罰鍰。

為辦理藥害救濟及其相關業務，主管機關得向財稅機關、醫療機構及其他相關機關（構）或團體要求提供有關資料，被要求者不得拒絕、規避或妨礙。醫療機構或其他相關機關（構）或團體違反者，處新臺幣2萬元以上10萬元以下罰鍰，並得按次處罰。

藥害救濟於藥政管理體系之角色

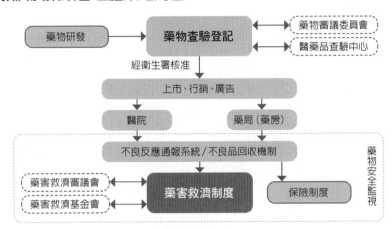

財團法人藥害救濟基金會組織架構

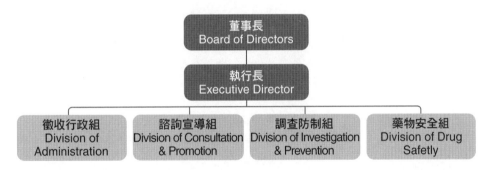

部門	重要執掌
徵收行政組	● 確認及核發藥害救濟金。 ● 徵收金之收取、稽核、核退、追繳及加徵等事宜。 ● 滯納金之催繳相關事宜。
諮詢宣導組	藥害救濟申請案之受理及諮詢事項。
調查防制組	● 藥害救濟申請案之受理、訪談、收集、彙整藥害救濟申請案例相關醫療病歷資料。 ● 製作案例調查報告，提送衛生福利部藥害救濟審議委員會審議。 ● 藥害救濟研究調查及防制策略之研訂事項。
藥物安全組	藥害及藥品不良反應防制相關事項，包含流行病學調查及風險評估業務、藥物不良反應通報作業等相關之業務。

18-3 無過失責任

　　隨著醫療科技的進步，醫療行為在現代生活中慢慢變成民眾不可或缺的一種必要行為，舉凡生老病死甚至美容瘦身均或多或少會需要使用到醫療行為，惟醫療行為屬於專業的行為，一般民眾除具有粗淺的醫學知識外，實在無法深入了解與運用，故而在缺乏專業的醫療知識背景下，常造成醫病關係的不和諧與緊張，尤其是在發生醫療糾紛時，更是盲目的要求醫護人員或醫療機構負起完全的民事及刑事責任。

　　《消費者保護法》中關於「無過失責任」之規定主要是在第7條第1項：從事設計、生產、製造商品或提供服務之企業經營者，於提供商品流通進入市場，或提供服務時，應確保該商品或服務，符合當時科技或專業水準可合理期待之安全性。第2項：商品或服務具有危害消費者生命、身體、健康、財產之可能者，應於明顯處為警告標示及緊急處理危險之方法。第3項：企業經營者違反前二項規定，致產生損害於消費者或第三人時，應負連帶賠償責任。但企業經營者能證明其無過失者，法院得減輕其賠償責任。

　　《消費者保護法》中商品無過失責任制度設立之目的，在於消費者無論如何提高注意度也無法有效防止損害之發生，於是藉由無過失責任制度之適用，迫使製造商擔負較重之責任。

　　《消費者保護法》第8條第1項規定：「從事經銷之企業經營者，就商品或服務所生之損害，與設計、生產、製造商品或提供服務之企業經營者連帶負賠償責任。但其對於損害之防免已盡相當之注意，或縱加以相當之注意而仍不免發生損害者，不在此限。

　　無過失責任就是不論是不是出於故意或過失的行為，都需要負責，簡言之：就是受到損害時，就算他人不是出於故意或過失皆要負賠償責任。法律上將無過失責任定義為：侵權行為之成立不以行為人之故意或過失為要件。

　　無過失責任的重要性，顯現在一般訴訟（打官司）舉證責任之分配上，因為原告往往無法證明被告之行為係出於故意或過失，致敗訴無法求償。然而在消費者保護法規定無過失責任下，原告僅需證明產品有瑕疵，且與其損害之間具有因果關係，即可獲得賠償，不必證明製造商是否因故意或不小心而作出瑕疵的產品，如此可減輕受害人之舉證責任，使得損失能迅速填補。另一方面更能迫使製造廠商生產品質優良及更具安全性之產品，以減少他人之損害。

產生醫療糾紛的因素

因素	說明
病人人權法治意識的提升	病人權利的保障逐漸受到重視，病患有權知道醫護人員在其身體上所為何種醫護行為基礎，建構出在醫病關係中病人與醫師的平等地位，而非消極的成受醫療侵襲，進一步得請求因醫療糾紛的損害賠償。
醫師於醫療關係中地位的式微	不斷的醫病衝突造成醫病關係的緊張，間接影響到醫師的權威地位，甚至遭受到病患的攻擊，而 低醫師專業醫療的權威地位，形成醫療糾紛增多的產生因素。
民眾對醫療服務業的不信任	病人透過資訊媒體的傳播也初步了解相關的醫療知識，形成醫病彼此間互不信任關係，只要發生雙方認知間的差異，醫療糾紛就層出不窮，歸結而言乃是醫療服務行為當事人間的不信任。

結果責任、過失責任、無過失責任之比較

結果責任	過失責任	無過失責任
以行為之結果為準，不問行為人是否有過失。現行法律已不採。	係目前現行損害賠償之歸責事由，即行為人具有故意或過失時，始負責任。	以特定危險之實現為其歸責事由，而非以行為人之故意過失為其要件。乃係基於「分配正義」之思想而將不幸之損害合理分配。

我國產品責任之沿革

我國產品責任之演進表					
時期	法律依據	責任本質	責任原則	適用範圍	備註
民法債篇修正前時期 —— 1999年以前	民法第184條	侵權行為	過失責任	適用於所有的商品責任	
消費者保護法時期 —— 1994年迄今	消保法第7條	侵權行為	無過失責任	僅適用於具有消費關係的商品及服務責任	消保法為特別法
民法債篇修正後時期 —— 1999年迄今	民法第191條之1	侵權行為	過失責任（舉證責任倒置）	適用於所有的商品責任	

18-4 藥害救濟的請求

依《藥害救濟法》第 4 條：因正當使用合法藥物所生藥害，得依本法規定請求救濟。救濟分為死亡給付、障礙給付及嚴重疾病給付；其給付標準，由主管機關另定之。

藥害救濟之請求權人如下（第 12 條）：

1. 死亡給付：受害人之法定繼承人。

2. 障礙給付或嚴重疾病給付：受害人本人或其法定代理人。

前項請求權人申請救濟之程序、應檢附之資料及其他應遵行事項之辦法，由主管機關定之。

藥害救濟之請求權具有時效性，第 14 條：藥害救濟之請求權，自請求權人知有藥害時起，因三年間不行使而消滅。

申請藥害救濟之權利，不得讓與、抵銷、扣押或供擔保。受領藥害救濟給付，免納所得稅；受領藥害救濟給付之權利，免納遺產稅（第 19 條）。

已領取藥害救濟給付而基於同一原因事實取得其他賠償或補償者，於取得賠償或補償之範圍內，應返還其領取之藥害救濟給付（第 17 條）。

主管機關給付藥害救濟後，發現有依法應負藥害賠償責任者，得於給付金額範圍內，代位請求賠償（第 18 條）。

依《藥害救濟申請辦法》（民國 104 年 4 月 8 日），藥害救濟之請求權人申請藥害救濟時，應填具申請書並檢附相關資料，向主管機關或其所委託之機關（構）、團體提出之。

申請藥害救濟時，應檢附之資料如下：

1. 藥害事件發生前之病史記錄。

2. 藥害事件發生後之就醫過程及記錄。

3. 藥害事件發生後之醫療機構診斷證明書。

4. 受害人藥害事件發生前健康狀況資料。

5. 申請人與受害人關係證明。

6. 受害人因藥害事實申請嚴重疾病給付之醫療機構必要醫療費用收據影本。

7. 受害人因藥害事實申請障礙給付之身心障礙手冊證明影本。

8. 受害人因藥害事實申請死亡給付之死亡診斷證明影本。

9. 其他經主管機關認定必要之資料。

藥害救濟申請人檢附之資料不合程式者，主管機關或其所委託之機關（構）、團體得通知補正。藥害救濟申請人應於接獲通知後 30 日內補正，逾期不補正者，不予受理。前項補正如有正當理由，藥害救濟申請人得於 30 日補正期間屆滿前，申請延期一次。但延長期間不得逾 30 日。

藥害救濟申請無法通過的原因

最常見原因
1. 依證據足以認定不良反應與藥品無關。
2. 常見且可預期之藥物不良反應。
3. 未依照藥物許可證所刊載的適應症使用藥物。
4. 依證據足以認定藥害受害人、藥物製造者、輸入業者、醫師或其他人員須為此藥害負責。
5. 藥物不良反應未造成藥物消費者（受害人）死亡、障礙或嚴重疾病。

其他排除條款
1. 藥害發生於藥害救濟法實施以前。
2. 用藥消費者已經因為此一藥害獲得賠償或補償，或可經由疫苗接種獲得補償。
3. 藥物並未經衛生署核可。
4. 因使用實驗藥物而受害。
5. 因急救過程使用超量藥物而受害。

《民法》第 1138 條規定，除配偶外之法定繼承人

順位	法定繼承人	說明
第一	直系血親卑親屬	包括婚生、收養之子輩及孫輩。但子輩主張繼承者，則孫輩即無繼承權，須俟子輩全部拋棄或依法已無繼承權，始得由孫輩主張繼承，其應繼分按人數平均計算。
第二	父母	於無第一順序繼承人時，始由父母繼承。包括親生父母與養父母，但養子女與其本身父母間之權利義務被停止（民法第108條），故收養關係未終止前，本身父母，對於出養子女之遺產無繼承權。另繼父母子女間，不發生法定血親關係，僅成立直系姻親關係，其相互間無繼承權。又父母縱已改嫁或另續弦，對於其子女之遺產，仍有繼承權。
第三	兄弟姊妹	於無第一、第二順序繼承人時，始得繼承。含全血緣（同父同母）及半血緣（同父異母或同母異父）之兄弟姊妹。另親生子女與養子女，及養子女相互間，亦係兄弟姊妹，自有繼承權。
第四	祖父母	於無第一、第二、第三順序繼承人時，始得繼承。包括外祖父母。另養父母之父母，亦得為養孫、養孫女之繼承人。

18-5 藥害救濟的審議、執行

依《藥害救濟法》第 15 條：主管機關為辦理藥害救濟及給付金額之審定，應設藥害救濟審議委員會（以下簡稱審議委員會）；其組織及審議辦法，由主管機關定之。審議委員會置委員 11 人至 17 人，由主管機關遴聘醫學、藥學、法學專家及社會公正人士擔任之，其中法學專家及社會公正人士人數不得少於三分之一。

審議委員會受理藥害救濟案件後，應於收受之日起 3 個月內作成審定；必要時，得延長之。但延長期限不得逾 1 個月（第 16 條）。

審議委員會之任務如下（《衛生福利部藥害救濟審議委員會設置要點》）：

1. 藥品受害範圍之訂定。
2. 藥品受害事項之審議。
3. 藥害救濟給付金額之審定。
4. 其他有關藥害救濟事項之審議。

辦理《藥害救濟法》所定藥害救濟相關業務之人員，因執行職務而知悉、持有藥物製造業者、輸入業者或藥害受害人之秘密者，不得無故洩漏，並不得為自己利益而使用（第 11 條）。違反者，處新臺幣 6000 元以上 3 萬元以下罰鍰（第 24 條）。

《藥害救濟法》所定之罰鍰，由主管機關（衛生福利部）處罰之。

在行政救濟方面，藥害救濟之申請人對救濟給付之審定如有不服，得依法提起訴願及行政訴訟（第 20 條）。

因預防接種而受害者，因依其他法令而得到救濟，因此，不納入藥害救濟。依《傳染病防治法》（民國 108 年 6 月 19 日）第 30 條：因預防接種而受害者，得請求救濟補償。前項請求權，自請求權人知有受害情事日起，因 2 年間不行使而消滅；自受害發生日起，逾 5 年者亦同。

中央主管機關應於疫苗檢驗合格封緘時，徵收一定金額充作預防接種受害救濟基金。前項徵收之金額、繳交期限、免徵範圍與預防接種受害救濟之資格、給付種類、金額、審議方式、程序及其他應遵行事項之辦法，由中央主管機關定之。

依《預防接種受害救濟基金徵收及審議辦法》（民國 107 年 11 月 16 日）第 9 條：中央主管機關為辦理預防接種受害救濟之審議，應設預防接種受害救濟審議小組，其任務如下：

1. 預防接種受害救濟申請案之審議。
2. 預防接種受害情形關聯性之鑑定。
3. 預防接種受害救濟給付金額之審定。
4. 其他預防接種受害救濟之相關事項。

預防接種受害救濟案件，有下列各款情事者，得酌予補助：

1. 疑因預防接種致嚴重不良反應症狀，經審議與預防接種無關者，得考量其為釐清症狀與預防接種之關係，所施行之合理檢查及醫療費用，最高給予新臺幣 20 萬元。

2. 疑因預防接種受害致死，並經病理解剖者，給付喪葬補助費新臺幣 30 萬元。

3. 孕婦疑因預防接種致死產或流產，其胎兒或胚胎經解剖或檢驗，孕程滿 20 週，給付新臺幣 10 萬元；未滿 20 週者，給付新臺幣 5 萬元。

審議作業流程

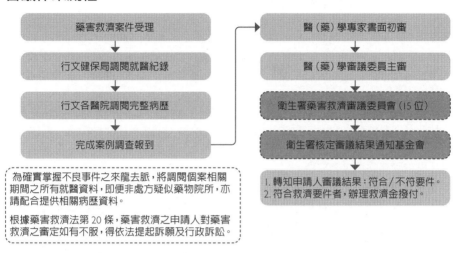

藥害救濟案件受理 → 醫（藥）學專家書面初審

行文健保局調閱就醫紀錄 → 醫（藥）學審議委員主審

行文各醫院調閱完整病歷 → 衛生署藥害救濟審議委員會（15 位）

完成案例調查報到 → 衛生署核定審議結果通知基金會

為確實掌握不良事件之來龍去脈，將調閱個案相關期間之所有就醫資料，即便非處方疑似藥物院所，亦請配合提供相關病歷資料。

根據藥害救濟法第 20 條，藥害救濟之申請人對藥害救濟之審定如有不服，得依法提起訴願及行政訴訟。

1. 轉知申請人審議結果：符合／不符要件。
2. 符合救濟要件者，辦理救濟金撥付。

審定結果不予救濟之理由分析（1999-2010.5）

不予救濟給付原因	總計
疾病與使用藥品無相關性	204 (37%)
未依藥物許可證所載之適應症或效能而為之藥物之使用	165 (30%)
常見且可預期之藥物不良反應	76 (14%)
有事實足以認定藥害之產生應由藥害受害人、藥物製造業者或輸入業者、醫師或其他之人負其責任	59 (11%)
藥物不良反應未逮死亡、障礙或嚴重疾病之程度	29 (5%)
本法施行前已發現之藥害	13 (2%)
同一原因事實已獲賠償或補償	5 (1%)
非屬現行藥害救濟法第 3 條第 2 款所稱合法藥物	3 (1%)
因接受預防接種而受害，而得依其他法令獲得救濟	1
其他	2

申請各類別救濟所需檢附資料

申請類別	嚴重疾病	障礙	死亡
應檢附資料	● 申請書 ● 受害前病史記錄 ● 受害後病歷摘要（可至醫療院所申請簡易的病例摘要） ● 診斷證明書 ● 醫療費用收據 ● 身分證正反面影本 ● 戶口名簿影本*（申請人為法定代理人時檢附）	● 申請書 ● 受害前病史記錄 ● 受害後病例摘要（可至醫療院所申請簡易的病歷摘要） ● 診斷證明書 ● 障礙手冊（身心障礙鑑定手冊） ● 身分證正反面影本 ● 戶口名簿影本*（申請人為法定代理人時檢附）	● 申請書 ● 受害前病史記錄 ● 受害後病例摘要（可至醫療院所申請簡易的病歷摘要） ● 診斷證明書 ● 死亡證明書 ● 解剖報告（若有） ● 身分證正反面影本 ● 戶口名簿影本

19-1 罕見疾病、孤兒藥

　　罕見疾病，顧名思義就是罹患率極低，相當少見的疾病，各國對罕見疾病的定義不盡相同，歐洲組織對於罕見疾病的定義：一種疾病是健康的損傷或不正常作用的情況，是一種在身體部位、組織或是系統上多源頭的病理情況，例如，傳染、基因的缺陷，或環境壓力。

　　罕見疾病，一般人很少有機會接觸到，也容易因為陌生而排斥。國內目前的評定標準，按照《罕見疾病防治及藥物法》第 3 條的定義為：本法所稱罕見疾病，係指疾病盛行率在中央主管機關公告基準以下或因情況特殊，經第 4 條所定委員會審議認定，並經中央主管機關指定公告者。

　　較為人知道的包括：苯酮尿症、楓糖尿症、黏多糖症（黏寶寶）、高血氨症、有機酸血症、高雪氏症、威爾森氏症、高胱胺酸症、重症海洋性貧血、遺傳性表皮分解水皰症（泡泡龍）、成骨不全症（玻璃娃娃）、軟骨發育不全症（小小人兒）、脊髓性小腦萎縮症（企鵝家族）等，這些疾病在國內病患人數從數百人到千餘人不等，更有一些罕見疾病，在全世界僅有數個病例。

　　大部分罕見疾病的主要成因是基因發生缺陷，導致先天性的疾病，而基因缺陷，有些是遺傳而來，而有些是突變而來。然而也有部分的罕見疾病，還沒有發現確實的致病原因。

　　國內罕見疾病的現況依據醫學估計，我國先天性缺陷兒（非限於罕見疾病）約有 60 萬人，其中約八分之一屬基因遺傳缺陷，如血友病、海洋性貧血、先天性軟骨發育不全、脊髓性肌肉萎縮症等，而單基因遺傳缺陷中又約有十分之一是先天代謝異常的病人。罕見疾病機率雖低，然而這些疾病在外貌、心智發育、健康上都可能有重大的影響，是每一個新生命誕生都需要面對承擔的風險。

　　雖然大約有 90% 的罕見疾病缺乏有效積極的治療方式，然而罕見疾病不一定都是「無藥可救」的病。有些罕見疾病，若能及早發現，配合飲食、生活、早期療育等，可以避免造成患者心智障礙、發展遲緩等較為嚴重後果。

　　罕見疾病之治療，是依疾病而異，目前醫學上除了在代謝疾病方面有一些特殊奶粉及藥物可以使用，以及少部分的疾病可以使用酵素替代療法之外，大部分是採用症狀治療、早期療育及復健方式，來達到減緩或減輕疾病惡化之進程與病痛。

　　由於治療藥物與特殊營養品研發製造需要大量經費，即使要進口至國內，也需要經過相當繁複的手續，但是因使用人數減少，廠商在利潤的考慮下，往往不願投入開發、製造或引進。故罕病患者所需治療藥物與特殊營養品時常被稱作「孤兒藥」，取得不易而且價格高昂。在政府制訂了《罕見疾病防治及藥物法》、《罕見疾病防治及藥物法施行細則》、《罕見疾病醫療補助辦法》及《罕見疾病藥物申請辦法》之後，這問題才部分獲得解決。

各國對罕見疾病的定義

國家	定義
臺灣	罹患率萬分之一以下，或治療及用藥情況特殊之疾病。
美國	美國境內罹病人數少於20萬人的疾病。
日本	罹病人數少於5萬人的疾病。
澳洲	罹病人數少於2萬人的疾病。

國內罕見疾病的困境

困境	說明
病患及家庭	診斷困難，無法適時檢查得知病因，即時搶救生機。 家庭無力負荷沉重的財務與精神負擔。 患者就學、就業受到社會大眾排斥與歧視。
醫療	缺乏罕見疾病相關醫療資訊與足夠的專業醫師、諮詢師、營養師、心理治療師等。
孤兒藥品	孤兒藥價昂貴且市場小利潤低，鮮少藥商願意投入孤兒藥品或食品的研發與引進。 藥品取得審核作業進度緩慢，困難重重。
政府	健保給付障礙。 衛生福利與社會福利未配套設計。 優生保健及遺傳諮詢宣導不足。
文化	責任歸咎婦女承擔。 歧視先天性遺傳疾病。 報導不足引發民眾誤解及歧視。

全國罕病患者之最常見十大罕病類型

疾病名稱	ICD-9編碼	總計人數（%）	排名
苯酮尿症（Phenylketonuria）	270.1	161（6.59）	1
多發性硬化症（Multiple sclerosis）	340	157（6.43）	2
軟骨發育不全症（Achondroplasia）	756.4	145（5.94）	3
成骨不全症（Osteogenesis imperfecta）	756.51	125（5.12）	4
Prader-Willi氏症候群 （Prader-Willi syndrome）	759.81	120（4.91）	5
脊髓性肌肉萎縮症 （Spinal muscular atrophy）	335.10	91（3.72）	6
肌萎縮性側索硬化症 （Amyotrophic lateralsclerosis (ALS)）	335.20	78（3.19）	7
黏多醣症（Mucopolysaccharidoses）	277.5	66（2.70）	8
結節性硬化症（Tuberous sclerosis）	759.5	58（2.37）	9
肝醣儲積症（Glaycogen storage disease）	271.0	56（2.29）	10

資料來源：國民健康局罕見疾病個案通報資料庫，行政院衛生署，2008

19-2 罕見疾病防治與藥物法

《罕見疾病防治與藥物法》（民國 104 年 1 月 14 日）第 1 條指出其立法目的為：

1. 防治罕見疾病之發生。
2. 及早診斷罕見疾病。
3. 加強照顧罕見疾病病人。
4. 協助病人取得罕見疾病適用藥物及維持生命所需之特殊營養食品。
5. 獎勵與保障該藥物及食品之供應、製造與研究發展。

罕見疾病，係指疾病盛行率在中央主管機關公告基準以下（依國民健康署定義為萬分之一）或因情況特殊，經第四條所定審議會審議認定，並經中央主管機關指定公告者。罕見疾病藥物，係指依本法提出申請，經第四條所定審議會審議認定，並經中央主管機關公告，其主要適應症用於預防、診斷、治療罕見疾病者（第 3 條）。

維持生命所需之特殊營養食品，係指經第四條所定審議會審議認定，並經中央主管機關公告，主要適用於罕見疾病病人營養之供應者（第 3 條）。

依《罕見疾病防治與藥物法施行細則》（民國 104 年 12 月 7 日）疾病盛行率，指中央主管機關參照醫事人員依《罕見疾病防治與藥物法》第 7 條規定報告之資料，及全民健康保險就醫資料所計算之年盛行率。前項年盛行率，至少每 3 年檢討一次。情況特殊，指疾病盛行率難以推算，或已逾中央主管機關公告之基準，而其診斷治療所需之方法、藥物、特殊營養品取得確有困難之情事。

罕見疾病防治的主管機關，在中央為衛生福利部（國民健康署）；在直轄市為直轄市政府；在縣（市）為縣（市）政府。

目前政府單位對罕見疾病病人提供的服務為：

1. 罕見疾病全數納入全民健保重大傷病範圍，就醫可免除部分負擔。
2. 全額補助健保未給付之罕見遺傳疾病特殊品（40 項）及儲備緊急藥品（11 項），目前由罕見疾病物流中心（委託中國醫藥大學附設醫院）統籌代辦罕見遺傳疾病治療性特殊奶粉之供應。
3. 設置罕見疾病諮詢單一窗口，提供有關罕見疾病防治之相關諮詢服務，民眾可就近洽詢（臺大醫院、臺北榮總、馬偕醫院、林口長庚中國附設醫院、中山附設醫院、臺中榮總、彰基、成大醫院、高雄附醫院、花蓮慈濟醫院等 11 家）遺傳諮詢中心。
4. 設置罕見疾病醫療補助專案辦公室，主要受理健保未給付之罕見疾病醫療補助申請，包含國內外罕見疾病確認診斷檢驗費、營養諮詢費、維生所需居家醫療照護器材租賃費及維生所需之維生素、HBIG、Gancyclovir、Lamivudin 等費用。

發生率與盛行率比較

項目	定義	公式
發生率	一個疾病的發生率被定義為在一段時間內一個可能罹病的族群發生的新病例數	發生率=新病例數/有可能罹病的人口數（在一段時間內）
盛行率	在一個固定時間族群中現有的患病人數除以所有可能發病的族群人口數	盛行率=所有現存病例數/所有的族群人口數

罕見疾病緊急需用藥物名稱及適應症一覽表

藥品名稱	成分	適應症	最小配送單位
Tetrahydrobiopterin（BH4）	Sapropterin dihydrochloride 10mg	四氫基喋呤缺乏症 / PKU（Tetrahydrobiopterin deficiency）	顆
Cystadane	Betaine anhydrous	高胱胺酸尿症(Homocystinuria)	瓶
Normosang	Human Hemin 25mg/ml	紫質症 (porphyria)	支
PURE SODIUM BENZOATE CAPSULES 250MG	Sodium Benzoate Capsules 250mg	非酮性高甘胺酸血症（Non-Ketotic hyperglycinemia）	瓶
STIMOL	50% Citrulline malate solution 2.00g	先天性因citrulline缺乏引起尿素代謝異常之高血氨症（Inborn errors of metabolism caused by the carnitine deficiency）	盒
BUPHENYL	Sodium Phenylbutyrate	尿素循環障礙（Urea cycle disorders）3-氫基-3-甲基戊二酸血症（3-Hydroxy-3-methyl-glutaric acidemia）	瓶
CARNITENE	L-carnitine inner salt 1.00g	用於先天遺傳性代謝異常的續發性carnitine缺乏症個案之急性慢性治療（Congenital metabolic exception of the renewal of carnitine deficiency）	盒
L-Arginin-Hydrochlorid 21%	Arginine	尿素循環障礙（Urea cycle disorders）	支
Proglycem (diazoxide, USP)	Diazoxide	持續性幼兒型胰島素過度分泌低血糖症（Persistent hyperinsulinemic hypoglycemia of infancy）（PHHI）	瓶
KUVAN	sapropterin dihydrochloride	四氫基喋呤缺乏症 / PKU（Tetrahydrobiopterin deficiency）	瓶

19-3 罕見疾病藥物的審議、醫療補助

依《罕見疾病防治與藥物法》第3條，罕見疾病指疾病盛行率在中央主管機關公告基準以下或因情況特殊，經第4條所定審議會審議認定，並經中央主管機關之規定指定公告者。

罕見疾病及藥物審議會，由政府機關代表、醫事學者專家及社會公正人士組成，其中委員名額，至少應有二分之一以上為具罕見疾病臨床治療、照護經驗或研究之醫事學者專家。單一性別不得少於三分之一。審議任務如下（第4條）：

1. 罕見疾病認定之審議及防治之諮詢。
2. 罕見疾病藥物及維持生命所需之特殊營養食品認定之審議。
3. 罕見疾病藥物查驗登記之審議。
4. 罕見疾病藥物及維持生命所需之特殊營養食品補助及研發之審議。
5. 罕見疾病國際醫療合作之審議、協助及諮詢。
6. 治療特定疾病之非罕見疾病藥物之審議。
7. 其他與罕見疾病有關事項之諮詢。

委員會執行前項任務，應徵詢其他相關學者專家、產業或罕見疾病病人代表之意見。

依《罕見疾病防治與藥物法》第33條：中央主管機關應編列預算，補助罕見疾病預防、篩檢、研究之相關經費及依全民健康保險法未能給付之罕見疾病診斷、治療、藥物、支持性與緩和性照護及維持生命所需之特殊營養品、居家醫療照護器材費用。其補助方式、內容及其他相關事項之辦法，由中央主管機關定之。補助經費，得由菸品健康福利捐之分配收入支應或接受機構、團體之捐助。

罕見疾病醫療補助依《罕見疾病醫療照護費用補助辦法》（民國106年9月8日）規定。罕見疾病之預防、篩檢及符合前條規定之下列費用，得依本辦法申請補助（第3條）：

1. 具一定效益之預防及篩檢費用。
2. 對治療或遺傳有重大影響之檢查、檢驗費用。
3. 確診疑似罕見疾病之檢查、檢驗費用。
4. 確診新增罕見疾病所需之檢查、檢驗費用。
5. 具相當療效及安全性之醫療處置費用。
6. 具一定效益與安全性之支持性及緩和性之照護費用。
7. 經中央主管機關公告之罕見疾病藥物及維持生命所需之特殊營養食品費用。
8. 代謝性罕見疾病之特殊營養諮詢費用。
9. 維持生命所需之居家醫療照護器材費用。

第3條第費用之補助基準如下：

1. 第1款預防、篩檢之費用，依中央主管機關認定之項目及金額補助。
2. 第2款至第6款及第9款之費用，以實際所生費用之百分之八十為限。
3. 第7款藥物費用之補助如附表；維持生命所需之特殊營養食品費用，全額補助。
4. 第8款之特殊營養諮詢費用，每人每年以6次為限，每次補助新臺幣250元。

前項第三款特殊營養食品，中央主管機關得每年檢討其使用之必要性。

罕見疾病營養諮詢補助申請流程圖

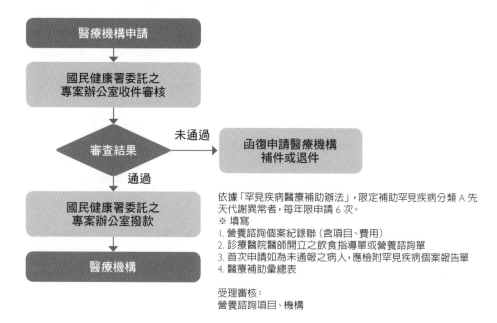

依據「罕見疾病醫療補助辦法」，限定補助罕見疾病分類 A 先天代謝異常者，每年限申請 6 次。
※ 填寫
1. 營養諮詢個案紀錄聯（含項目、費用）
2. 診療醫院醫師開立之飲食指導單或營養諮詢單
3. 首次申請如為未通報之病人，應檢附罕見疾病個案報告單
4. 醫療補助彙總表

受理審核：
營養諮詢項目、機構

罕見疾病國內確認診斷檢驗補助項目及費用（部分）

序號	檢驗項目	最高補助金額 （依罕見疾病醫療補助辦法規定，政府補助80%計算）
1	粒線體缺陷（Mitochondrial defect）之電子傳遞鏈酵素活性檢測	5項8,000元（10,000*80%） 每1項1,600元（2,000*80%）
2	粒線體疾病之粒線體基因點突變偵測，包括：A3243G、G3460A、A8344G、T8993G、T8993C、T10158C、T10191C、C11777A、G11778A、T12706C、G13513A、G14459A、T14484C、T14487C等	(1)單一點突變：640元（800*80%） (2) 3個位點組合分析：1,600元（2,000*80%） (3) 5個位點組合分析：2,400元（3,000*80%）
3	粒線體疾病之粒線體基因（mt DNA 4977 bp）缺失（deletion）偵測	單一缺失：640元（800*80%）
4	甘迺迪氏症（Kennedy disease）之分子診斷	單一點突變：640元（800*80%） 8個位點基因分析：1,200元（1,500*80%）
5	遺傳性僵直性癱瘓（Hereditary spastic paraplegia）之基因檢測	單一擴增子(amplicon)：640元（800*80%）
6	進行性家族性肝內膽汁滯留症（Progressive familial intrahepatic cholestasis)之基因診斷	(1)已知單一擴增子（amplicon）：2,080元（2,600*80%） (2)單一分型之基因定序：每項12,000元（15,000*80%） (3)全套基因定序：36,000元（45,000*80%）

19-4 罕見疾病防治的義務、措施

1. 醫事人員通報義務：

（1）醫事人員發現罹患罕見疾病之病人或因而致死者，應向中央主管機關報告（《罕見疾病防治與藥物法》第7條）。

（2）負有報告義務之醫事人員，應於發現罕見疾病患者或屍體之日起一個月內，向中央主管機關陳報（《罕見疾病防治與藥物法施行細則》第5條）。

2. 訪視、照護及諮詢義務：

（1）中央主管機關接獲前條報告或發現具有罕見遺傳疾病缺陷者，經病人或其法定代理人同意，得派遣專業人員訪視，告知相關疾病之影響，並提供照護諮詢。

（2）經中央主管機關委託之優生保健諮詢中心，辦理罕見遺傳疾病防治、研究及優生保健諮詢服務之醫療機構。

3. 罕見疾病資料保密義務：

（1）從事罕見疾病業務之機關、機構、團體及其人員，應注意執行之態度及方法，尊重病人之人格與自主，並維護其隱私與社會生活之經營。

（2）從事罕見疾病業務人員，因業務知悉或持有之罕見疾病資料，應予保密，不得無故洩漏或交付。

4. 統計義務： 中央主管機關應將罕見疾病人口之變遷資料，納入衛生統計。

中央或地方主管機關辦理罕見疾病防治業務，應執行之措施：

1. 中央主管機關應辦理罕見疾病之防治與研究。

2. 中央主管機關應獎勵各級醫療或研究機構從事罕見疾病防治工作，補助相關人力培育、研究及設備所需經費。直轄市、縣（市）主管機關得準用之。

3. 罕見疾病病人或其法定代理人得向中央主管機關提出申請，經委員會審議通過後，中央主管機關得提供補助至國外進行國際醫療合作。

4. 各級醫療或研究機構申請之醫療合作為代行檢驗項目者，中央主管機關得提供醫療或研究機構申請補助。

5. 中央主管機關應編列預算，補助罕見疾病預防、篩檢、研究之相關經費及依全民健康保險法依法未能給付之罕見疾病診斷、治療、藥物與維持生命所需之特殊營養品、居家醫療照護器材費用。其補助方式、內容及其他相關事項之辦法，由中央主管機關定之。補助經費，得由菸品健康福利捐之分配收入支應或接受機構、團體之捐助。

6. 主管機關應辦理罕見疾病之教育及宣導，並由機關、學校、團體及大眾傳播媒體協助進行。主管機關於罕見疾病病人發生就學、就業或就養問題時，得協調相關機關（構）協助之。

7. 經依《罕見疾病防治與藥物法》核准上市或專案申請之罕見疾病藥物，應由中央主管機關編列年報，載明其使用數量、人數、不良反應及其他相關報告等資料。

罕病學童進入普通班就學流程

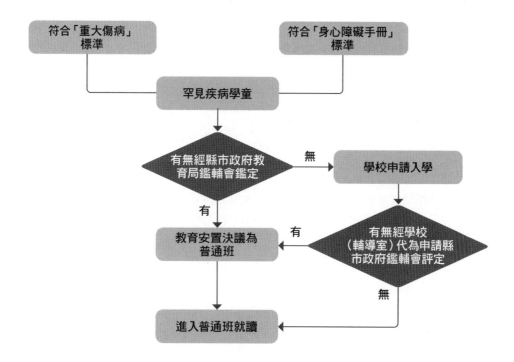

全國罕病患者各年齡層之分布情形，依性別（**N=2,443**）

年齡層	男 人數（%）	女 人數（%）	總計 人數（%）
＜7	285	260	545 (22.31)
7 - 12	337	260	597 (24.44)
13 - 15	118	113	231（9.46）
16 - 18	109	90	199（8.15）
＞＝19	437	434	871 (35.65)
總計	1,286 (52.64)	1,157 (47.36)	2,433 (100.0)

資料來源：國民健康署罕見疾病個案通報資料庫，衛生福利部，2008

19-5 罕見疾病藥物查驗登記

　　依《罕見疾病防治與藥物法》第 15 條，主要適應症用於預防、診斷或治療罕見疾病者，得申請查驗登記為罕見疾病藥物。申請查驗登記應備之書證資料、審查程序及相關事項之準則，由中央主管機關定之。

　　申請罕見疾病藥物查驗登記者，中央主管機關於必要時，得要求其進行國內臨床試驗，並應對臨床試驗之申請內容及結果予以適當之公開說明。罕見疾病藥物依本法查驗登記發給藥物許可證者，其許可證有效期間為 10 年。有效期間內，中央主管機關對於同類藥物查驗登記之申請，應不予受理。罕見疾病藥物於 10 年期滿後仍須製造或輸入者，應事先申請中央主管機關核准展延，每次展延不得超過 5 年。展延期間，同類藥物得申請中央主管機關查驗登記。

　　罕見疾病藥物依本法查驗登記發給許可證後，如經中央主管機關公告不再列屬罕見疾病藥物者，其許可證之展延，適用《藥事法》有關規定。取得許可證之所有人於特許時間內擬停止製造或輸入罕見疾病藥物者，應於停止日前 6 個月以書面通知中央主管機關（第 17 條）。

　　有下列情形之一者，中央主管機關得不受 17 條第 1 項規定之限制，受理其他同類藥物之查驗登記申請，並發給許可證（第 18 條）：

　　1. 新申請人取得經查驗登記許可為罕見疾病藥物之權利人授權同意。

　　2. 具相同適應症且本質類似之罕見疾病藥物之新申請案，其安全性或有效性確優於已許可之罕見疾病藥物。

　　3. 持有罕見疾病藥物許可證者無法供應該藥物之需求。

　　4. 罕見疾病藥物售價經中央主管機關認定顯不合理。

　　罕見疾病藥物未經查驗登記或有 18 條第 1 項第 3 款、第 4 款情形之一者，政府機關、醫療機構、罕見疾病病人與家屬及相關基金會、學會、協會，得專案申請中央主管機關許可。但不得作為營利用途。專案申請，中央主管機關於必要時，得委託或指定相關機構或團體辦理。專案申請應備之書證資料、審查程序及其他應遵行事項之辦法，由中央主管機關定之。

　　罕見疾病藥物經認定有危害人體健康之情事或有危害之虞者，中央主管機關得命藥商或專案申請者於期限內回收。必要時，並得廢止該藥物之許可。

　　非罕見疾病藥物依藥事法規定製造或輸入我國確有困難，且經委員會審議認定有助於特定疾病之醫療者，準用本法有關查驗登記及專案申請之規定。

違反罕見疾病藥物查驗登記之法律效果

條文	違反事項	法律效果
26條	擅自製造、輸入未經許可之罕見疾病藥物者，或明知未經許可之罕見疾病藥物，而販賣、供應、調劑、運送、寄藏、媒介、轉讓或意圖販賣而陳列者	依《藥事法》第82條、第83條規定處罰之。
27條	違反中央主管機關要求其進行國內臨床試驗，並應對臨床試驗之申請內容及結果予以適當之公開說明者	處新臺幣3萬元以上15萬元以下罰鍰；其情節重大者，藥商於2年內不得再申請該藥物之查驗登記，並得處醫療機構1個月以上1年以下停業處分。
28條	申請罕見疾病藥物查驗登記或展延登記，提供不實之書證資料者	幣2萬元以上10萬元以下之罰鍰，2年內不得再申請該藥物之查驗登記；其已領取該藥物許可證者，撤銷之；其涉及刑責者，移送司法機關辦理。
29條	罕見疾病藥物未經查驗登記或未申請專案許可或將專案申請之罕見疾病藥物充作營利用途者	處新臺幣3萬元以上15萬元以下罰鍰；其獲取之利益，沒入之；2年內並不得再行提出罕見疾病藥物之專案申請。
30條	罕見疾病藥物經認定有危害人體健康之情事或有危害之虞者，未依中央主管機關命藥商或專案申請者於期限內回收者	處新臺幣3萬元以上15萬元以下罰鍰，並按次連續處罰至回收為止。

主要工業化國家孤兒藥相關政策之跨國比較

	政策內容	實施國家
孤兒藥立法	孤兒藥之特定立法	日本（1993）、美國（1983）
	朝向孤兒藥立法方向	歐洲同盟
	無特定孤兒藥立法，孤兒藥政策納入一般藥物政策架構一併考量	加拿大：第二類有重大療效突破之藥品 法國：無法替代之藥品 瑞典：低銷售量之藥品 英國：有限用途之藥品

19-6 常見及法定罕見疾病

罕見疾病是指非常少見的疾病,它的發生率非常低,種類卻非常多,所以綜合起來這樣的病人並不算少,但是比起其他常見的疾病如高血壓、心臟病及糖尿病,他們的人數加起來還是非常少,是弱勢中的弱勢。大部分的罕見疾病是遺傳疾病,但遺傳疾病就不一定是罕見疾病了,如蠶豆症、輕型地中海型貧血、多指症及馬凡氏症候群等。

罕見疾病的臨床表現非常多樣化,端視基因病變所影響的範圍而定,它可以是先天性代謝異常(如胺基酸、有機酸代謝異常,各種貯積症等)、多重性先天性畸形、症候群、染色體的異常、單基因病變、多基因病變或單一器官的病變(如智障)、腦部或神經病變(小腦萎縮症、亨丁頓氏舞蹈症、多發性硬化症)、肌肉的病變(杜馨型肌失養症)、心肺功能系統的異常(原發性肺血鐵質沉積症)、膠原纖維的異常(成骨不全)、消化系統的異常(進行性家族性肝內膽汁滯留症)、色素的異常(白化症)及皮膚的病變(泡泡龍、魚鱗癬、外胚層增生不良、膠膜兒)等。

臺灣較常見的罕見疾病有苯酮尿症、先天性腎上腺增生症、高胱胺酸尿症(以上三種疾病是新生兒篩檢的項目)、軟骨發育不全症、黏多醣儲積症(黏寶寶)、重型地中海型貧血、成骨不全症(玻璃娃娃)、Prader-Willi 症候群(小胖威力)、肝醣儲積症、有機酸血症、尿素循環代謝異常、Russell-Silver 症候群、結節性硬化症、X 染色體易脆及部分染色體異常症(如 18 號三染色體症候群、貓哭症)等。

1. 亨丁頓舞蹈症(Huntington's chorea):是一種體顯性遺傳的神經退化性疾病,特徵為漸進式的手足不隨意無規律快速動作(舞蹈症)、智能退化以及人格改變等精神方面的問題,目前並無有效藥物可治癒或延緩此疾病。

2. 成骨不全症(Osteogenesis Imperfecta):又稱為脆骨病,俗稱玻璃娃娃。罹病者骨頭脆弱易折斷和變形。成骨不全症肇因於第一型膠原纖維基因突變,其發生率約兩萬分之一。

3. 高胱胺酸尿症(Homocystinuria):是一種「體染色體隱性遺傳」的胺基酸代謝異常疾病。患者體內缺乏胱硫醚合成酵素(Cystathionine-β-Synthase,CBS),無法自行合成甲硫胺酸。

4. 黏多醣儲積症(Mucopolysaccharidoses,MPS):簡稱為黏多醣症,乃因先天缺乏分解黏多醣所需之多種水解酶類中的某一種特定酶所導致的代謝性疾病,致使葡萄糖胺聚醣,即黏多醣複合大分子逐漸堆積於皮膚、毛髮、角膜、骨骼、關節、韌帶、內臟、呼吸道等處,而造成獨特的臨床症狀。

5.Prader-Willi 症候群:是一種十五號染色體異常的疾病。小胖威利症後群的孩子永遠沒有飽足感,為了追求口腹之慾不擇手段,他們會偷食、搶食、撿食,為了吃東西而說謊、欺騙。

黏多醣症的分類

類別	通俗名稱	病情嚴重度	遺傳型式
第一型 IH亞型 IH/S亞型 IS亞型	賀勒氏症（Hurler） 賀勒-席艾氏症（Hurler-Scheie） ——智力不受影響 席艾氏症（Scheie） ——智力不受影響	極嚴重 中重度 輕度	體染色體隱性遺傳
第二型 嚴重型 輕微型	韓特氏症嚴重型（Hunter, severe） 韓特氏症輕型（Hunter, mild） ——智力不受影響	重度 輕度	性聯隱性遺傳
第三型 IIIA亞型 IIIB亞型 IIIC亞型 IIID亞型 IIIE亞型	聖菲利柏氏症A型（Sanfilippo A） 聖菲利柏氏症B型（Sanfilippo B） 聖菲利柏氏症C型（Sanfilippo C） 聖菲利柏氏症D型（Sanfilippo D） 聖菲利柏氏症E型（Sanfilippo E）	中重度	體染色體隱性遺傳
第四型 IVA亞型 IVB亞型	莫奎歐氏症A型（Morquio A） ——智力不受影響 莫奎歐氏症B型（MorquioB） ——智力不受影響	中度	體染色體隱性遺傳
第五型	併入第一型IS亞型（Scheie）		
第六型	馬洛托-拉米氏症（Maroteaux-Lamy）—— 智力不受影響	輕度 中度	體染色體隱性遺傳
第七型	史萊氏症（Sly）	中重度	體染色體隱性遺傳
第八型	（已取消）		
第九型	玻尿酸　缺乏症（Hyaluronidase deficiency）——智力不受影響	輕度	體染色體隱性遺傳

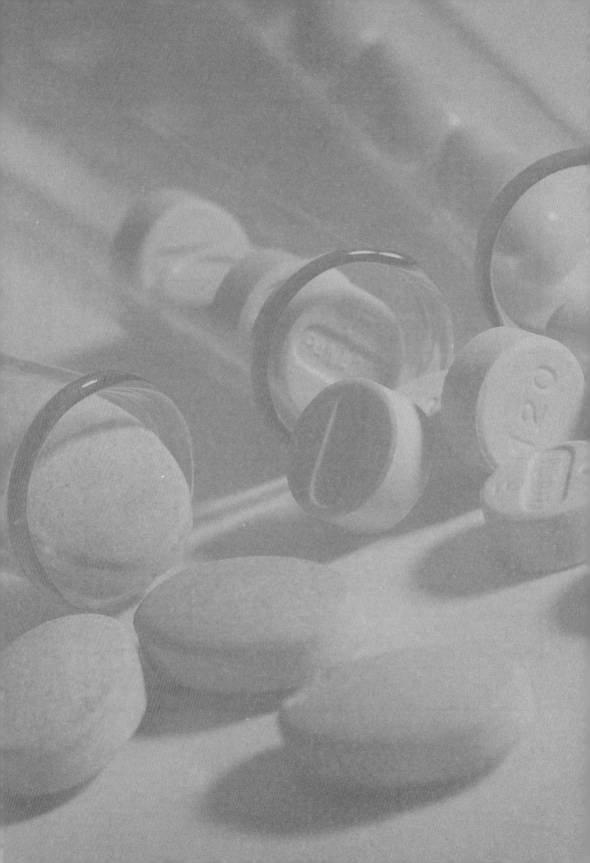

七、

全民健康保險與
藥事作業

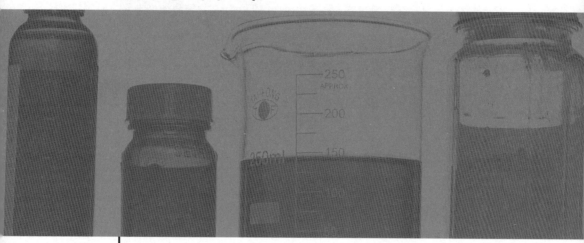

20-1 全民健康保險法交付處方箋

依《全民健康保險法》（民國 106 年 11 月 29 日）第 71 條：保險醫事服務機構於診療保險對象後，應交付處方予保險對象，於符合規定之保險醫事服務機構調劑、檢驗、檢查或處置。保險對象門診診療之藥品處方及重大檢驗項目，應存放於健保卡內。

醫師開立處方交由其他保險醫事服務機構調劑、檢驗、檢查或處置，經保險人核定不予給付，且可歸責於醫師時，該費用應自該醫師所屬之醫療機構申報之醫療費用核減之（第 64 條）。

依《全民健康保險醫療辦法》（民國 107 年 4 月 27 日）規定，特約醫院、診所應將門診處方交由保險對象，自行選擇於該次就醫之特約醫院、診所或其他符合規定之保險醫事服務機構調劑、檢驗、檢查或處置。特約醫院、診所限於專長或設施不足，對於需轉由其他保險醫事服務機構提供調劑、檢驗、檢查、處置等服務之保險對象，應開立處方，交其前往其他保險醫事服務機構，接受醫療服務（第 6 條）。

保險對象罹患慢性病，經診斷須長期使用同一處方藥品治療時，除處方藥品為處方藥品為管制藥品管理條例所規定之第一級及第二級管制藥品，或未攜帶健保卡就醫外，醫師得開給慢性病連續處方箋。同一慢性病，以開一張慢性病連續處方箋為限（第 14 條）。

保險對象持特約醫院、診所醫師交付之處方箋，應在該特約醫院、診所或選擇至特約藥局調劑。但保險對象因故無法至原處方醫院、診所調劑，且所在地無特約藥局或接受本保險居家照護服務，經醫師開立第一級或第二級管制藥品處方箋時，得至其他特約醫院或衛生所調劑。前項處方箋以交付一般藥品處方箋、慢性病連續處方箋及管制藥品專用處方箋併用時，保險對象應同時併持於同一調劑處所調劑（第 15 條）。

同一慢性病連續處方箋，應分次調劑。保險對象持慢性病連續處方箋調劑者，須俟上次給藥期間屆滿前 10 日內，始得憑原處方箋再次調劑（第 24 條）。

保險醫事服務機構交付處方後，保險對象應於下列期間內向保險醫事服務機構預約排程或接受醫療服務，逾期後，保險醫事服務機構不得受理排程或提供醫療服務（第 23 條）：

1. 排程檢驗、檢查處方：自開立之日起算 180 日。
2. 排程復健治療處方：自開立之日起算 30 日。
3. 慢性病連續處方箋：末次調劑之用藥末日。
4. 其他門診處方及藥品處方箋：自開立之日起算 3 三日。
前項期間遇有末日為例假日者，順延之。
本保險處方用藥之用量規定如下（第 22 條）：
1. 處方用藥，每次以不超過 7 日份用量為原則。
2. 符合第 14 條第 2 項慢性病範圍之保險對象，除腹膜透析使用之透析液，按病情需要，得一次給予 31 日以下之用藥量外，其餘按病情需要，得一次給予 30 日以下之用藥量。
3. 慢性病連續處方箋，每次調劑之用藥量，依前款規定，總用藥量至多 90 日。

全民健康保險門診交付處方箋

衛生福利部中央健康保險署
全民健康保險門診交付處方箋

特約醫院診所 服務機構代號及名稱		

一般處方箋		連續處方箋		檢驗（查）		物理治療	

特定治療項目代號：1. 2. 3. 4.		案件分類：	
姓名：	身分證字號：	出生日期 　　　年　　　月 日	
就醫科別：	就醫日期： 　　年　　月　　日	健保卡就醫序號:	給藥日份：
傷病名稱及主要症候:	免部分負擔代碼及原因：		
國際疾病分類碼：1. 2. 3.			

藥品名稱及規格 (劑型、劑量)、醫事檢驗、醫事放射檢查名稱、物理治療診療項目	用 量 及 用 法 （檢驗、放射所、物理治療所免填）	總 數 量	備 註

診治醫師 代號： 簽章： 聯絡電話： 傳真：	處方醫院診所核　　　　章	特約藥局、特約醫事檢驗機構、特約醫事放射機構、物理治療所核章（服務機構代號、名稱、地址及電話）	慢性病連續處方箋專用
		調劑藥師(生)或物理治療師或執行檢驗（查）醫事人員 代號： 簽章： 日期：	本處方箋共可調劑 ＿＿＿＿＿＿＿次

注意事項：
1. 本處方如有塗改，需由原處方醫師之蓋章確認，否則無效。
2. 若同時須開給病患一般 (七日內) 用藥及連續處方用藥時，須分開填寫在不同的處方箋。如須同時交付調劑及檢驗（查）處方或物理治療處方時，請分別開立。
3. 一般處方箋、檢驗（查）、物理治療處方箋自就醫起三日內有效。
4. 本處方為一式兩份，一份交病患供調劑、檢驗（查）、物理治療用，另一份由處方特約醫事機構留存備查。

20-2 調劑權歸屬

　　長期以來我國調劑權的歸屬為醫藥界爭論不止，肇因於《醫師法》與《藥師法》解釋上不同。但自民國 82 年《藥事法》的修法完成，全民健康保險實施後滿 2 年，完成醫藥分業制度法規範，確立調劑權之權利主體，及藥品調劑請求權法律基礎。

　　依現行《醫師法》、《藥事法》與《全民健康保險法》之規定，調劑權歸屬其爭執點可由《醫師法》第 14 條，《藥事法》第 37 條第 2 項與《全民健康保險法》第 31 條之規定而觀之。在爭論中，無論是主張調劑權歸屬藥師業務職責，如《藥事法》第 37 條第 2 項所規定：藥品之調劑應由藥師為之。或主張調劑為醫事服務之一，醫師可得親自給付藥品給病人，如《醫師法》第 14 條所列：醫師對於診治之病人交付藥劑時，應於容器或包裝上載明病人姓名、性別、藥名、劑量、數量、用法、執業醫療機構名稱與地點及交付年月日。

　　在《全民健康保險法》中確立醫藥分業條款，並付予藥品調劑請求權法律基礎。依《全民健康保險法》第 31 條第 1 項明訂：保險對象發生疾病，傷害或生育事故時，由保險醫事服務機構，包括醫療院所，健保特約藥局等單位，依本保險醫療管理辦法，給予門診或住院診療服務時，醫師並得交付處方箋與健保對象至藥局調劑。

　　第 31 條第 3 項亦明定：第 1 項藥品之交付，依《藥事法》第 102 條之規定辦理。至此，不僅付予全民健保之被保險人藥品調劑請求權，亦於法中強行規定醫師必須於診療後交付處方箋給予病人，且藥局有義務依醫師處方箋給予調劑，並交付病人，始完成全民健保之診療服務。

　　依據民國 82 年修訂《藥事法》第 102 條之規定：醫師以診療為目的，並具有本法規定之調劑設備者，得依自開處方親自為藥品之調劑。但全民健康保險實施 2 年後，前項規定，以在省市衛生主管機關公告無藥事人員執業之偏遠地區，或急迫情形者為限。

　　此時醫師調劑權，以在經公告無藥事人員執業之偏遠地區，或醫療急迫情形下為限，為治療病人之目的範圍內，始有調劑權。至此確立我國醫藥分業制度的法規範。亦確定藥師在法律上為調劑權利主體的地位，但此項調劑權必須依醫師處方為之，且經由全民健保之保險人之請求而完成。

　　全民健康保險法的公佈實施，限縮醫師調劑權，確立藥師成為調劑的權利主體，及病人調劑請求權基礎，三者間確立我國醫藥分業制度，也確立醫藥分業的基礎法律關係。

病人之藥品調劑請求權基礎

基礎	說明
《全民健康保險法》為藥品調劑請求權基礎	在全民健保的制度下，病人之藥品調劑給付請求權之法律基礎，是依《全民健康保險法》第31條第1項規定，其規定保險對象發生疾病，傷害或生育事故時，由保險醫事機構依本法保險醫療辦法，給予門診或住院診療服務，醫師並得交付處方箋予病人對象至藥局調劑。
全民健康保險制度下的權利保護	若依保險契約關係觀之：被保險人即病人與保險人即健保局，雙方存有基礎醫療保險契約，雖為強制性，亦應發生保險契約上的請求權基礎。在全民健保制度下，病人經由醫師診療開立處方後，即擁有藥品調劑請求權，請求藥師依據處方調劑，因藥師完成調劑而使此項請求權獲得履行。

各國醫藥分業概況

國名	醫藥分業之概況
英國	● 在國民保健服務（NHS）醫療保障制度下以法律強制進行分業，在其他場合醫師可開處方及調劑藥品。 ● 處方箋記載配藥天數。 ● 注射藥也需要處方箋。
西德	● 強制完全分業。 ● 調劑用藥品以原始包裝給病人。 ● 注射藥也需要處方箋。
法國	● 強制完全分業。 ● 注射藥也需要處方箋。 ● 以原始包裝交付藥品給病人。 ● 處方箋的使用次數，有只限調劑一次之處方箋即可多次調劑之處方箋。
義大利	● 強制完全分業。 ● 注射藥也需要處方箋。 ● 除麻醉藥品及毒劇藥品以外的藥品處方不限制調劑給藥之日數。
瑞典	● 強制完全分業。 ● 以原始包裝交付藥品給病人。
荷蘭	● 強制完全分業。 ● 藥局的專業是調劑處方。

21-1 全民健康保險藥事作業

《全民健康保險法》有關健保總額支付制度之執行，規定如下：

1. 費用總額：每年度醫療給付費用總額，由主管機關於年度開始6個月前擬訂其範圍，經諮詢健保會後，報行政院核定（第60條）。

2. 分配方式（第61條）：

（1）健保會應於各年度開始3個月前，在行政院核定之醫療給付費用總額範圍內，協議訂定本保險之醫療給付費用總額及其分配方式，報主管機關核定；不能於期限內協議訂定時，由主管機關決定。

（2）醫療給付費用總額，得分地區訂定門診及住院費用之分配比率。

（3）門診醫療給付費用總額，得依醫師、中醫師、牙醫師門診診療服務、藥事人員藥事服務及藥品費用，分別設定分配比率及醫藥分帳制度。

《全民健康保險法》有關藥事作業之規定如下：

1. 保險醫事服務機構應依據醫事服務給付項目及支付標準、藥物給付項目及支付標準，向保險人申報其所提供之醫療服務之點數及藥物費用。前項費用之申報，應自保險醫事服務機構提供醫療服務之次月1日起6個月內為之。但有不可抗力因素時，得於事實消滅後6個月內為之（第62條）。

2. 保險醫事服務機構於診療保險對象後，應交付處方予保險對象，於符合規定之保險醫事服務機構調劑、檢驗、檢查或處置。保險對象門診診療之藥品處方及重大檢驗項目，應存放於健保卡內（第71條）。

3. 保險醫事服務機構申報之保險藥品費用逾主管機關公告之金額者，其與藥商間之藥品交易，除為罕見疾病用藥採購或有主管機關公告之特殊情事外，應簽訂書面契約，明定其權利義務關係（第75條）。

4. 保險對象罹患慢性病，經診斷須長期使用同一處方藥品治療時，除管制藥品管理條例所規定之第一級及第二級管制藥品外，醫師得開給慢性病連續處方箋。同一慢性病，以開一張慢性病連續處方箋為限（《全民健康保險醫療辦法》第14條）。

5. 保險對象持特約醫院、診所醫師交付之處方箋，應在該特約醫院、診所調劑或選擇至特約藥局調劑。但持慢性病連續處方箋者，因故無法至原處方醫院、診所調劑，且所在地無特約藥局時，得至其他特約醫院或衛生所調劑。前項處方箋以交付一般藥品處方箋及管制藥品專用處方箋併用時，保險對象應同時持二種處方箋調劑（第15條）。

6. 本保險處方用藥，每次以不超過7日份用量為原則；對於符合第14條第2項慢性病範圍之病人，得按病情需要，一次給予30日以內之用藥量（第22條）。

7. 本保險處方箋有效期間，自處方箋開立之日起算，一般處方箋為3日（遇例假日順延），慢性病連續處方箋依各該處方箋給藥日數計，至多90日；處方箋逾期者，保險醫事服務機構不得調劑。同一慢性病連續處方箋，應分次調劑；每次調劑之用藥量，依前條規定（第23條）。

全民健康保險使用維生素之醫治病症

藥品名稱	醫　治　病　症
維生素A	夜盲症、眼球乾燥症、角膜軟化症、皮膚角化異常症
維生素B （89/2/1）	維生素B_1（thiamine）缺乏症、營養吸收障礙症候群（malabsorption syndrome），或胰臟炎等需以全靜脈營養劑（Total Parenteral Nutrition，TPN）提供營養支持之病患、酒精戒斷症候群（alcohol withdrawal syndrome）
維生素B_2	口角炎、維生素B_2有效之皮膚病
維生素B_6	妊娠嘔吐、維生素B_6有效之皮膚炎、預防及治療其他藥品所引起神經病變
維生素B_{12}	巨球性貧血、缺乏維生素B_{12}引起之血液或神經病變
維生素C	壞血病
維生素D	佝僂病、骨軟化症、尿毒症腎性骨質病變、副甲狀腺機能低下
維生素K	缺乏維生素K所致之出血症
菸鹼酸	癩皮症、血脂過高症
葉酸	巨大紅血球貧血症、服用抗痙劑phenytoin引起之葉酸缺乏或其預防

處方箋必要標示藥品內容範例

健保藥品代碼	藥品名稱與規格 （含商品名、劑型）	成分名 （包括單位含量）	用法 （含用藥途徑、劑量、頻次）	給藥天數	總數量	特別指示
N001633100	AMPOLIN CAPSULES	AMPICLLIN 250MG	PO 1#Qid	2	8#	
A037344100	BOKEY ENTERIC-MIROENCAPSULATED CAPSULES 100MG (ASPIRIN)	ASPIRIN 100MG	PO 1#Qd	28	28#	特殊用法，或特別注意事項，無法直接從「用法」項目指示時，才填寫此欄。
A019251100	NEO-ANTIHISTAMINE TABLETS (CHLORPHENIRAMINE) "J.H."	CHLORPHENIRAMINE MAL 4MG	PO 1#Qid	3	12#	
A018063321	TOPSYM CREAM 5GM (FLUOCINONIDE)	FLUOCINONIDE 0.5MG/GM	EXT Tid	7	1條	

21-2 健保藥事服務未來規劃

為改善民眾就醫及用藥習慣，使全民健保給付制度回歸合理，以使我國全民健保永續經營，下列方向為從藥事服務面向思考之規劃：

1. 合理提高醫事人員服務費：其他國家醫師與藥師服務費之比例約為 3：1，但我國全民健保目前對醫師的服務費與藥師之服務費之給付，其比例卻為 9：1，不僅醫師給付偏低，藥師狀況更加偏低，此情況恐係造成各醫療院所拼命衝量、進行各種檢查、拼命給藥，以維持經營之主要原因。

2. 檢討增加指示用藥品項，並修訂《健保法》：至 96 年，全民健保收載之藥品品項共 16,000 多項，其中指示用藥僅占約 9%，應儘速重新修訂國民處方選輯，並修訂《全民健保法》第 51 條，只要民眾至社區藥局依國民處方選輯調劑者，健保可支付藥品費，如此可鼓勵民眾自我醫療習慣的養成並減少健保診療費的支出。

3.「合理調劑量」：藥師調劑一張處方箋所需時間至少 7 分 32 秒，其中用藥教育約需 2 分 9 秒，因此推估 1 位藥師每日調劑處方的合理上限值為 64 張。又第一線藥師面對病患傾藥時的用藥諮詢，即使提供諮詢，幾乎都是由病人主動尋問，藥師才被動回應，且能夠提供諮詢的時間平均僅 35 秒。病患用藥是否有重複，並非僅是藥品的浪費，亦攸關民眾健康，此均需藥師協助把關，並給予民眾正確的用藥諮詢。

4. 訂定處方箋釋出比率並確實執行：我國自 86 年實施醫藥分業迄今，醫療院所整體處方箋釋出比率未達 10%，而無法落實醫藥專業分工及相互監督之機制，因此，訂定醫療院所處方箋逐年釋出率並確實執行，不僅可落實醫藥分業之政策，更可導正臺灣濫用健保醫療資源及保障民眾醫療用藥安全。

5.「藥事照護」的全面推動：藥師負責地進行病情與用藥評估、擬定與執行照顧計畫、做療效追蹤，以確保病人藥物治療都符合適應症、有效、安全及配合度高，進而提升其生活品質。這是一個持續的全人用藥照顧行為。健保局於 99 年與中華民國藥師公會全國聯合會合作推動「高診次民眾就醫行為改善方案 - 藥事照護試辦計畫」，降低了高診次民眾健保醫療支出 10%。依目前執行成果，降低照護個案之醫療支出平均達到 20%，成果豐碩，應依《健保法》第 61 條第 3 項規定，設定藥事人員藥事服務費用之分配比例，以利藥事照護之推動。

「藥事照顧」定義示意圖

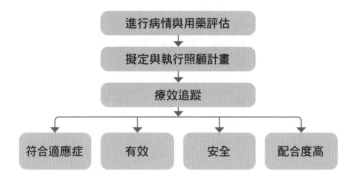

藥學專業發展

分期	說明
傳統期 （1950年以前）	藥學專業只限於製藥和販售藥品的發展，此期藥師主要功能是在藥局內調製藥品以及確定販售給病患使用之藥品為未摻假的純化藥品。此功能隨著製藥廠的興起，藥師的專業功能被剝奪，導致藥學專業發展走向轉型期以求生存。
轉型期 （1960年代）	藥學專業走向臨床藥學的發展，藥師從傳統的藥物導向走入臨床藥學服務，並藉由藥學教育的改革，使藥師走向臨床執行藥物資訊、藥物使用評估、不良反應通報、藥物血中濃度監測等服務，重新建立藥師專業形象。但此期與傳統期類似、都還是注重在藥物使用的正確性，並未擴展到以病患治療結果為中心的服務理念。
病患照顧期 （1990年代之後）	藥學專業走向以病患為中心的照顧功能，藥師關心到病患整體健康與藥物療效結果，同時藥師從在醫院執業的環境擴展到社區也來執行照顧病患的功能。在此環境中藥師與病患和醫療人員接觸機會增加，比較能做到用藥顧問的角色，同時也較容易接觸病患病歷資料而來執行照顧服務之進行。

藥物治療四大目標與七大類藥物治療問題

四大治療目標	七大類藥物治療問題
1. 符合適應症	1. 有病沒用藥，需增加藥物治療 2. 沒病卻用藥，刪除不需要的藥物
2. 有效	3. 藥物選擇不適當 4. 劑量過低
3. 安全	5. 藥物副作用 6. 劑量過高
4. 配合度高	7. 未遵照指示用藥

22-1 醫事服務機構特約及藥局

依《全民健康保險法》（民國 106 年 11 月 29 日）第 66 條：醫事服務機構得申請保險人同意特約為保險醫事服務機構，得申請特約為保險醫事服務機構之醫事服務機構種類與申請特約之資格、程序、審查基準、不予特約之條件、違約之處理及其他有關事項之辦法，由主管機關定之。

《全民健康保險醫事服務機構特約及管理辦法》（民國 101 年 12 月 28 日）有關醫事服務機構特約之規定如下：

符合附表所定，領有開業執照之醫事機構，於向保險人申請特約為保險醫事服務機構時，應檢具該附表所定相關文件。保險人應於受理前項申請後 30 日內完成審查，必要時得延長 30 日，並應通知申請人（第 3 條）。

申請特約之醫事機構或其負責醫事人員有下列情事之一者，不予特約（第 4 條）：

1. 違反醫事法令，受停業處分期間未屆滿，或受罰鍰處分未繳清。

2. 違反全民健康保險（以下稱本保險）有關法令，經停止特約或終止特約，期間未屆滿，或受罰鍰處分未繳清。

3. 與保險人有未結案件，且拒絕配合辦結。

4. 對保險人負有債務未結清，且不同意由保險人於應支付之醫療費用中扣抵。

5. 負責醫事人員因罹患疾病，經保險人實地訪查，並請相關專科醫師認定有不能執行業務之情事。

6. 負責醫事人員執業執照逾有效期限，未辦理更新。

7. 容留受違約處分尚未完成執行之服務機構之負責醫事人員或負有行為責任之醫事人員。

申請特約之醫事機構或其負責醫事人員有下列情事之一者，於 5 年內不予特約（第 5 條）：

1. 同址之機構最近 5 年內，受停約或終止特約 2 次以上。

2. 終止特約執行完畢後 5 年內，再次受停約或終止特約。

3. 停約執行完畢後 5 年內，再次受終止特約或停約 2 次以上。

前項情事，已逾 5 年，經予以特約後，再有前項各款情事之一，不予特約。醫事機構之部分服務項目或科別，經保險人實地訪查認有違反本保險規定之情事，或有具體事實認有違反本保險規定之虞者，於該情事或具體事實未消失前，得僅就該部分之服務項目或科別，不予特約。第 1 項各款所定情事，屬部分服務項目或科別停約或終止特約者，應以 5 年內累計達 5 次或同一服務項目或科別累計達 3 次，始於 5 年內不予特約。

保險醫事服務機構應將全民健康保險醫事服務機構之標誌，懸掛於明顯處所。保險醫事服務機構於停約或終止特約期間，應將前項標誌卸除。但停約或終止特約為部分服務項目或科別者，保險醫事服務機構應於掛號處所（含網路網頁）及其他明顯處所告示停約或終止特約之項目及期間（第 10 條）。

全民健康保險特約醫事服務機構合約（特約藥局適用）主要辦理事項

條文	內容
第2條	保險對象持甲方特約醫院、診所交付之處方箋至乙方調劑，乙方應依藥事專業知識悉心調劑後，交付藥品並予適切之用藥指導。
第3條	保險對象持甲方特約醫院、診所交付之處方箋至乙方調劑，乙方因限於藥品品項無法提供完整調劑時，應即告知保險對象並宜轉介至適當之特約藥局。
第4條	保險對象持甲方特約醫院、診所交付之處方箋至乙方調劑，乙方對處方箋及藥歷之保存年限應依藥師法之規定，以備甲方查核。
第5條	保險對象持甲方特約醫院、診所交付之處方箋至乙方調劑，乙方應核對其處方箋與保險憑證暨查核處方效期、醫師簽章等資料無誤後，始予調劑給藥。乙方於調劑後，若乙方代甲方收取藥品部分負擔，則乙方應製作收據給予保險對象。
第6條	保險對象持甲方特約醫院、診所交付之處方箋至乙方調劑，未及攜帶保險憑證者，乙方應先予調劑，收取藥事費用，並開給保險醫療費用項目明細表及收據。保險對象於調劑之日起7日內（不含例假日）補驗保險憑證，乙方應退還所收之藥事費用。
第7條	乙方無正當理由，不得拒絕保險對象請求處方調劑；惟經認定有疑義而無法詢問原處方醫師者，應予告知保險對象並記錄處方內容存檔備查。
第8條	乙方藥事人員異動如不符藥局開業規定時，乙方應即停止處方調劑。
第9條	乙方辦理本保險藥事給付事宜，應依據中央衛生主管機關核定之醫療費用支付制度、支付標準及藥價基準等規定辦理。對於已實施總額支付制度之部門，甲乙雙方應遵守主管機關核定之本保險醫療給付費用協定及分配。

藥事服務費

編號	診療項目	特約藥局	基層院所 醫師親自調劑	基層院所 藥事人員調劑	地區醫院	區域醫院	醫學中心	支付點數
05201A	門診藥事服務費（醫院部分）							
05226B	——一般處方給藥（7天以內）				√	√	√	47 42
05222A								
05227B	——慢性病處方給藥13天以內				√	√	√	47 42
05205A								
05228B	——慢性病處方給藥14-27天				√	√	√	59 52
05209A								
05229B	——慢性病處方給藥28天以上				√	√	√	69 64

22-2 全民健康保險特約藥局管理

特約藥局（保險醫事服務機構）有下列情事之一者，以保險人公告各該分區總額最近一季確認之平均點值計算，扣減其申報之相關醫療費用之 10 倍金額（《全民健康保險醫事服務機構特約及管理辦法》第 37 條）：

1. 未依處方箋、病歷或其他紀錄之記載提供醫事服務。
2. 未經醫師診斷逕行提供醫事服務。
3. 處方箋或醫療費用申報內容為病歷或紀錄所未記載。
4. 未記載病歷或未製作紀錄，申報醫療費用。
5. 申報明知病人以他人之保險憑證就醫之醫療費用。
6. 容留非具醫事人員資格，執行醫師以外醫事人員之業務。

前項應扣減金額，保險人得於應支付保險醫事服務機構之醫療費用中逕行扣抵。

保險人予以停約 1 個月。但於特約醫院，得按其情節就違反規定之診療科別、服務項目或其全部或一部之門診、住院業務，予以停約 1 個月（第 38 條）：

1. 違反本法第 68 條、第 80 條第 1 項規定，經保險人分別處罰三次後，再有違反。
2. 違反依第 36 條規定受違約記點三次後，再有違反。
3. 經扣減醫療費用三次後，再有前條規定之一。
4. 拒絕對保險對象提供適當之醫事服務，且情節重大。

保險人予以停約 1 個月至 3 個月。但於特約醫院，得按其情節就違反規定之診療科別、服務項目或其全部或一部之門診、住院業務，予以停約 1 個月至 3 個月（第 39 條）：

1. 以保險對象之名義，申報非保險對象之醫療費用。
2. 以提供保險對象非治療需要之藥品、營養品或其他物品之方式，登錄就醫並申報醫療費用。
3. 未診治保險對象，卻自創就醫紀錄，虛報醫療費用。
4. 其他以不正當行為或以虛偽之證明、報告或陳述，申報醫療費用。
5. 保險醫事服務機構容留未具醫師資格之人員，為保險對象執行醫療業務，申報醫療費用。

保險人予以終止特約。但於特約醫院，得按其情節就違反規定之診療科別、服務項目或其全部或一部之門診、住院業務，予以停約一年：

1. 保險醫事服務機構或其負責醫事人員依 39 條規定受停約，經執行完畢後 5 年內再有 39 條規定之一。
2. 以不正當行為或以虛偽之證明、報告或陳述，申報醫療費用，情節重大。
3. 違反醫事法令，受衛生主管機關廢止開業執照之處分。
4. 保險醫事服務機構容留未具醫師資格之人員，為保險對象執行醫療業務，申報醫療費用，情節重大。
5. 停約期間，以不實之就診日期申報，對保險對象提供之服務費用，或交由其他保險醫事服務機構申報該服務費用。

醫事機構申請特約應檢具文件（部分資料）

一	二	三	四
醫院及診所	藥局	醫事檢驗所	醫事放射所
所聘醫事人員之執業執照及身分證明文件，暨相關負責醫事人員經衛生主管機關認定，並符合本辦法規定之執業年資證明。	所聘藥事人員之執業執照及身分證明文件。	所聘醫事檢驗人員之執業執照及身分證明文件；設置醫事放射部門者，應含所聘醫事放射師或醫事放射士之執業執照及身分證明文件。	所聘醫事放射師或醫事放射士之執業執照及身分證明文件；設置醫事檢驗部門者，應含所聘醫事檢驗師或醫事檢驗生之執業執照及身分證明文件。

「醫事服務機構」申請全民健康保險特約作業流程

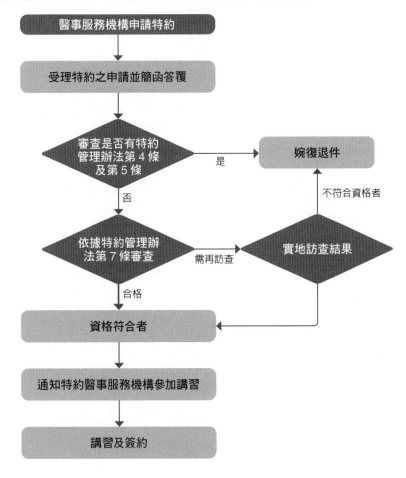

22-3 二代健保

全民健保實施後，財務失衡日趨嚴重，而且保險費基僵化與負擔不公，健保收支亦未連動，又因醫療資源配置機制尚待建立，醫療服務及品質資訊不足及支付制度未能鼓勵醫療品質的提升，全民健保不改革，能否永續經營備受挑戰。

二代健保並非否定一代健保的實施成效，名之為「二代」，係基於「一代已經過去，第二代正要開始，一代代延續下去，綿延不絕」的精神。

（一）二代健保修法重點

1. 提升政府之財務責任：明定政府每年應負擔的保險經費，不得低於全部保險經費（扣除其他菸品健康捐等法定收入後）之 36%。

2. 建立財務收支連動機制：將全民健保監理委員會及醫療費用協定委員會整併為全民健康保險會，統籌保險費率、給付範圍及年度醫療給付費用總額協定等重大財務事項之審議。

3. 擴大民眾參與。

4. 落實人人有保。

5. 從嚴規定久居海外者（或民眾）的投保條件。

6. 擴大保險費基、強化量能負擔精神：擴大納入高額獎金、股利所得、執行業務收入、租金收入、利息所得、兼職所得等項目為計算保險對象補充保險費的費基。

7. 節制資源使用，減少不當醫療：對於多次重複就醫、過度使用醫療資源的保險對象，將進行輔導與就醫協助。加重詐傾保險給付及醫療費用者的罰鍰至其詐傾金額之 20 倍，並對於違規情節重大的特約醫事服務機構，得視其情節輕重，於一定期間不予特約或永不特約。

8. 多元計酬，為民眾購買健康：以同病、同品質同酬為支付原則，並增加得以論人計酬的支付方式，實施家庭責任醫師制度。

9. 實施藥品費用總額制度。

10. 實施醫療科技評估。

11. 資訊公開透明：明定全民健保重要事務的會議資訊、參與代表的利益揭露、特約醫事服務機構的財務報告與醫療品質資訊、保險病床設置比率及各特約醫院的保險病床數、重大違規資訊等，均應予以公開。

12. 保障弱勢群體權益：凡經濟困難者、遭受家庭暴力受保護者、非有經濟能力但拒不繳納保險費者，於未繳清保險費或滯納金前，均不予以暫停拒絕給付。

（二）二代健保核心價值

1. 公平：以家戶總所得計收保費，擴大計費基礎，低所得者可依現行制度保障，所得較高者，負擔多一點保險費，相同所得的家戶，負擔相同的保險費。

2. 效率：被保險人類別從 6 類簡化為 2 類，民眾轉換工作時不用辦理轉出轉入手續。

3. 品質：推動民眾就醫資訊及醫療品質資訊的公開，增進其選擇能力，強化提升醫療品質機制，支付制度朝向鼓勵提供優良醫療服務的方向改革。

抑制醫療資源不當耗用主要策略

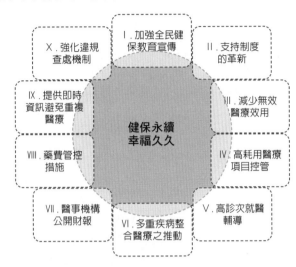

二代健保整併組織統合收支權責

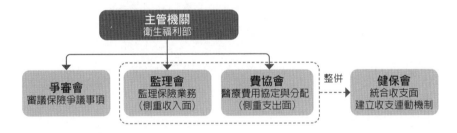

全民健保面臨困境

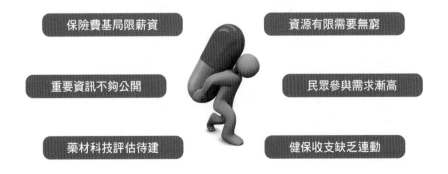

23-1 總額支付制度

　　總額支付制度是指付費者與醫療供給者，就特定範圍的醫療服務，如牙醫門診、中醫門診，或住院服務等，預先以協商方式，訂定未來一段期間（通常為1年）內健康保險醫療服務總支出（預算總額），以酬付該服務部門在該期間內所提供的醫療服務費用，並藉以確保健康保險維持財務收支平衡的一種醫療費用支付制度。

　　我國總額支付制度在實際運作上，係採支出上限制，即預先依據醫療服務成本及其服務量的成長，設定健康保險支出的年度預算總額，醫療服務是以相對點數反映各項服務成本，惟每點支付金額是採回溯性計價方式，由預算總額除以實際總服務量（點數）而得；當實際總服務量點數大於原先協議的預算總額時，每點支付金額將降低，反之將增加。由於固定年度總預算而不固定每點支付金額，故可精確控制年度醫療費用總額。

　　依據《全民健康保險法》第60條，每年度醫療給付費用總額，由主管機關於年度開始六個月前擬訂其範圍，經諮詢健保會後，報行政院核定。第61條，健保會應於各年度開始3個月前，在前條行政院核定之醫療給付費用總額範圍內，協議訂定本保險之醫療給付費用總額及其分配方式，報主管機關核定；不能於期限內協議訂定時，由主管機關決定。

　　在健保總額支付制度之執行方面，健保署除與醫療團體共同執行醫療品質確保方案，以監督醫療院所，提供更高品質的健康服務外，健保特約醫療院所在健保醫療費用支付標準下的一致點數，必須提供足夠的醫療服務量（包括門診與住院等）才能獲得相當的健保醫療給付報酬。因此，健保特約醫院如果有關閉病床或拒收病人之情事，除有違反健保相關規定疑慮外，也會直接降低當期之醫療收入，並影響下年度同期的醫療費用額度等。

　　醫療費用總額預算支付制度自87年7月起由牙醫門診先開始實施，其後分別於89年7月陸續推動實施中醫門診總額預算支付制度，90年7月實施西醫基層總額預算支付制度，至91年7月實施醫院總額預算支付制度，完成全面實施醫療費用總額預算支付制度。總額預算支付制度全面實施後，有效將醫療費用成長率控制在5%以下。

　　設定醫療費用總額時，主要考量的影響因素列舉如下：

1. 非協商因素：
（1）投保人口組成結構改變對於醫療費用的影響率。
（2）醫療服務成本指數的改變率。

2. 協商因素：
（1）保險給付範圍或支付項目改變對醫療費用的影響。
（2）醫療服務利用與密集度的改變。
（3）鼓勵提升醫療品質及民眾健康措施的影響。
（4）醫療服務效率的提升。
（5）其他因素，例如：協商前可預期的健保法令或政策改變對醫療費用的影響等。

總額支付制度之優點與缺失

優點	缺點
1. 醫療費用的成長可以控制在合理範圍。	參與協商的各方，如不具備充分的協調能力與準備，難使協議順利達成。
2. 醫事服務提供者由於預知全年預算總額，可減少以量取酬的誘因，並配合醫療院所及醫師檔案分析的運用，可使服務行為合理化。	總額支付制度必須配合其他支付基準（如論人計酬、論病例計酬等），否則難以鼓勵醫師改變診療行為，使之趨於合理。
3. 在固定年度總額的前提下，醫事服務團體可以自訂支付標準及主導專業審查，專業自主權得以提升；另方面可促進同儕制約，使醫療行為趨於合理。	醫療服務提供者自主審查，如審查制度不健全，可能引起劣幣驅逐良幣的不公平現象。
4. 藉由付費者與供給者共同協商，加強雙方成本意識，並使雙方權益顧及平衡。	如事前缺乏完整的監控機制，則服務品質可能受到影響，導致被保險人的權益受損。

全民健保歷年各總額部門醫療費用協定成長率

總額部門	2006年	2007年	2008年	2009年	2010年	2011年	2012年	2013年
整體	4.536%	4.501%	4.471%	3.455%	2.796%	2.692%	4.241%	4.427%
牙醫門診	2.93%	2.61%	2.650%	2.571%	1.941%	1.607%	2.190%	1.409%
中醫門診	2.78%	2.48%	2.506%	2.486%	1.490%	2.370%	2.776%	2.177%
西醫基層	4.68%	4.18%	4.129%	3.346%	2.236%	1.716%	2.915%	2.809%
醫院	4.90%	4.91%	4.900%	4.461%	2.734%	3.007%	4.609%	5.578%

註：2006 年起為總醫療費用成長率。

全民健保醫療費用總額預算研擬程序及方向

年度醫療給付費用總額，由主管機關於年度開始 6 個月前擬訂其範圍，經諮詢健保會後，報行政院核定	健保會於年度開始 3 個月前，在行政院核定總額範圍內，協議訂定醫療給付總額及其分配方式	保險人於健保會協議訂定醫療給付總額後 1 個月，將保險費率提請審議	健保會應於年度開始 1 個月前依協議訂定之醫療給付總額，完成該年度應季之收支平衡費率之審議	費率公告實施

年度開始 6 個月前　　年度開始 3 個月前　　年度開始 2 個月前　　年度開始 1 個月前　　年底

不能於期限內協議訂定時，由主管機關決定。

不能於期限內完成審議時，由主管機關逕行報行政院恆定後公告。

23-2 **DRGs支付制度**

我國健保係採用多元支付基準，全民健保開辦後，對特約醫事服務機構提供醫療服務費用的支付制度，主要係沿襲公勞保的論量計酬，部分服務則採論病例計酬（如生產及手術病例）、論日計酬（如慢性精神病床、日間住院、精神社區復健）或論質計酬的方式支付。

總額預算制度實施後，各部門在支付制度方面曾進行程度不一的改革，但多數仍採用論量計酬，民國99年開始在總額預算制度下實施診斷關聯群（DRG）之支付基準。

醫療費用總額支付制度是一種宏觀（macro）調控的手段，微觀（micro）改革必須透過支付制度，如以論病例計酬、診斷關聯群DRG取代論量計酬，給予醫療院所更大誘因，提高醫療服務效率，讓總額下的醫療資源分配更公平合理。

診斷關聯群（Diagnosis-Related Groups，DRGs）是將住院病人依據其臨床特質及照護成本高低加以分類（1062類），論病例計酬則依據病例種類（如DRG），每一病例除非是特殊個案，原則上每次住院採定額包裹支付。

全民健保自開辦初期即選擇單純的手術、處置與生產，開始試辦論病例計酬，並逐步擴大，至98年底在門住診共實施包括自然產、剖腹產、闌尾切除術、白內障切除術等。試辦結果發現對醫院住院日、檢查、用藥方面有不同程度之節約效果，而醫療品質未明顯下降，甚至有提升者，且醫院推病人之現象未明顯增加。

但因採局部試辦，醫院易藉申報（DRGs creep）逃避規範，因此健保局自99年起原預計以5年時間在住院全面導入DRGs支付制度。

DRGs支付制度只針對住院病人，因健保已實施總額，控制住院費用（點數）不影響總額預算，只會讓點值增加，因此健保推動DRGs支付制度改革，主要目的在提升醫療服務效率，改善病人照護品質與療效。

DRGs支付制度是以住院病患的診斷、手術或處置、年齡、性別、有無合併症或併發症及出院狀況等條件，分成不同的群組，同時依各群組醫療資源使用的情形，於事前訂定各群組的包裹支付相對點數。

在DRGs支付制度下，醫院透過加強臨床路徑等管理機制，將醫療照護之流程標準化，讓病人住院後依照臨床路徑的建議治療病人，直到病人出院，維持一定的醫療水準。

DRGs實施後住院部分負擔收取的方式與現行一致，均依《全民健康保險法》第47條規定辦理。如急性病床住院9日，醫療費用45,000點，病患應自行負擔10%為4500元（45,000×10%）。

DRG 支付制度下新增功能類別之特殊材料已包含於 DRG 支付點數，醫院不能向民眾收費項目一覽表（依據《DRG 支付制度下新增全新功能類別特殊材料因應方案》第 3 點規定辦理）部分資料

序號	特材代碼	品名規格	生效日
1	CBS04407XXST	「聖猶達」房中膈穿刺針 "SJM" BRK TRANSSEPTAL NEEDLE	99/10/01
2	FHPHF04195M4	「美敦力」艾坦史塔菲導線"MEDTRONIC" ATTAIN STARFIX LEAD ＊適應症請見備註欄	100/01/01
3	CBB0221055LW	"LEMAITRE"DISTAL PERFUSION CATHETER 「樂脈」遠端灌流導管	100/04/01
4	CBC04EX06CAN	"ANGIOMED"BARD LIFESTENT VASCULAR STENT (DELIVERY SYS+STENT) 「安吉美爾德」巴德萊弗丹血管支架,支架長20:120MM ＊適應症請見備註欄	100/04/01
5	CBC04APL12AB	亞培雅速博長型周邊血管自張支架系統(淺股動脈血管支架)	103/07/01

DRG 支付制度下 7 項不適當出院狀態

1	出院前24小時內生命徵象不穩定。
2	尚有併發症（complication）未獲妥善控制。
3	傷口有嚴重感染、血腫或出血現象，但屬輕微感染、血腫或出血，可以在門診持續治療者除外。
4	排尿困難或留置導尿管情況仍不穩定者（洗腎之病患除外）。
5	使用靜脈點滴、手術傷口引流管未拔除者；但特殊引流管經醫師認定引流液量及顏色正常，或使用居家中央靜脈營養，可出院療養、門診追蹤處理者除外。
6	非因醫療需要之轉院。
7	其他經醫療專業認定仍有必要住院治療者。

23-3 藥價基準

《全民健康保險藥價基準》於民國 88 年 3 月 30 日訂定發布，於 101 年 12 月 28 日修正名稱為《全民健康保險藥物給付項目及支付標準》。

「藥價基準」規定全民健保所支付之藥品品項、品項收載原則和價格訂定原則。這項原則的作業要點採用分類分組的方式，縮短無智慧財產權與品質爭議同成分藥品的價差，並以藥價調查的方式，使支付價格逐步接近市場加權平均價。

無智慧財產權與品質爭議係指年代久遠產品非屬藥品專利期或行政保護期內之藥品，且無藥品品質考量之藥品。這項作業要點並訂定藥價調查方法、價格處理原則（含時程）以及不實申報處理方式。

《全民健康保險藥價基準》設定 5 年內縮小藥價差至 15％的目標，並規劃自民國 88 年起 5 年，每年進行藥價調查，其後每 2 年進行藥價調查；合理藥價範圍值（Reasonable Zone，R-Zone）第一年為 30％，其後逐年縮小至 15％。

市場藥價加成 R-Zone 值表示藥價差允許之範圍，亦為健保新藥價。根據藥價基準，保險人分別於 88、89、91 年實施藥價調查作業。所有藥品供應商和醫療院所均需呈報每一筆藥品交易的價格、數量資料，並依加權平均價格和逐年公告的 R-Zone，計算新年度藥價基準中的藥價，並於次年生效。

《全民健保法》第 40 條第 1 項規定：保險對象發生疾病、傷害事故或生育時，保險醫事服務機構提供保險醫療服務，應依第 2 項訂定之醫療辦法、第 41 條第 1 項、第 2 項訂定之醫療服務給付項目及支付標準、藥物給付項目及支付標準之規定辦理。同法第 41 條第 2 項規定：藥物給付項目及支付標準，由保險人與相關機關、專家學者、被保險人、雇主、保險醫事服務提供者等代表共同擬訂，並得邀請藥物提供者及相關專家、病友等團體代表表示意見，報主管機關核定發布。

《全民健康保險藥物給付項目及支付標準》，計六編（第一編總則、第二編藥品、第三編特殊材料、第四編事前審查、第五編藥品支付價格之調整、第六編附則）。

本標準納入現行全民健康保險特殊醫療材料給付之相關規定，包括《全民健康保險醫療費用支付標準第八部特殊材料》、《全民健康保險特殊材料給付規定》、《全民健保特殊材料支付品項收載及價格訂定作業要點》等規定。

本標準納入現行全民健康保險藥品給付之相關規定，包括《全民健康保險藥價基準》、《全民健康保險藥品給付規定》、《全民健康保險醫事服務機構醫療服務審查辦法》之事前審查、《全民健康保險新藥收載及核價作業須知》、《全民健康保險藥價基準收載藥品之口服錠劑、膠囊劑標準包裝執行方案》、《全民健康保險藥價基準已收載成分、劑型新品項收載及核價作業說明》、《全民健康保險藥價基準必要藥品及罕見疾病用藥『尊重市場價格』之執行原則》、《全民健康保險提升民眾用藥品質方案》、《全民健康保險藥品價量協議原則》及《全民健康保險第七次藥品支付價格調整方案》等規定。

新藥核價原則現況

類別	規定
第一類新藥	參考國際藥價，以國際藥價中位數為上限核價。 國際藥價係指美國、加拿大、英國、德國、法國、比利時、瑞士、瑞典、日本、澳洲等十國。
第二類新藥	依核價參考品項，採療程劑量比例法及藥價比例法核算藥價，並不得高於新藥之國際藥價中位數；採用療程劑量比例法者，得依加算原則，予以加成核算藥價。
第三類新藥	依現行藥價基準規定之「規格量換算法」核算藥價。

成長較高之藥品類別

藥理分類名稱		97年藥費		年化成長率
		金額（百萬）	成長率	
AX1	Drug Used In Diabetes 糖尿病用藥	7,240	8.8%	13.95%
BX1	Antithrombotic Agents抗血栓制劑	2,708	13.7%	10.95%
BX2	Antihemorrhagics止血劑	2,447	13.4%	12.21%
CX2	Antihypertensives高血壓藥品	19,465	6.9%	7.38%
CX3	Serum Lipid Reducing Agents降血脂用藥	5,587	13.1%	16.91%
LX1	Antineoplastic Agents抗腫瘤藥品	9,753	18.5%	20.90%
LX2	Immunomodulating Agents免疫調節劑	3,556	16.4%	17.94%
MX5	Drugs for Treatment of Bone Disease治療骨頭相關疾病藥品	873	18.0%	22.82%
NX2	Antiepileptics抗癲癇症藥品	1,884	14.8%	14.07%
NX4	Antipsychotics抗精神病藥	3,687	9.6%	12.75%
NX6	Hypnotics and Sedatives安眠及鎮靜劑	1,469	-8.3%	13.42%
NX7	Antidepressants抗憂鬱劑	2,455	6.6%	10.19%
整體藥費（含西中牙及日劑藥費）		125,046	6.9%	5.03%

已收載成分劑型藥品定價原則

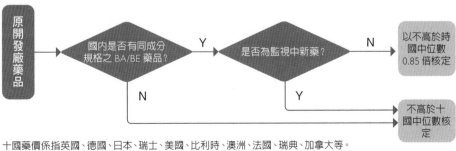

十國藥價係指英國、德國、日本、瑞士、美國、比利時、澳洲、法國、瑞典、加拿大等。

國家圖書館出版品預行編目（CIP）資料

圖解藥事行政與法規/顧祐瑞著. -- 二版.
-- 臺北市 ： 五南圖書出版股份有限公司，
2024.04
　　面；　公分
ISBN 978-626-393-132-9(平裝)
1.CST: 藥政管理 2.CST: 藥事法規
412.24　　　　　　　　　113002359

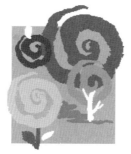

5L06

圖解藥事行政與法規

作　　者 ―	顧祐瑞	
發 行 人 ―	楊榮川	
總 經 理 ―	楊士清	
總 編 輯 ―	楊秀麗	
副總編輯 ―	王俐文	
責任編輯 ―	金明芬	
封面設計 ―	封怡彤	

出 版 者 ― 五南圖書出版股份有限公司
地　　址：106臺北市大安區和平東路二段339號4樓
電　　話：(02)2705-5066　　傳　　真：(02)2706-6100
網　　址：https://www.wunan.com.tw
電子郵件：wunan@wunan.com.tw
劃撥帳號：01068953
戶　　名：五南圖書出版股份有限公司
法律顧問　林勝安律師
出版日期　2015年 7 月初版一刷
　　　　　2024年 4 月二版一刷
定　　價　新臺幣450元

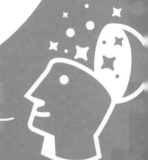
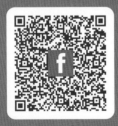

經典永恆・名著常在

五十週年的獻禮——經典名著文庫

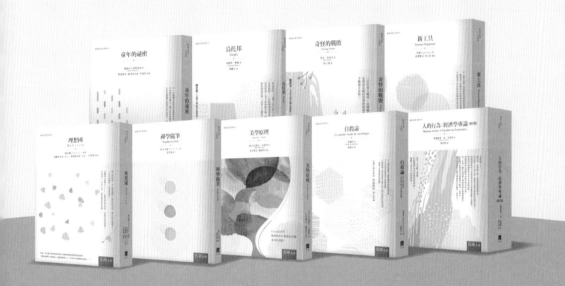

五南，五十年了，半個世紀，人生旅程的一大半，走過來了。

思索著，邁向百年的未來歷程，能為知識界、文化學術界作些什麼？

在速食文化的生態下，有什麼值得讓人雋永品味的？

歷代經典・當今名著，經過時間的洗禮，千錘百鍊，流傳至今，光芒耀人；

不僅使我們能領悟前人的智慧，同時也增深加廣我們思考的深度與視野。

我們決心投入巨資，有計畫的系統梳選，成立「經典名著文庫」，

希望收入古今中外思想性的、充滿睿智與獨見的經典、名著。

這是一項理想性的、永續性的巨大出版工程。

不在意讀者的眾寡，只考慮它的學術價值，力求完整展現先哲思想的軌跡；

為知識界開啟一片智慧之窗，營造一座百花綻放的世界文明公園，

任君遨遊、取菁吸蜜、嘉惠學子！